主编　宓士军　郭瑞君　郭长青

整体思路下超声可视化针刀精准治疗肌骨疾病

上册

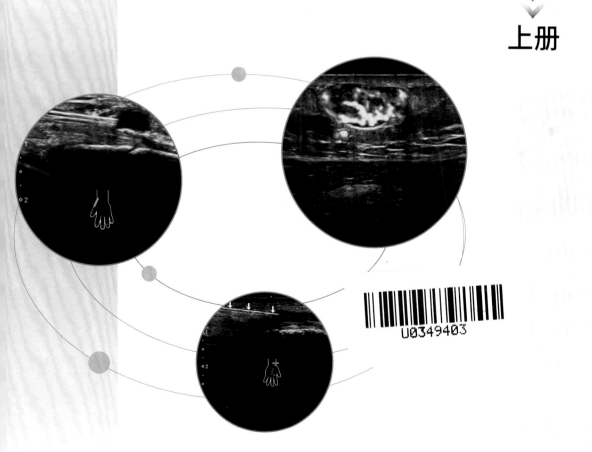

U0349403

科学技术文献出版社
SCIENTIFIC AND TECHNICAL DOCUMENTATION PRESS

·北京·

图书在版编目（CIP）数据

整体思路下超声可视化针刀精准治疗肌骨疾病.上册／宓士军，郭瑞君，郭长青主编.—北京：科学技术文献出版社，2021.3（2024.7重印）
ISBN 978-7-5189-7429-0

Ⅰ.①整…　Ⅱ.①宓…　②郭…　③郭…　Ⅲ.①肌肉骨骼系统—针刀疗法
Ⅳ.① R245.31

中国版本图书馆 CIP 数据核字（2020）第 243392 号

整体思路下超声可视化针刀精准治疗肌骨疾病（上册）

策划编辑：张　蓉　　责任编辑：彭　玉　张　波　　责任校对：张吲哚　　责任出版：张志平

出　版　者　科学技术文献出版社
地　　　址　北京市复兴路15号　邮编　100038
编　务　部　(010) 58882938，58882087（传真）
发　行　部　(010) 58882868，58882870（传真）
邮　购　部　(010) 58882873
官　方网址　www.stdp.com.cn
发　行　者　科学技术文献出版社发行　全国各地新华书店经销
印　刷　者　北京地大彩印有限公司
版　　　次　2021 年 3 月第 1 版　2024 年 7 月第 3 次印刷
开　　　本　787×1092　1/16
字　　　数　420千
印　　　张　20.75
书　　　号　ISBN 978-7-5189-7429-0
定　　　价　198.00元

主 编 简 介

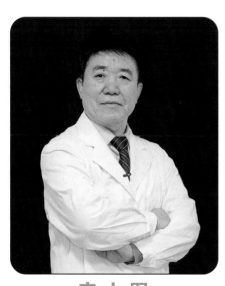

宓士军

唐山市丰润区人民医院副院长兼骨科主任，主任医师，硕士研究生导师

专业特长： 整体思路下超声可视化针刀精准诊疗肌骨疼痛等疾病。

学术任职： 现任中国研究型医院学会肌骨及浅表超声专业委员会副主任委员、中国医师协会介入医师分会超声介入专业委员会疼痛学组副主任委员、中国中医药信息研究会疼痛分会副会长、中国超声医学工程学会肌肉骨骼超声专业委员会常务委员、中华中医药学会针刀专业委员会常务委员、中华医学会疼痛学分会委员、中国老年学学会老年脊柱关节疾病专业委员会委员等。

科研成果： 获河北省医学科技奖一等奖2项、二等奖5项，市级科技进步二等奖3项，获得国家实用新型专利6项。

荣誉称号： 获河北省"三三三人才工程"第三层次人才、河北省劳动模范等荣誉称号。

学术著作： 发表论文90篇，其中SCI收录论文4篇；主编专著1部，参编专著9部。

主 编 简 介

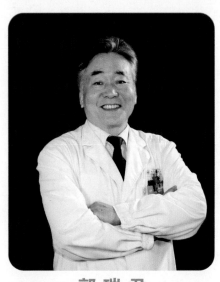

郭 瑞 君

首都医科大学附属北京朝阳医院超声
医学科主任，主任医师，教授

专业特长：致力于肌骨超声诊断，推动肌骨超声在康复医学、疼痛医学、中医学等交叉学科的发展。

学术任职：现任中国研究型医院学会肌骨及浅表超声专业委员会主任委员、中国中医药信息学会超声医学分会会长、中国超声医学工程学会肌肉骨骼超声专业委员会名誉主任委员、北京中西医结合学会影像专业委员会主任委员、全国康复医学肌骨超声协作组组长，担任《中国医学影像技术》《中华超声影像学杂志》《中华医学超声杂志（电子版）》编委等。

科研成果：以第一主要研究人获得省部级科技进步三等奖3项。

学术著作：主编、主译专著6部，参编专著10部；发表论文100余篇，其中SCI收录论文12篇。

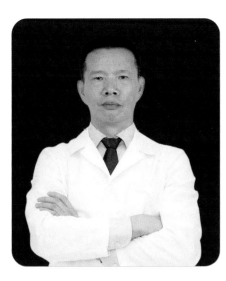

郭 长 青

北京中医药大学针灸推拿学院博士研
究生导师，主任医师，教授

专业特长： 致力于针刀医学基础与临床研究，曾在西班牙、韩国、波兰、新加坡等讲学。

学术任职： 现任中华中医药学会针刀医学分会名誉主任委员、中华中医药信息学会疼痛专业委员会主任委员、世界中医药学会联合会针刀专业委员会副主任委员、世界中医药学会联合会疼痛康复专业委员会副主任委员、中国针灸学会微创针刀专业委员会副主任委员，国家自然科学基金评审专家、国家科技部项目评审专家、国家教育部博士点专项基金评审专家、北京自然基金评审专家等。

承担课题： 主持国家"973"项目针刀课题1项，参加国家"973"项目课题、攻关课题各1项，主持国家自然科学基金针刀课题3项，国家教育部博士点针刀课题2项，国家中医药管理局科研课题3项。

学术著作： 发表论文100余篇，其中SCI收录论文6篇；主编"十二五""十三五"普通高等教育本科国家级规划教材5部，主编专业著作160余部，首次出版《微针疗法》。

编 委 会

前 言

1976年朱汉章教授发明了针刀疗法，该法在治疗慢性软组织损伤、骨科疾病等方面有显著疗效，经过40多年的发展形成了独立的学科，具有科学、完整的理论体系和诊疗规范，治疗的范围扩大到内科疾病、外科疾病、皮肤科疾病、五官科疾病、儿科疾病等。学术界关于针刀的本质一直争论不休：有学者通过中医的理论体系去应用，认为其属于中医；也有学者通过西医的理论体系（以解剖结构为基础）去应用，认为其属于西医。实际上，针刀既不属于中医，也不属于西医。针刀疗法是我国原创技术，是一种介于手术和非手术之间的闭合松解治疗，属于一门独立的现代医学，是中西医结合的典范。

针刀疗法有很多优点：①操作简单，不受任何环境和条件的限制；②治疗时切口小，不用缝合，对人体组织的损伤也小，且不易引起感染，无不良反应，患者也无明显痛苦和恐惧感；③术后无须休息，治疗时间短，疗程短，患者易于接受。但是传统针刀疗法也存在一些问题：①多以局部疼痛为先入检查，缺乏整体评估，因以局部痛点治疗为主，施术者重视局部结构，而往往这些结构的改变并不是原因而是结果，导致疗效不确切，见效快，复发也快，疾病难以痊愈；②对疾病的诊断多以物理检查为主，缺乏客观指标，因此对疾病的程度评估不足；③传统针刀治疗多为触诊定位，凭手感和经验操作，缺乏精准性，在一些复杂区域如肩背部、腰骶部等，难以精准到达靶肌肉进行治疗；④传统针刀疗法是在非可视条件下对病变部位进行切割、剥离、疏通，由于复杂的人体存在解剖变异，术中可能会出现损伤神经和血管的情况，缺乏安全性，因此要求操作者具有很深的解剖学知识和精湛的技术；⑤针刀术后的不良反应和并发症也限制了针刀疗法的推广。因此，有学者提出了"针刀+"的模式，如"针刀+影像""针刀+筋膜""针刀+经络"等，通过从体系上加以完善，解决针刀发展过程中的问题。

肌骨超声在近10年来发展迅速，已成为超声医学重要的亚专业之一。由于高频超声探头具有较高的软组织分辨率，可清晰地显示肌腱、韧带、滑囊、滑膜、神经等病变，因此，超声已成为软组织病变诊断和评估的重要检查方法。超声还具有实时动态、无辐射的特性，可引导针刀治疗软组织疾病，得到了疼痛科、康复科、麻醉科、骨科等医师的认可。针刀界的很多专家也认识到了超声的重要性，现任中华中医药学会针刀医学分会主任委员李石良教授多次在会议演讲中提出"超声可视化针刀是未来针刀的发展方向"，明确指出了针刀要与超声相结合。

人体是一个平衡的整体，局部受到损伤时就会打破这种平衡而影响全身。肌骨疼痛是运动系统疾病，一般先有功能改变，继而出现结构变化，导致疼痛和功能障碍。肌骨疼痛病因复杂，有时并不只是单一因素引起。疼痛和功能障碍是最主要的表现，疼痛部位往往伴有局部改变。疼痛早期，结构变化不明显，一些影像检查可能没有阳性发现；疼痛后期，结构变化明显，疼痛持续存在，超声、MRI、CT，甚至普通X线检查均可发现明显的征象。引起局部变化的肌肉可分为直接责任肌和间接责任肌，直接责任肌即直接附着在此的肌肉，责任肌的张力变化产生局部变化，但是往往责任肌的这种变化是由筋膜链上其他肌肉引起的，一条肌肉不能完成完整的动作，需要一组肌肉协调，因此必须通过整体评估才能确定真正的责任肌。有些病变甚至可能是内脏的功能变化，同时也可能是肌肉的变化引起神经卡压或者神经病变，因此需要通过检查、评估去发现，无评估不诊断，无诊断不治疗，只有明确诊断，才能有针对性地进行治疗。

基于上述原因，笔者提出了整体思路下超声可视化针刀精准治疗肌骨疾病，这是一种全新的治疗思路，是完成精准诊断、精准治疗的有效途径。该治疗思路是在临床整体评估的前提下，将结构与功能相结合、局部与整体相结合、临床与影像相结合、中医与西医相结合、共性与个性相结合、生理与心理相结合、治疗与康复相结合，根据评估和诊断发现的问题，按照局部、直接因素、间接因素、静态结构、神经因素等进行序贯治疗，从而达到标本兼治，解决临床问题。

为了更好地阐述这种治疗思路，特分为上、下两册。本书为上册，主要包括针刀学基础，筋膜、筋膜链及激痛点相关基础，超声影像学基础，整体思路下超声可视化针刀精准诊疗模式，以及整体思路下超声可视化针刀精准治疗临床应用（涉及肩、肘、腕、手，共26种疾病）等内容。本书还具有以下特点：①打破了传统针刀的治疗模式，提出了整体思路下治疗，按照疼痛局部结构，引起疼痛的直接因素、间接因素肌肉的激痛点（点），解剖筋膜链上相关间接因素肌肉（线），以及完成动作的筋膜协调中心和融合点（面），整体分析评估、序贯治疗，每一种疾病都有清晰的治疗流程；②所选图片清晰、结构明了，便于理解；③配有500多幅超声图像，并对图像中的结构进行了标识，便于掌握；④配有120余个超声可视化针刀操作视频，通过手机扫描二维码即可观看，极大地方便了读者的学习。

本书在编写过程中，得到了唐山市丰润区人民医院领导的大力支持和鼓励，并得到了超声科、整合康复科医师们的热心帮助，也得到了唐山市第二医院临床解剖室诸位医师的鼎力相助，在此表示衷心的感谢！

本书在内容上力求观点新颖，在阐述上力求条理清晰，但由于水平有限，难免存有谬误，敬请大家批评指正！

唐山市丰润区人民医院

目　　录

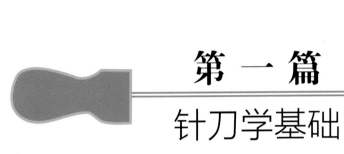

第 一 篇

针刀学基础

第一章　概论

针刀疗法于 1976 年由朱汉章教授发明，经过 40 多年的发展，已经成为一门新兴学科——针刀医学，其具有相对独立的理论依据、治疗手段和研究范畴。

第一节　针刀医学概述

针刀医学是基于现代针灸学和外科技术发展而来的一门新兴的交叉学科。近年来，针刀医学的理论不断充实、技术不断完善，发展迅速，为学科发展奠定了理论和实践基础。

一、针刀医学的概念

针刀是一种集合了针灸针和手术刀两者的特点，以针刺的理念刺入人体组织，然后完成切开、牵拉及机械刺激等一系列操作的器械。针刀疗法是在针刀医学理论的指导下，以针刀为主要工具，以解剖学为支撑，参考外科技术，形成的一种新的治疗方法。针刀医学是以针刀器械为工具，以针刀疗法为手段来防治疾病的一门研究针刀疗法的作用效应、作用机制及作用规律的新兴学科。

针刀医学并非是脱离中西医学而凭空产生，而是以现有的医学研究成果为基础，为满足临床需求而创新发展的一个相对独立的新的医学分支学科。

二、针刀医学的内容

（一）应用解剖学研究

针刀医学所涉及的应用解剖学包含 2 方面内容，即解释针刀治疗机制和指导针刀治疗操作。针刀医学常以软组织为切入点，治疗过程的基础是穿刺，因此要从软组织与神经、血管、骨、关节的关系角度解释疾病的发生和针刀治疗的机制。

国内外学者在解剖方面已经做了大量研究，形成了如表面解剖学、触诊解剖学、断层解剖学、手术入路解剖学等体系，虽然可以为针刀治疗提供帮助，但仍不能完全解释针刀治疗机制和指导针刀操作。因此，对针刀医学临床实际进行解剖学研究是非常有必要的，而且也是针刀医学的重要内容。

（二）针刀器械研究

针刀器械是针刀治疗所依赖的主要工具，对于针刀治疗具有至关重要的作用。经过朱汉章教授及广大医学工作者的共同努力，形成了多种不同类型、不同材质、不同用途、甚至不同流派的针刀器械。为了不断满足临床需求，方便操作，提高疗效，减少不良反应，针刀器械不断得到改良，如近年来产生了专门用于治疗腱鞘炎的镰形针刀和推割刀、用于降低骨压的骨减压针刀及用于临床带教的双柄针刀等。同时，有学者提出了不同的针刀可视化方案，如利用计算机模拟人体组织引导进针路径、利用 X 线或超声引导进针路径等。

（三）针刀适应证研究

据统计，截至 2016 年发表的针刀文献涉及疾病 284 种，文献最多的前 12 种疾病依次是颈椎病、膝关节骨性关节炎、腰椎间盘突出症、腱鞘炎、肩周炎、第三腰椎横突综合征、足跟痛、肱骨外上髁炎、颈源性疾病、腰腿痛、神经卡压、筋膜炎。这些疾病的文献数量均在 100 篇以上，占文献总数的 68.7%。虽然针刀疗法的适应证广泛，但分布不均，优势病种相对集中，主要为肌骨和结缔组织疾病。

由于针刀医学是一门新兴学科，人们对其适应证和优势病种的认识尚不统一。随着针刀医学的发展，针刀医学的适应证可能发生变化，不断筛选适应证和优势病种将是针刀医学的重要任务。

（四）针刀应用技术研究

针刀应用技术是针刀治疗的具体手段，包括针刀治疗方案的优化、标准化方案的制定和修订等。针刀应用技术包括术前准备、定点方式、进针方式、操作手法及术后康复等方面。随着针刀器械的逐步改良和治疗经验的积累，针对特定疾病的标准化方案也在逐渐被制定和修订。

（五）针刀基础研究

针刀基础研究不能直接解决临床问题，但其是针刀应用技术的基石，直接决定着应用技术的发展水平。只有不断加深对病变规律，针刀治疗的作用效应、作用机制及作用规律的研究，才能不断优化针刀应用技术，解决更多临床问题。经过不断的基础研究，人们对软组织的生理功能、病变规律有了一定的认识，才能指导针刀治疗。此外，人们也在逐渐开展针刀疗法对病变组织和器官的作用效应、作用机制及作用规律的研究，这也必然成为针刀治疗的指导理论。

第二节 针刀医学基础理论

一、针刀医学四大基础理论

（一）关于闭合性手术的理论

手术是现代医学治疗疾病的重要手段之一，以刀、剪、针等器械在人体局部进行操作诊治疾病，是外科的主要方式。外科手术要求术野暴露清晰，则需要足够大的手术切口。切口越大，患者痛苦越大，出血越多，感染风险越大。因此，人们一直在寻找一种能够尽可能减小切口的手术方式，如腹腔镜技术切除阑尾和胆囊、椎间孔镜技术治疗椎间盘病变等。在这类技术的基础上，经过不断优化和改良，逐步形成了具有中医特色的小切口闭合性手术技术，即针刀技术。

闭合性手术以人体运动系统病变规律和解剖结构为依据，在非直视条件下通过小切口进行某些类似手术的操作，具有患者痛苦小、切口小、感染风险小、术后无须缝合等优点。针刀闭合性手术的特点有三：一是切口小，二是非直视条件下手术，三是技术操作有限。这些特点既是优势也是不足，优势是指伤口小、损伤小，不足是指在非直视条件下操作位置的准确性受到一定局限。因此，针刀闭合性手术的施术部位不包括内脏等人体深层组织器官，而是以相对层次较浅的运动系统的肌腱、韧带、筋膜为主。

（二）关于慢性软组织损伤的理论

人体的肌腱、筋膜、韧带、关节囊等统称为软组织。软组织分布范围广泛，遍布全身，重量约占体重的一半。软组织是人体运动系统的重要组成部分，担负一部分运动功能，所以受到损伤的机会较多。软组织损伤后，在多数情况下进行纤维性修复，形成与原组织不同的纤维性结构。同时，人体软组织会发生适应性改变，如筋膜和韧带的钙化等。软组织的纤维性改变和适应性改变可能影响人体正常生理功能，成为致病因素。

软组织的生理和病理规律离不开人体力学，当人体软组织发生纤维性改变或者适应性改变时，组织的力学性能会发生改变，这将直接影响运动系统甚至运动系统以外的力学平衡。针刀主要通过对软组织的治疗来调整人体的力学平衡，所以要重视人体软组织和人体的力学平衡。

（三）关于骨质增生的理论

骨骼能承受骨的机械应变，并具有适应这些功能需要的能力。骨骼结构受应力影响，负荷增加则骨增粗，负荷减少则骨变细，这一现象称为沃尔夫定律（Wolff law）。骨折再塑过程也遵循这一定律。骨折后如有移位，在凹侧将有明显骨痂形成，其内部骨小梁将沿着压应力的传递方向排列，而在凸侧将有骨的吸收。骨力求达到一种最佳结构，即骨骼的形态与物质受个体活动水平的调控，使之足够承担力学负载，但并不增加代谢转运的负担。软组织张力增高可刺激其在骨上的附着点而形成骨赘。

（四）关于经络的理论

中医认为经络内属脏腑，外络肢节，沟通人体表里，行气血，通阴阳，保卫机体，抗御病邪。现代生理学认为只有神经－体液调节才能维持机体内外环境的稳定，以达到经络的调节功能。因此，有学者提出"经络与神经－体液调节"学说，推论经络系统与神经－体液系统密切相关，其中神经是指从神经末梢直到大脑皮层的完整系统，体液则是体内腺体分泌的可借血液循环运行或自行渗透的一切化学物质或代谢变化的总称。经络对全身的调节功能和针刺穴位引起的各种效应，是通过神经反射或神经－体液调节实现的，这些可能就是经络的功能和物质基础。针刀刺入人体组织与普通毫针刺入穴位有类似之处，都有以神经－体液调节为渠道进行全身调节的作用。

第三节　软组织力学基础

朱汉章教授高度重视慢性软组织损伤，认为粘连、瘢痕、挛缩、阻塞是慢性软组织损伤的四大病理因素。多数情况下，针刀是对软组织进行松解，因此软组织的功能状态是针刀医学重点关注的对象之一。

一、软组织粘连

软组织粘连是常见的相对运动障碍。软组织在遭到破坏后，即使具有一定的再生能力，其修复过程也不可能由实质细胞单独完成，而是首先要通过肉芽组织增生，溶解、吸收坏死的组织和异物，填补组织缺损，最后肉芽组织转变为以纤维结构为主的瘢痕组织，修复才告完成。肉芽组织成熟为纤维结缔组织，并逐渐转化为老化阶段的瘢痕组织。瘢痕可发生粘连，当粘连发生在相对滑动的界面时便会影响相对运动。

以严重的手部开放性损伤清创术后，特别是肌腱断裂吻合或修补术后为例。在手部受到损伤时，手部软组织包括皮肤、皮下组织、筋膜及肌腱也会受伤，手术复合之后，瘢痕增加；若在手术过程中操作不细致或术后初期发生炎症反应而肿胀控制欠佳时，会导致软组织粘连；术后早期的制动，可使粘连进一步增加。另外，肌腱手术时的缝合会使吻合部粗大、粗糙。综合以上因素，受伤后的肌腱常发生粘连固定、继而严重影响手的运动功能。

二、软组织挛缩

软组织挛缩主要为 2 种情况：①在某种原因作用下，组织张力增高或长度缩短，或两者同时存在；②软组织延伸性减弱。软组织延伸性是指软组织能够被外力拉长的能力，延伸性是衡量软组织功能的重要指标之一，正常的延伸性对关节活动功能具有重要意义，延伸性降低是软组织常见的改变之一。

疏松结缔组织在关节固定制动、局部水肿和循环不良、创伤及炎症等情况下，常会出现胶原成分增多，密度增大，形成较致密的结缔组织，造成挛缩。在关节固定制动的情况下，韧带因不能受到牵拉而自动缩短，失去弹性。跟腱挛缩是由于骨折、跟腱断裂、神经系统损伤等引起跟腱长期制动后不能维持正常长度，纤维性修复后产生的瘢痕也可出现挛缩。

三、腔隙内压增高

人体组织内存在很多腔隙，增生、肥大、组织水肿等可以增加腔隙内压力。腔隙内压力异常增高的情况比较多见，具体如下所述。

（一）骨筋膜室内压增高

骨筋膜室的室壁坚韧而缺乏弹性，创伤骨折的血肿和组织水肿可使骨筋膜室内容物体积增加，或因外包扎过紧而局部压迫使骨筋膜室容积减小，均可导致骨筋膜室内压力增高，室内血液循环受阻，造成肌肉和神经组织缺血，即骨筋膜综合征。肌组织缺血后，毛细血管通透性增加，大量渗出液进入组织间隙，形成水肿，使骨筋膜室内压力进一步增加，形成"缺血－水肿－缺血"的恶性循环。骨筋膜室综合征一经确诊，应立即切开筋膜减压。早期彻底切开筋膜减压是防止肌肉和神经发生缺血性坏死的唯一有效方法。

（二）滑囊内压增高

滑囊是结缔组织中的囊状间隙，是由内皮细胞组成的封闭性囊，内壁为滑膜，有少许滑液。少数滑囊与关节相通，位于关节附近的骨突与肌腱或肌肉、皮肤之间。长期反复摩擦和压迫可引起创伤性滑囊炎，滑囊壁发生充血、水肿、渗出、增生、肥厚、粘连等无菌性炎症，表现为滑膜充血、水肿，滑液增多并充盈滑囊，导致滑囊内压增高。最常见的有引起膝关节疼痛的鹅足滑囊炎、继发于肩关节周围组织损伤与退行性变的肩峰下滑囊炎。

（三）骨内压增高

骨内压是指骨的血流动力在骨腔内或骨质间隙内所产生的压力。骨内压增高是指在某些因素的影响下，骨内压高于正常生理状态的一种现象。骨内高压与骨内病理改变相互作用，形成恶性循环，最终导致骨内高压的发生和发展。骨内压持续升高并长期存在，导致一系列临床症状和疾病，如顽固性跟周滑囊炎、股骨头缺血性坏死等。

四、针刀治疗的作用靶点

有学者认为针刀治疗虽然伤口很小，但是也会形成小的损伤，特别是经反复针刀治疗后。有创伤就有修复，根据"创伤－修复－瘢痕"这一过程，形成新的挛缩和粘连，导致病情加重。实际上，针刀治疗的作用靶点是软组织的力学状态对人体生理功能的影响，并非软组织本身。

针刀治疗的目的是改变软组织的力学状态，即延长挛缩、分离粘连、减张减压等，从而解除对神经、血管、骨及关节等的不良影响，而非消除软组织瘢痕、粘连等病理改变。例如，颈部"牵系结构"和深筋膜是相互联系的，因此针刀治疗椎动脉型颈椎病就是通过针刀松解项部深筋膜达到降低"牵系结构"张力，从而解除对椎动脉的压迫。与外科手术不同，针刀不可能直接切除"牵系结构"，但能间接降低"牵系结构"的张力，解除对椎动脉生理功能的影响。即使针刀治疗后形成了新的瘢痕，但只要新的瘢痕组织不再影响神经、血管等的生理功能就达到了治疗目的。

第二章　针刀器械及作用

针刀医学的治疗工具称为针刀器械，其形态特殊，治疗作用不同于其他治疗方法。因此，对针刀器械及作用的认识是针刀治疗疾病的基础。

第一节　针刀器械

凡是满足以针刺的方式刺入人体组织，然后完成切开、牵拉及机械刺激等一系列操作的治疗器械均可称为针刀。针刀的外观并不拘泥于一种固定的形式，可以根据临床需要进行设计。在传统针刀器械的基础上，医务工作者根据临床需要已开发出了多种不同类型的针刀。

一、针刀的构成和型号

（一）针刀的构成

经典针刀由朱汉章教授设计，通常由针刀柄、针刀体和针刀刃三部分组成。针刀刃是针刀体前端的楔形平刃，针刀体是针刀刃和针刀柄之间的部分，针刀柄是针刀体尾端的扁平结构。目前临床使用最多的针刀为一次性针刀，这种针刀的针刀柄由塑料制成，针刀体为不锈钢材质（图2-1-1）。此外还有完全由不锈钢制成的可多次使用的针刀。

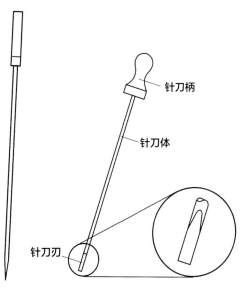

图2-1-1　常用针刀结构示意图

（二）常用针刀型号

1. Ⅰ型针刀

根据尺寸不同分为四种型号，分别为Ⅰ型1号、Ⅰ型2号、Ⅰ型3号、Ⅰ型4号。

Ⅰ型1号针刀：全长15 cm，针刀柄长2 cm，针刀体长12 cm，针刀刃长1 cm，针刀体为圆柱形，直径为0.4～1 mm，刀口为齐平口，刀口线和针刀柄在同一平面内。

Ⅰ型2号针刀：结构与Ⅰ型1号相同，针刀体长度为9 cm。

Ⅰ型3号针刀：结构与Ⅰ型1号相同，针刀体长度为7 cm。

Ⅰ型4号针刀：结构与Ⅰ型1号相同，针刀体长度为4 cm。

Ⅰ型针刀是应用最为广泛的针刀，适用于治疗各种软组织损伤、骨关节损伤及其他杂病（图2-1-2）。

2. Ⅱ型针刀

Ⅱ型针刀全长12.5 cm，针刀柄长2.5 cm，针刀体长9 cm，针刀刃长1 cm，针刀体为圆柱形，直径为3 mm，刀口线为0.8 mm。此种针刀主要适用于软组织紧张度过高的患者（图2-1-3）。

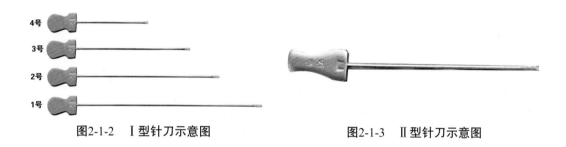

图2-1-2　Ⅰ型针刀示意图　　　　　　图2-1-3　Ⅱ型针刀示意图

二、其他针刀类型

为了适应各种不同的临床需求，各种样式的针刀器械被设计出来，到目前为止获得国家专利授权的针刀有300多种，如镰刀形针刀、斜口针刀、钝头针刀、圆刃针刀、凹刃针刀、剑锋针刀、注射针刀、鸟嘴刃针刀、剪刀刃针刀、芒针刀、旋转刃针刀、探针式针刀、弯形针刀、套管针刀及电热针刀等。

1. Ⅳ型斜口针刀

Ⅳ型斜口针刀直径为1 mm，针头为楔形，末端扁平带刃，刀口线为0.8 mm，刀口为斜口。此种针刀适用于筋膜、骨膜、皮肤划开术（图2-1-4）。

2. Ⅴ型圆刃针刀

Ⅴ型圆刃针刀直径为1 mm，针头为楔形，末端扁平带刃，刀口线为0.8 mm，刀口为月牙状。此种针刀适用于神经点弹，剥离骨膜、筋膜及其他坏死组织（图2-1-5）。

第三章　针刀治疗的临床应用

针刀治疗是指将针刀刺入目标位置后，对病变组织进行松解或者刺激，是针刀治疗的核心。

第一节　针刀治疗的基本原则

一、局部与整体相结合

针刀在治疗运动系统慢性损伤时，常选用病灶部位的压痛点，这是针刀治疗最常用的手段之一。但人体是一个互相联系的有机整体，在生理功能上各个部位互相关联，在病理变化上互相影响，在运动系统尤其如此。针刀治疗除了考虑治疗痛点之外，还要考虑症状出现的部位和人体之间的关系，治疗要兼顾整体和局部。

二、治疗与量度相结合

治疗量度包括局部的刺入深度和剥离松解次数，即针刀的治疗次数。针刀治疗与外科手术相比伤口小得多，但也会产生一定的损伤，因此在达到治疗效果的同时，尽量减少量度。一般情况下，同一部位可每周进行 1 次针刀治疗，非同一部位可每日连续进行针刀治疗，4 次为一个疗程，疗程根据病情而异。

针刀治疗时要控制针刀刺入的深度。在治疗时，操作者要对患者病变情况有足够清晰的认识，对病变的层次要有明确的把握。如果病变的层次在浅筋膜，那么针刀刺入的深度就要限制在浅筋膜；如果病变层次在肌组织，那么针刀刺入的深度就要限制在肌组织；如果病变层次紧贴骨面，那么针刀刺入深度一定要到达骨面，避免损伤浅层组织。

针刀治疗时还要控制针刀松解的程度。这可以避免盲目操作，减少不必要的伤害，同时做到定位准确。针刀松解包括对组织的切开和牵拉，但是必须要控制切开和牵拉的程度。局部剥离松解一般 3 ~ 5 下，不宜过多。

三、治疗与康复相结合

针刀治疗的原则是"针刀为主、手法为辅、药物配合、器械辅助"。

手法为辅：手法是在针刀治疗以后，根据患者病情需要，通过手法牵拉被松解组织来增强松解作用。此外，康复训练可最大限度地恢复患者身体和心理等方面的潜能。对运动系统慢性损伤而言，很多患者都存在肌肉和神经功能不良、运动能力和控制方面不足的问题，配合康复训练，以使肌肉和神经功能恢复到较好的状态。

药物配合：少量药物可促进针刀术后渗出的组织液和血液的吸收、促进微循环恢复及预防感染等。针刀治疗时常用药物有三大类：①非甾体抗炎药，是临床上广泛应用的一类解热镇痛药，适用于骨关节炎、类风湿性关节炎及各种疼痛症状的缓解治疗；②活血化瘀药，即用温热的药物配合活血化瘀药，以温经通络、散寒化瘀，驱散阴寒凝滞之邪，使经脉通畅而血活瘀化；③抗生素，用于针刀术后预防感染。

器械辅助：针刀可将有肢体畸形的患者挛缩的组织松解延长，然后通过特定的支架或石膏将畸形的肢体固定在正常位置上一段时间，可以达到矫正畸形的目的。

第二节　针刀治疗的适应证和禁忌证

针刀治疗的作用是明确的，即具有对软组织的切开和牵拉作用，同时也有类似毫针的机械刺激作用，因此针刀治疗具有明确的适应证和禁忌证。

一、适应证

1. 慢性软组织损伤

四肢和躯干肌腱、筋膜、韧带等组织的慢性损伤，如肌筋膜炎、腰三横突综合征、肱骨外上髁炎、狭窄性腱鞘炎、髌下脂肪垫炎、足跟痛症、肩周炎、陈旧性踝关节扭伤等。

2. 骨关节疾病

四肢、脊柱和关节疾病，如颈椎病、腰椎间盘突出症、骨性关节炎、缺血性股骨头坏死、类风湿性关节炎、强直性脊柱炎等。

3. 周围神经卡压综合征

各个部位的周围神经卡压综合征，如梨状肌综合征、腕管综合征、踝管综合征、枕神经卡压综合征、臀上皮神经炎等。

4. 其他

脊源性疾病、三叉神经痛、面肌痉挛、过敏性鼻炎、陈旧性肛裂、痉挛性脑瘫、痛经、美容、瘢痕、腋臭等。

二、禁忌证

（一）全身禁忌证

1. 严重内脏疾病的发作期

此时患者应积极行内科治疗，待病情稳定后再择期行针刀治疗。

2. 出血倾向者

患者有出血倾向时，针刀治疗可能出现治疗部位止血困难，甚至形成血肿。长期服用华法林、阿司匹林等抗凝药物者，接受针刀治疗时应向医师说明，以使医师做出恰当的处理。

3. 体质极度虚弱不能耐受者

相对而言，针刀治疗的刺激程度比毫针大，尽管医师通常会采用局部麻醉措施，但患

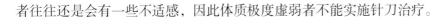

者往往还是会有一些不适感，因此体质极度虚弱者不能实施针刀治疗。

4. 妊娠期妇女

妊娠期妇女在接受针刀治疗时，因疼痛刺激可能会出现流产的风险。

5. 精神紧张不能合作者

患者在精神紧张的情况下，勉强接受针刀治疗，可能出现晕针或者相反的治疗效果。

（二）局部禁忌证

1. 治疗部位有感染、坏死、血管瘤或肿瘤

若治疗部位有感染或坏死，针刀治疗可能会加重患者的感染和肌肉坏死。若治疗部位有血管瘤，针刀治疗容易导致瘤体破裂，而出现大出血。若治疗部位有肿瘤针刀治疗可能造成肿瘤增生或扩散。

2. 治疗部位有红肿、灼热，或在深部有脓肿者

若治疗部位有红肿、灼热，说明患者局部可能有急性感染，应积极查明原因，对症治疗。若治疗部位的深部有脓肿，针刀治疗可使脓肿扩散到周围软组织，使病情加重。

3. 治疗部位有重要神经、血管或脏器而无法避开者

若治疗部位有重要神经、血管或脏器而无法避开时，不能采用针刀治疗，应避免损伤重要神经、血管或脏器。

第三节　针刀治疗的术前准备

针刀治疗的术前准备包括患者摆好合适的体位、对进针刀点的揣定及进针刀前的局部消毒和麻醉。

一、患者的体位

针刀操作时患者应选择适当的体位。患者体位的选择是否适当，对于正确定点和操作都有重要的影响，而且还关系到治疗效果。患者的体位一方面要便于医师治疗，另一方面要让患者感到舒适。尽量选用一种体位，使所选取的治疗点都能操作。临床常用的体位有仰卧位、侧卧位、俯卧位和俯伏坐位。凡体质虚弱、精神过度紧张和初诊的患者，应首先考虑卧位。

（一）一般治疗体位

1. 仰卧位

仰卧位：患者仰卧，头下垫枕，双手放在腹部或者身体两侧，腘窝下方可垫枕，使膝关节适当屈曲。此种体位适用于定点位于头、面、颈、胸、腹和四肢等身体前方部位的患者。例如，针刀治疗点位于肋软骨、喙突、肱骨大小结节、肋弓、腹前壁、腹股沟、耻骨、

髋关节前面、整个上肢和下肢前侧等部位时，患者可采取仰卧位（图3-3-1）。

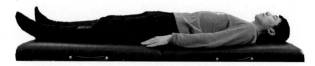

图3-3-1　仰卧位演示图

2. 侧卧位

侧卧位：患者侧卧，头下垫枕，上肢放在身体前方，髋关节和膝关节微屈。此种体位适用于定点位于侧头、侧胸、侧腹、臂和下肢外侧等部位的患者。例如，针刀治疗点位于肩部、腋部、胁肋、髂嵴、下肢侧面等部位时，患者可采取侧卧位（图3-3-2）。

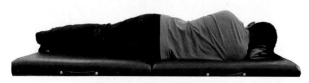

图3-3-2　侧卧位演示图

3. 俯卧位

俯卧位：患者俯卧，面部可放在治疗床前方的洞里以使颈部放松，上肢放在体侧或者从床的两侧垂下，体型比较瘦的患者腹下可垫薄枕。此种体位适用于定点位于头、项、肩、背、腰、骶和下肢后面等部位的患者。例如，针刀治疗点位于枕项部、胸椎、腰椎、骶椎、胸廓背侧、臀部、髋关节背侧等部位，患者可采取俯卧位（图3-3-3）。

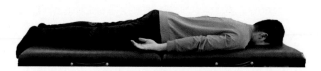

图3-3-3　俯卧位演示图

4. 俯伏坐位

俯伏坐位：一般需要特制的针刀治疗椅或者靠背椅，令患者俯伏坐在特制的治疗椅上，或者令患者倒坐在靠背椅上，双手并列放在扶手上，前额放在自己的手背上。此种体位适用于定点位于头顶、头后、项部、肩后、背部等部位的患者（图3-3-4）。

（二）特殊治疗体位

1. 屈肘胸前体位

屈肘胸前体位：肘关节屈曲90°放在胸前，适用于肱骨外上髁及肘外侧关节囊松解术。

此种体位施术部位暴露充分，患者体位安稳舒适，便于操作（图 3-3-5）。

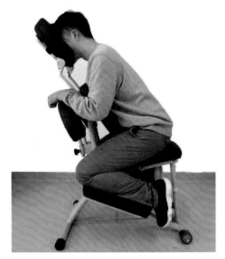

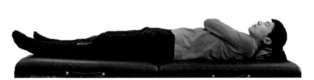

图3-3-5 屈肘胸前体位演示图

图3-3-4 俯伏坐位演示图

2. "4"字型体位

"4"字型体位：患者仰卧，健侧腿伸直，患侧屈膝 90° 踝关节放在健侧腿上，双腿呈"4"字型。此种体位可使股内收肌紧张，容易找到肌腱的附着部位，同时内收肌起止点充分暴露，便于施术（图 3-3-6）。

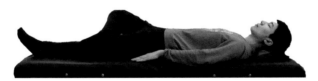

图3-3-6 "4"字型体位演示图

3. 仰卧屈膝体位

仰卧屈膝体位：患者仰卧，膝下垫枕，使膝关节屈曲适当角度，足平放于治疗床上。此种体位适用于针刀治疗点位于膝关节前方的（图 3-3-7）。

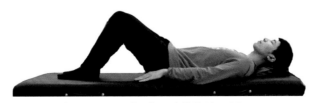

图3-3-7 仰卧屈膝体位演示图

4. 截石位

截石位：患者仰卧，双腿放置于特制腿架上，将臀部移到床边，能最大限度地暴露会阴。此种体位一般用于针刀治疗点位于肛周的患者（图3-3-8）。

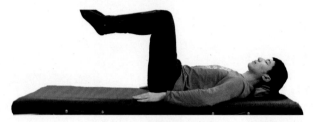

图3-3-8　截石位演示图

二、进针刀点的定位

进针刀时必须遵循4个步骤：定位、定向、加压分离、刺入，即四步进针规程。进针刀点的定位主要有2个作用：第一，在定点后、开始治疗前再次确认病灶点位置；第二，通过揣按缩短皮肤定点与病灶的距离，将神经和血管挤开以保证安全。

1. 单指定位

单指定位：用左手拇指定位后，用指尖按压。为了保护手指关节，可用示指的中节指骨抵住拇指的指间关节来增加拇指的稳定性，防止拇指指间关节扭伤（图3-3-9）。

2. 双指定位

双指定位：用左手拇指、示指捏持固定需针刀松解的病变部位，如条索、硬结等，适用于血管、神经比较多的危险部位。例如，斜方肌中的条索结节常位于肺尖上方，且条索结节不容易固定（图3-3-10）。

3. 拇、示指加持分压法

拇、示指加持分压法：拇指与示指分夹于肋骨、喙突、条索结节处定位软组织两侧，向骨突方向下压，拇、示指之间即为进针点，临床操作针刀指向骨突或条索结节中心。此法适用于肋骨、喙突、条索结节处松解时的准确定位。

4. 两指分张法

两指分张法：用拇、示指用力向外分推劳损疏松的软组织，使其位置相对固定，操作针刀斜刺指向拇、示指分张开的软组织。此法适用于疏松的浅层软组织区片状粘连损伤需浅层松解，如腘窝区浅筋膜松解、腹壁肌损伤的松解。

三、消毒与无菌操作

针刀治疗是有创操作，必须严格执行无菌操作要求。

（一）治疗室的消毒

针刀治疗室应当是独立的房间，相当于门诊手术室。治疗室内应保证无菌环境，地面

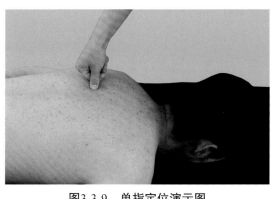 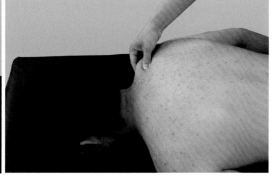

图3-3-9　单指定位演示图　　　　　图3-3-10　双指定位演示图

和墙面应当容易清洁，治疗室内应具备紫外线消毒灯、治疗床、治疗椅、器皿柜、操作台、急救设备等，应保证空气流动和合适的室温。治疗室内应保持清洁干燥，地面和治疗床可淋洒0.1%次氯酸钠溶液。治疗床上的床单要经常换洗、消毒，最好使用一次性床单。每日中午和晚上应紫外线空气消毒2次，每次不低于30分钟，每日工作结束后彻底洗刷地面，每周大扫除1次。

（二）治疗器械的消毒

针刀操作时需要用到的手术器械有针刀、手套、洞巾、纱布等，最好选用一次性器械。如果重复使用器械，必须严格消毒灭菌，最可靠的消毒灭菌方式是高压蒸气灭菌法。消过毒的器具一般应保存不超过2周，对于频繁开关的器械盒应当缩短消毒间隔，有条件的可选用针刀治疗包。

（三）医师和助手消毒

医师和助手治疗前必须洗手，须先用肥皂充分洗刷手掌背面和指甲缝，用清水洗净后，再用75%酒精棉球涂擦全手。操作时，医师和助手必须戴无菌橡胶手套，同时应戴上消毒口罩和帽子，穿上隔离衣，助手递消毒巾及针刀时，均应用无菌镊子钳夹，勿造成器械污染（图3-3-11）。

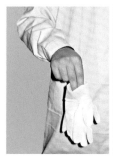 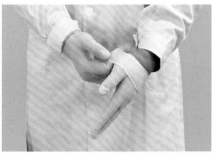 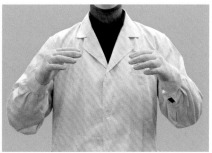

图3-3-11　戴无菌手套演示图

（四）患者施术部位消毒

1. 术前皮肤准备

患者术前应当洗澡，清洁全身，如果皮肤表面有膏药的残留物，应在治疗前清除干净。在长有毛发的部位如枕部、会阴等做针刀治疗时，应将毛发剃短，以不影响针刀治疗为度。

2. 皮肤消毒

一般在标记治疗点以后，用碘伏棉球涂擦治疗点局部皮肤，应从中心点向外绕圈擦拭2遍，由内向外擦拭，且不留空隙，擦拭范围半径不小于10 cm，不可重复。在颈枕部，因为有毛发的存在，可多消一遍毒，发际部分要消毒彻底。在会阴部，尤其是肛门附近，要求面积足够大，消毒要严格，保证消毒彻底，达到无菌的要求。在关节部，一定要照顾到关节前后或左右，因为在针刀治疗时可能要用一只手把持关节部。在手指和脚趾部，要求掌面和背面各指、趾全部消毒，指蹼部、指甲部消毒更要彻底。因为在针刀治疗中有时要屈伸关节，观察确定病变部位、大小及治疗效果等，如果消毒面积不够将无法检查（图3-3-12）。

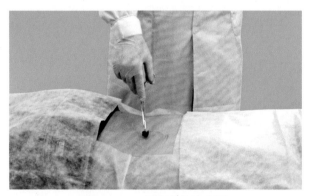

图3-3-12　皮肤消毒演示图

3. 铺无菌巾

无菌巾的洞应该大小合适，一定要小于消毒面积，而且铺后的洞巾不得移动，以保证创口不被污染。

（五）术中无菌操作

医师和助手均应严格执行无菌操作。医师洗手后不能接触未经消毒的物品，助手不可在治疗医师的背后传递针刀和其他用具。一支针刀只能在一个治疗点使用，一般不可在多个治疗点使用同一支针刀，以防感染。治疗结束后，迅速用无菌敷料覆盖伤口，若同一部位有多个伤口，可用无菌纱布覆盖包扎。

第四节 针刀治疗的操作技术

一、针刀治疗的操作手法

（一）刺入法

刺入法是指针刀在筋膜层点刺 1 ~ 3 个点。此法适用于外伤、劳倦或风寒湿邪导致的软组织局部高张力性疾病，长期高应力刺激造成的局部筋膜高张力状态形成的痛点、条索、结节或包块。

（二）切开法

切开法是指通过针刀刃直接将目标组织切开。针刀前端的平刃很窄，切开作用有限，能够对紧张的筋膜、韧带等病变组织进行小范围的切开以减压，或者把挛缩的组织切开以延长，或者把相互粘连的组织切开以分离，这均属于锐性松解。根据刀口线方向与组织纤维方向的关系，切开法可分为一般切开法、纵行切开法和横行切开法。断定纵横的依据不是针刀体的位置，而是针刀刃与病变组织纤维方向的关系，二者一致为纵行切开法，二者垂直为横行切开法。

1. 一般切开法

一般切开法是指针刀到达病变组织后，直接将病变组织切开，没有特殊的方向要求。此法可用于急性滑囊炎、筋膜鞘切开减压等。

（1）切开滑囊法：适用于急性滑囊炎和腱鞘囊肿。针刀治疗急性滑囊炎的原理是刺破囊壁，使囊液流出进入组织间隙。只要求将囊壁切开足够大的开口，保证顺利引流即可，一般没有严格的方向要求。一般针刀接触到滑囊壁后会有阻力感，当针刀继续深入突破阻力感之后会有明显的落空感，此时即切开了滑囊壁。实际操作时可根据滑囊大小选择切开的次数（图 3-4-1）。

（2）切开筋膜鞘法：适用于筋膜硬化或筋膜鞘内压力慢性增高。针刀治疗筋膜鞘时，用针刀在压力增高的筋膜鞘处呈"十"字状切开，以达到减张、减压的作用（图 3-4-2）。

2. 纵行切开法

纵行切开法是指针刀到达病变组织后，针刀体垂直于组织纤维方向，刀口线方向与病变组织的纤维方向一致，切开部分病变组织的方法。此法对组织的损伤相对较小，可用于附着点病变。

切开附着点法：适用于韧带和肌腱的附着点病变。将刀口线的方向调整为与附着点腱纤维方向一致，纵行切开附着点的病变组织，达到减压和改善循环的目的。纵向切开附着点可以在减压的同时尽可能小的破坏附着点结构（图 3-4-3）。

3. 横行切开法

横行切开法是指针刀刺破皮肤直达病变组织后，刀口线方向垂直于病变组织的纤维方向，切开部分病变组织的方法。此法对组织的损伤相对较大，但松解作用较强，适用于病变组织需要部分切断或延长等情况。

（1）切开支持带法：适用于切开骨性纤维管、纤维带和腱鞘支持带。刀口线的方向与纤维带或者支持带的纤维方向垂直，横行切开纤维带或者支持带，用以降低骨性纤维管内压力或解除腱鞘狭窄。例如，针刀松解腕横韧带治疗腕管综合征时，刀口线的方向要与腕横韧带纤维的方向垂直，将韧带切开。针刀治疗狭窄性腱鞘炎的方法与此类似（图3-4-4）。

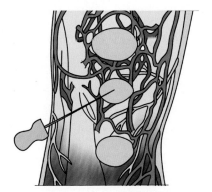

图3-4-1 切开滑囊法示意图

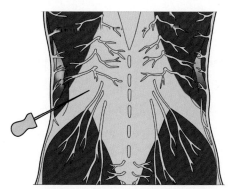

图3-4-2 切开筋膜鞘法示意图

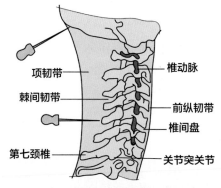

图3-4-3 切开附着点法示意图

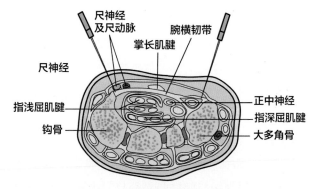

图3-4-4 切开支持带法示意图

（2）切开浅筋膜法：适用于切开浅筋膜中硬化的纤维带。浅筋膜中有连接皮肤和深筋膜的纵行纤维，当浅筋膜硬化时可能对穿行其中的微血管和神经束产生卡压。针刀穿过皮肤以后，针刀体与皮肤基本平行，刀口线与纤维方向垂直，横行将其切断。带状疱疹后遗痛可采取此种方法治疗（图3-4-5）。

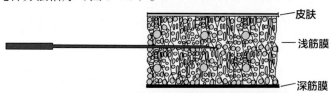

图3-4-5 切开浅筋膜法示意图

三、出血

针刀刺入体内寻找病变部位，切开、剥离病变组织，因细小的毛细血管无处不在，出血是不可避免的。但刺破较大血管引起大出血或造成深部血肿的现象在基层临床中屡见不鲜，需要引起临床医师的高度重视。

1. 预防

（1）医师应熟练掌握治疗局部的解剖，清楚周围血管运行的确切位置及体表投影。

（2）医师应术前应耐心询问患者病情，了解患者出、凝血情况，咨询患者有无血小板减少症、血友病等，必要时，先做出、凝血时间检查。若是女性患者，应询问是否在月经期、平素月经量等情况。

（3）严格按照四步进针规程操作，治疗过程中密切观察患者的反应。当患者有身体抖动、避让反应，并诉针下刺痛时，应将针刀稍提起，略改变进针方向再行刺入。

（4）术中操作切忌粗暴。若手术部位在骨面，松解时针刀刃应避免离开骨面，更不可大幅度提插。当针刀松解部位有少量渗血时，有利于病变组织的修复，这既可以营养被松解的病变组织，又可以调节治疗部位的生理平衡，还可改善局部的血液循环状态等。

2. 表现

（1）表浅血管：针刀拔出，针孔迅速涌出色泽鲜红的血液，多是因刺中浅部较小的动脉血管；若是刺中浅部小静脉血管，针孔溢出的血多是暗红色。有时血液不流出针孔而积在皮下形成青色瘀斑，或局部肿胀，活动时可有疼痛表现。

（2）肌层血管：针刀刺伤四肢深层的血管后多造成血肿。针刀刺伤较严重、较大血管，出血量也会较大，血肿非常明显，致局部神经受压而引起症状，可表现为局部疼痛、麻木，活动受限。

（3）胸腹部血管：如刺破胸腹部血管，血液可流入胸腹腔，引起胸闷、咳嗽、腹痛等症状，失血过多时可引起休克。

（4）椎管内出血：针刀松解黄韧带时，如果用力过猛或刺入过深可刺破椎管内动脉，易在椎管内形成血肿压迫脊髓，因压迫部位不同而表现出不同的脊髓节段压迫症状，严重者可致截瘫；若颈椎上段损伤，可影响脑干血供，而出现生命危险。

3. 处理

（1）表浅血管出血：用消毒干棉球压迫止血。在手足、头面、后枕部等小血管丰富处，针刀松解后，无论出血与否，都应常规按压针孔1分钟。若少量出血导致皮下青紫瘀斑者，可不必特殊处理，一般可自行消退。

（2）较深部位血肿：局部肿胀疼痛明显或仍继续加重，可先做局部冷敷止血或肌内注射酚磺乙胺（止血敏）。24小时后，采用局部热敷、理疗、按摩、外用活血化瘀药等方式加速瘀血的消退和吸收。

（3）有重要脏器的部位出血：椎管内、胸腹内出血较多或不易止血者，需立即行外科手术。若出现休克，则先抗休克治疗；若出现急腹症，则对症处理。

四、周围神经损伤

医师针刀操作不规范，术后手法过于粗暴而出现神经损伤的，一般会引起强烈的刺激反应，较少有后遗症。

1. 预防

（1）术前要检查针具是否带钩、毛糙、卷刃，如发现有上述情况应立即更换。

（2）严格按照四步进针规程操作。病变部位较深者，治疗时宜摸索进针，若刺中条索状坚韧组织，患者有触电感并沿神经分布路线放射时，应迅速提起针刀，稍移动针刀位置后进针。

（3）在神经干或其主要分支循行路线上治疗时，不宜在局部麻醉后进行针刀治疗，也不宜在针刀治疗后向手术部位注射药物，如普鲁卡因、氢化可的松、酒精等，否则可能导致周围神经损害。

（4）术后手法治疗一定不要粗鲁，特别是在脊椎麻醉或全身麻醉下手法矫形时，患者没有应有的避让反应，最易造成损伤。

2. 表现

（1）在针刀治疗过程中，患者会突然出现触电感或出现沿外周神经末梢逆行向上放散的麻木感。若有损伤，多在术后1天左右出现异常反应。

（2）轻者可无其他症状，较重者可同时伴有该神经支配区内的麻木、疼痛、温度感觉改变或运动功能障碍。

3. 处理

（1）出现神经刺激损伤现象，应立即停止针刀操作。若患者疼痛、麻木明显，可局部进行封闭治疗。

（2）24小时后，给予热敷、理疗、口服中药，按照神经分布区行针灸治疗。

（3）局部轻揉按摩，嘱患者在医师指导下加强功能锻炼。

五、医源性气胸

医源性气胸是指针刀刺穿了胸膜且伤及肺组织，造成气胸，出现呼吸困难等现象。

1. 预防

针刀治疗时，医师必须思想集中，选好适当体位，根据患者体型肥瘦，掌握进针深度，施行手法的幅度不宜过大。对于胸部、背部的施术部位，不宜过深，以免造成气胸。

2. 表现

患者突然出现胸闷、胸痛、气短、心悸，严重者出现呼吸困难、发绀、冷汗、烦躁、恐惧，到一定程度会发生血压下降、休克等危急现象。患侧肋间隙变宽，胸廓饱满，叩诊鼓音，听诊肺呼吸音减弱或消失，气管可向健侧移位，如气窜至皮下，患侧胸部、颈部可出现"握雪音"，胸部 X 线检查可见肺组织被压缩。

3. 处理

一旦发生气胸，应立即取出针刀，嘱患者采取半卧位休息，平复心情，切勿恐惧而反转体位。同时要密切观察，随时对症处理，如给予镇咳消炎药防止肺组织因咳嗽扩大创孔，加重气胸和感染。若患者出现呼吸困难、发绀、休克等情况，需积极组织抢救，如胸腔穿刺抽气、闭式引流、少量慢速输氧、抗休克等，及时请相关科室会诊治疗。

六、内脏损伤

针刀刺入内脏引起内脏损伤，而出现各种内脏损伤的症状。

1. 预防

医师应掌握重要脏器的解剖结构，熟知躯干部的脏器组织。操作时，凡有脏器组织、大血管和神经等部位都应避免深刺。肝大、脾大、胆囊肿大及心脏扩大的患者，胸、背、胁、腋等部位不宜深刺。

2. 表现

针刀刺伤肝、脾时，可引起内出血，患者可感到肝区或脾区疼痛，有的可向背部放射；如出血不止，腹腔内聚血过多，会出现腹痛、腹肌紧张，并有压痛及反跳痛等症状。刺伤心脏时，轻者可出现强烈的刺痛；重者有剧烈的撕裂痛，引起心外射血，可立即导致休克、死亡。刺伤肾脏时，可出现腰痛，肾区叩击痛，呈血尿，严重时血压下降，引发休克。刺伤胆囊、膀胱、胃、肠等空腔脏器时，可引起局部疼痛、腹膜刺激征或急腹症等。

3. 处理

损伤严重或出血明显者，医师应密切观察，注意患者病情变化，特别是要定时检测患者血压。对于出现休克、腹膜刺激征的患者，应立即采取相应措施进行抢救。

七、感染

在针刀治疗过程中，如果操作不当或者患者适应证选择不好，会出现局部感染，一旦感染就会造成表皮及深层组织脓肿。

1. 预防

（1）治疗室内定期用紫外线消毒灭菌，治疗台上的床单要经常换洗、消毒。

（2）选择好适应证患者，对局部有皮肤破损、抵抗力低下者要严格掌握治疗时机。

（3）使用一次性无菌针刀和治疗包，减少污染和交叉感染。

（4）治疗时医师和助手应穿干净的工作服，戴帽子和口罩。医师要戴无菌手套，严格按照无菌规程进行操作。

（5）治疗结束后应迅速用无菌敷料覆盖针刀口，若同一部位有多个针刀口，可用无菌纱布覆盖、包扎。患者3天内不可在治疗部位洗擦。

2. 表现

（1）针刀治疗结束后3～4天，患者针刀口疼痛不减轻反而增重，或者针刀口疼痛一度减轻后又加重。

（2）针刀治疗结束后患者有微热已经下降，而后体温又有上升者。

（3）患者切口部组织发硬且有水肿紧胀感，有压痛且逐渐增重，或切口部皮肤红肿。组织深部反应筋膜以下的感染有特殊性，即切口表面只有轻度发红或根本无发红，但局部肿胀压痛和自觉疼痛明显；如果体温持续不降或温度再度升高，切口肿胀表现有增无减，而体温却不再升高甚至反有下降者，可能脓肿已经形成。

（4）实验室检查可见白细胞及中性粒细胞比例增高、红细胞沉降率和C-反应蛋白升高等。超声检查可以早期诊断。

3. 处理

（1）全身处理，可给予抗生素治疗。

（2）外敷，可用碘伏、消炎药、罗红霉素软膏，注意定时换药。

（3）化脓时早期切开引流。凡切开引流者，引流口一定要足够大，而且要"底小口大"才能引流充分。如果只切小口，则引流不畅，不仅拖延病程，而且可能对组织造成更大的破坏。

（郭长青　张　义）

第一篇　参考文献

[1] 刘福水，方婷，金德忠，等.针刀疗法疾病谱的研究[J].辽宁中医杂志，2018，45（7）：1484-1487.

[2] 冷元曦，支乐，邓晖，等.小针刀联合Ilizarov踝关节牵引器治疗跟腱挛缩23例[J].中国当代医药，2015，22（34）：118-120.

[3] 邢建瑞，杨秀丽，李艳，等.改良小针刀腕部微创减压治疗腕管综合征[J].实用骨科杂志，2013，19（3）：259-261.

[4] 范刚启，钱俐俐，赵杨，等.针刺镇痛机制的多样性及问题分析[J].中国针灸，2013，33（1）：92-96.

第 二 篇
筋膜、筋膜链及激痛点相关基础

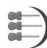 近年来，国内外学者先后提出了"肌筋膜链""解剖链""肌筋膜经线"等概念。"肌筋膜链"学说提高了人们对筋膜的认识水平。传统解剖学从直观和局部上认识肌肉，但是没有强调肌肉与肌肉之间的筋膜连接和力学关系，而且越来越多的人开始关注筋膜在疾病中的作用，特别是肌骨疼痛疾病。2007年，德国乌尔姆大学（Universität Ulm）、英国威斯敏斯特大学（University of Westminster）等8家知名科研机构联合创办了来自28个国家、650人参加的第一届国际筋膜研究大会（International Fascia Research Congress，IFRC），大会提出了筋膜的概念。随后于2009年举办了第二届IFRC，此次大会有40个国家、900人参加，可见研究筋膜的队伍规模不断壮大，研究目标日益集中。这两次会议以"常规与替代医疗的基础与应用研究"为主题，还分别出版了筋膜论文集 *FASCIA RESEARCH* 和 *FASCI A RESEARCH II*。2012年3月，第三届IFRC在加拿大温哥华召开，参会人数达到1300多人。2015年9月，第四届IFRC在美国华盛顿召开，注册人数超过了2000人，涉及60多个国家和地区，由此可见，在世界范围内对筋膜的研究热度已呈暴发式增长。2018年11月在德国柏林召开的第五届IFRC达到新的高度。据初步统计，目前国际上开展筋膜研究的机构已超过200家，涉及60多个国家，以美国佛蒙特大学（University of Vermont）、美国哈佛大学（Harvard University）、德国乌尔姆大学（Universität Ulm）及荷兰阿姆斯特丹自由大学（Vrije University Amsterdam）的研究团队最为突出。可以说，一个以筋膜为研究对象的新学科已经初具规模。我国学者原林教授于2003年首先提出并不断完善的原创性科学理论体系——筋膜学（fasciology），对人体筋膜系统整体形态进行了探索，重建了世界首张人体筋膜支架网络三维图像。

目前，国际筋膜研究影响力比较大的有三派。一派以 Thomas Myers 为代表，并出版 *Myofascial Meridians for Manual & Movement Therapists*（《解剖列车：徒手与动作治疗的肌筋膜经线》），在手法、康复训练、动作治疗和运动训练方面都很有影响。另一派以 Stecco 家族为代表（父亲为 Luigi Stecco，儿子为 Antonio Stecco，女儿为 Carla Stecco），并出版了筋膜手法治疗系列图书，对筋膜的研究也很有影响。第三个是以德国学者 Robert Schleip 为代表，并出版了 *Fascia in Sport and Movent*（《运动筋膜学》）和 *Fsazien-Fitness*（《筋膜健身》）。越来越多的人认识到了筋膜在疾病发生和治疗中的作用，对一些疾病的发生机制进行了重新认识，提出了新的诊疗思路，也取得了满意的疗效。美国学者 Janet G. Travell 于1942年首先提出激痛点，其认为分布于人体中的任何一块肌肉都可以是引起肌骨疼痛的主要原因，并提出了新的治疗体系，为肌骨疼痛疾病甚至一些内脏疾病的治疗提供了新思路。

筋膜链的提出为肌骨疾病的整体化提供了很好的理论基础，但是治疗仍然以手法为主，具体到疼痛点的治疗缺乏方法，激痛点的提出为局部的处理提供了很好的思路。筋膜链的整体思路结合激痛点的局部诊疗，为肌骨疼痛的诊疗开辟了新思路。

第四章　筋膜相关知识

第一节　筋膜概述

一、筋膜的定义

筋膜存在于人体全身的皮下和更深处，分为浅筋膜和深筋膜，是隐藏在结缔组织里的白色纤维带，约占人体重量的20%（图4-1-1）。筋膜包裹着人体的肌肉、肌腱及器官，并将它们与骨骼相连。在第一届IFRC上，筋膜被定义为是形成整个机体连续性的三维立体支架网络，贯穿人体，由疏松结缔组织系统组成的软组织贯穿，并包裹在所有的器官、肌肉、骨骼、神经和血管中，为人体功能系统创建了一个独特的环境。筋膜的特殊形状依赖于局部长期的张力，如果局部张力都是单方向的，筋膜网将表现为肌腱和韧带；若局部张力不是单方向的，则表现为网状的膜或者纤维区。

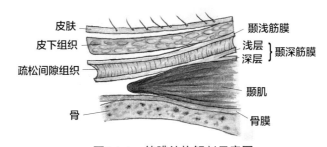

图4-1-1　筋膜结构解剖示意图
来源：由北京市垂杨柳医院杨宇辰医师手绘

二、筋膜的类型
筋膜按功能特性可分为以下类型。

1. 连接筋膜
连接筋膜由致密结缔组织组成，可分为主动和被动2种类型，包括肌肉筋膜、区域筋膜（头颈、躯干和四肢）、腱膜、腱弓和神经血管鞘。主动连接筋膜包含大量的疼痛感受器和机械感受器，在运动和关节稳定过程中是否活跃、对力的传递能否顺利进行至关重要；其还可能有收缩功能，为肌肉提供预张，如胸腰椎筋膜和髂胫束。被动连接筋膜可保持结构之间的连续性，具有本体感受的功能，通过肌肉负荷被动地参与力的传递，如颈背带和足底腱膜。

2. 成束筋膜
成束筋膜由疏松结缔组织和致密结缔组织组成，可以使肌肉保持其结构形状。这些结缔组织既包围着肌肉（肌外膜），也分离着肌维（肌束膜），同时覆盖着每一块肌纤维（肌内膜）。束状筋膜合并形成致密的肌腱结构，这种肌束筋膜内网络既能在肌肉内部传播力量，也能集中力量在协同肌群之间发挥作用，并通过筋膜与拮抗肌相连接。此外，成束筋膜还为神经、血管和淋巴结提供了一系列保护性的通道。

3. 压缩筋膜

这种致密结缔组织包裹和分隔四肢，包括片状层。例如，下肢的筋膜盘根错节的覆盖在下肢肌肉，可以提供压缩力和张力，同时强烈地影响着肌肉效率和静脉回流。致密的纤维层被疏松结缔组织分隔开，这些结缔组织可以促进纤维层之间的滑动，从而使各层的作用有所不同。

4. 分隔筋膜

这种薄如蝉翼的材料主要由疏松结缔组织构成，有时会通过形成包膜、囊、分隔间、通道、鞘和衬套将器官和其他区域分隔开，以减少摩擦，同时提供减震和滑动电位，以应对运动、紧张和膨胀，如心包、腹膜和滑膜鞘。

有学者于2012年强调了筋膜的普遍性，并给出了存在于下肢的这四类筋膜的例子：髂胫束（连接筋膜）、股四头肌的肌束膜（成束筋膜）、阔筋膜（压缩筋膜）及皮下组织（分隔筋膜）。

三、筋膜的功能特性

筋膜的功能特性主要有以下方面。

（1）筋膜从微观和宏观上与身体的所有其他组织相连，因此其三维胶原基质从头部到脚趾，从单个细胞到主要器官，在结构上都是连续的。

（2）筋膜具有重要的胶质黏弹性、弹性和可塑性。

（3）筋膜有丰富的神经支配，与身体的本体和疼痛感受器相关联。

（4）筋膜是功能性的，不是被动的，而是动态和积极地参与身体的各种运动。

第二节　浅筋膜与深筋膜

一、浅筋膜概述

浅筋膜由大量的弹性纤维混合松散交织的胶原纤维组成，是位于皮肤与深筋膜之间的一层具有保护神经、血管等作用的疏松结缔组织。

二、浅筋膜解剖

浅筋膜遍布全身。新鲜尸体的解剖揭示皮下组织被纤维层分为多个亚层，每一层各有其鲜明的特征，浅层被称为浅层脂肪组织，深层为深层脂肪组织，中间的纤维层为浅筋膜。浅筋膜通过纤维隔与皮肤（经浅层皮支持带）和深筋膜（经深层皮支持带）相连接，纤维隔赋予了皮下组织特殊的力学性能。皮下组织结构均匀，但在身体的不同部位具备不同特征。一些部位的纤维成分较多，另一些部位又以脂肪成分为主。这些差异决定了皮下组织的力学和生物学特征。

浅筋膜和皮支持带形成了皮下脂肪小叶之间的三维立体网络，该网络为皮肤动态锚接于皮下组织创造了条件，并为来自多方向的外力提供了一个灵活但有抗性的机械负载传输机制。浅层和深层皮支持带及浅筋膜可作为连接皮肤、皮下层和深部肌层的机械桥梁。它们的数量和形态特征因位置不同而异。皮下组织的局部差异决定了皮肤相对深部组织移动的不同，可能与身体部位所承受的复合机械力相对应。浅层脂肪组织的厚度在躯干部较恒定，各部位的变化比深层脂肪组织小。在四肢，下肢的浅层脂肪组织比上肢的厚；手掌和足区的浅层脂肪组织薄且含有更多、更坚韧的垂直皮支持带。因此，这些部位的皮肤紧密附着于深层。手背侧的筋膜解剖不同，由于浅层皮支持带很薄，此处皮肤相对深层组织具有更大的移动性。浅筋膜的排列和厚度因身体部位、体表和性别的不同而不同。在腹部，浅筋膜由上到下逐渐增厚，下肢浅筋膜较上肢厚，身体后部浅筋膜较前部厚。不同个体的浅层脂肪组织厚度也不同。在肥胖者中，浅层脂肪组织的厚度从第十胸椎到股骨头水平逐步增加，而瘦者浅层脂肪组织的厚度则基本一致。在骨性突起和一些韧带褶皱处，浅筋膜直接附着于深筋膜。浅筋膜内有许多神经纤维，在一些部位，浅筋膜分裂形成特殊的筋膜室，尤其在主要的皮下静脉和淋巴管周围，纤维隔从血管壁外膜延伸至浅筋膜。在浅筋膜内或下方可见一薄层横纹肌，使皮肤能够局部运动。浅动脉、浅静脉、皮神经、淋巴管走行于浅筋膜内（图4-2-1）。

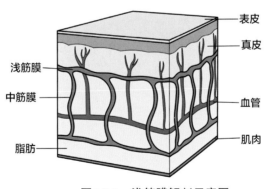

图4-2-1　浅筋膜解剖示意图

三、浅筋膜的功能

浅筋膜具有以下功能。

1.保证皮肤的完整性

浅筋膜和皮支持带一起支持并维持脂肪组织的位置，浅筋膜将皮肤和肌骨系统分离，肌肉和皮肤彼此可以正常滑动。

2. 保护浅表的血管、神经及腺体

浅筋膜可以对抗不同方向的拉力，例如，在背部的浅筋膜可承受 0.5 ~ 10 kg 的拉力。浅筋膜分层形成特定环绕主要皮下静脉和淋巴管，以保护血管，使其在运动中仍保持通畅，并支持皮下结构，尤其是静脉。浅筋膜内有很多神经末梢纤维，以保护神经不被卡压。

3. 免疫功能

浅筋膜内有淋巴管和淋巴结等免疫系统。浅筋膜促进淋巴回流，有淋巴泵的作用。

4. 调节体温

浅筋膜内的血管和脂肪，特别是肩背部的棕色脂肪组织有调节体温的作用。

5. 表达心理

颈部的颈阔肌和面部的表情肌在浅筋膜层，通过表情肌可以反映患者的心理状态，从而表达心理反应。

6. 能量储存

浅筋膜属于疏松组织，可以储存液体、甘油三酯等，为人体代谢储存能量。

7. 其他功能

浅筋膜还具有减震功能（如在脚跟处的足底脂肪垫，可以在行走时为足部减震），可包裹退化的肌肉结构（如颈部的颈阔肌），可连接深筋膜与体表，可包裹脂肪小叶（小区域）等。

四、深筋膜的概述

深筋膜位于浅筋膜的深面，又称固有筋膜，是指所有与肌肉相互作用的排列有序的致密纤维层，深筋膜包裹于体壁和四肢肌肉的表面，连接骨骼系统，并将肌肉收缩力向远处传递。深筋膜损伤被认为是引起肌肉疼痛的主要原因，深筋膜致密化或纤维化会对其机械性能及其下方肌肉和器官的功能有所影响。因此，掌握深筋膜的解剖和功能有助于对肌骨疾病的认识。

五、深筋膜的解剖

深筋膜由腱筋膜和肌筋膜组成，腱筋膜是指那些明确定义的纤维鞘样结构，包裹固定一组肌肉或作为一系列肌肉的插入附着部位（图 4-2-2）。主要分布在四肢深筋膜、胸腰筋膜和腹直肌鞘等部位。支持带是深筋膜的增厚部分，由 2 ~ 3 层平行的胶原纤维束组成，被少量疏松结缔组织紧密包绕，不含弹性纤维，但含很多神经纤维和触觉小体。肌筋膜位于深筋膜之下，四肢的肌外膜与深筋膜之间可以自由滑动，躯干的肌外膜与深筋膜是合为一体的。肌筋膜还包括肌外膜、肌束膜及肌内膜，三者相互连接。这样的筋膜结构，将肌肉分割成几个肌内束。在肌肉束外侧为肌束膜，肌束内侧为肌内膜。肌梭位于肌束膜下，是肌肉的主要本体感觉器。

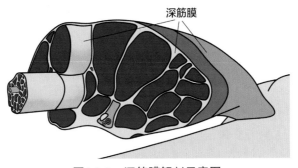

深筋膜

图4-2-2　深筋膜解剖示意图

六、深筋膜的功能

深筋膜具有以下功能。

1. 塑形功能

深筋膜紧密包裹在肌肉的表面，防止由于肌肉的收缩引起肌腹的过度膨胀。

2. 助滑功能

深筋膜位于肌肉表面，将肌肉分隔开，当肌肉收缩时，避免肌肉之间产生摩擦力，以起到助滑作用。

3. 运动功能

人体肌肉70%的张力是通过肌腱直接传递，30%是通过筋膜传递。肌纤维与筋膜相连，而筋膜又有特殊架构，以完成复杂运动。

4. 保护功能

深筋膜纤维基质中的胶原纤维有3种排列方向，即斜方向、纵方向及横方向。排列不同方向的筋膜可以抵抗不同方向的牵拉阻力。筋膜还具有广泛连续性和很强的弹性，可以有效保护肌肉、神经和血管。

第三节　筋膜生理与疼痛

筋膜有2～3层结构，可相互滑动，是肌肉运动的基础。一旦因创伤、手术、过度运动、着凉或误用使筋膜发生致密化，就会导致疼痛、僵硬和运动受限。这些均与筋膜的生理相关。

一、筋膜生理

筋膜分为2～3层，层与层之间被疏松结缔组织填充，以利于滑动。筋膜由3种基本成分构成：基质、胶原蛋白和弹性蛋白。这三种成分决定着筋膜的流动性、强度和弹性。

1. 基质

基质是筋膜中的主要成分，由黏多糖构成。筋膜细胞分泌透明质酸到筋膜之间的疏松结缔组织中。透明质酸是存在于疏松结缔组织中最常见的黏多糖，是由上千个糖组成的长链，可为皮肤提供保湿功能，为肌肉、肌腱之间提供润滑功能，并具有保护肌肉、提供损伤修复、促进肌肉卫星细胞增生的作用。温度和酸性环境会改变透明质酸的黏滞性，导致筋膜之间互动障碍。另外，根据深筋膜的结构，组成深筋膜的疏松结缔组织和纤维层组织发生损伤会导致筋膜结构紊乱，筋膜运动发生障碍。基质是一种胶体，可以在液体和固体之间来回变动，所以可以固态、半固态或液态形式存在。当基质由液态转为胶质时，肌筋膜变紧，若不经过治疗很难使这种基质再次转换为液态。基质的黏度在很大程度上依赖于3个因素，即温度、运动及水合运动。当人体通过运动产生热量，使基质偏向于液体状态。筋膜组织中的流体越多，肌肉扩展的余地也就越大。体育锻炼使人保持灵活，其部分原因就是该效应的结果。缺乏运动则使基质变得稠厚黏滞，在久坐或久卧之后，人体会感觉身体僵硬。

2. 胶原蛋白质

在基质中存在像筛网一样的胶原蛋白质，其是一种绳状蛋白质，基本作用是提供强度和支撑。氢是胶原蛋白中的基本成分，可以把胶原蛋白中两条相邻的分子链牢固地结合在一起，形成极度坚固的网络，其抗拉程度甚至超过了钢缆。韧带和肌腱中含有高度浓缩的胶原蛋白，能够牢牢地将骨骼和肌肉结合在一起。胶原蛋白除了为肌筋膜提供强度外，还能使筋膜像塑料薄膜一样黏合在一起，使相邻的肌肉发生粘连。

3. 弹性蛋白

弹性蛋白为分布在筋膜组织的胶原蛋白网中的另外一种蛋白质，比胶原蛋白的弹性更强。弹性蛋白给筋膜带来了更大的伸展性，并使筋膜可以随着肌肉的收缩和扩展改变形状。筋膜就像是一个装满果冻的气球外皮，具有响应内部变化、伸展和成形的能力，但同时具有很大的抗拉强度，能够容纳内部大量的液体，并赋予其形状。筋膜如同身体里面的一件紧身衣，紧裹身体起保护作用的同时，如果筋膜挛缩，就会导致各种疾病。

二、筋膜疼痛

筋膜致密化或纤维化等病理改变会继发的激活筋膜内的伤害性感受器，产生疼痛。筋膜纤维化是指大量纤维性结缔组织沉积，类似于瘢痕的形成，多为组织修复或反应的过程，多由外伤引起，这一过程会影响组织的结构及功能。然而，筋膜致密化改变是指筋膜的密度增加，这一过程可以对筋膜的机械特性造成改变，多为功能变化，不会对其结构产生影响，且过程可逆。引起筋膜致密化的主要原因是透明质酸分子聚集，导致黏度增加，影响肌筋膜层之间的正常滑动。透明质酸除了润滑的作用外，还会改变结缔组织的黏滞性。组织 pH 的改变也会对疏松结缔组织的黏滞性产生影响，如高强度运动后组织中出现的乳酸会改变组织的 pH，继而影响透明质酸的黏滞性。通过研究发现，当 pH 降到 6.6 时，透明质酸的黏滞性会增加约 20%，所以人体会感觉肢体僵硬。

筋膜内还含有丰富的游离神经末梢和本体感觉，筋膜的黏滞性会影响筋膜内本体感觉的激活，导致筋膜内的神经被错误激活。因此，筋膜是运动控制系统中至关重要的组成部分，外周改变也会引起中枢神经系统的变化。这些都是引起肌骨疼痛的原因。

第四节 筋膜的超声表现

超声、MRI 和 CT 都能清晰地显示筋膜，但是超声对筋膜的显示更有优势，高频超声探头能够分辨深筋膜的分层结构，还可以动态观察筋膜之间的运动。

一、肌筋膜正常超声表现

医师在检查筋膜疾病时，需结合临床症状和筋膜的正常超声图像，这样既可以明确诊断，又可以很好的引导治疗。

1. 正常肌筋膜超声表现

18 MHz 高频线阵超声探头可以清晰地显示筋膜结构：浅筋膜一般显示为中等偏低回声，可以辨别浅筋膜浅层、深层脂肪及筋膜内的感觉神经末梢（图4-4-1）；深筋膜一般显示为线状或条状高回声，可以分为 2 ~ 3 层结构，也可以分辨出肌外膜和肌束膜结构（图4-4-2）。

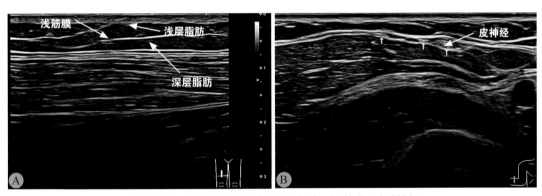

A. 浅筋膜、浅筋膜浅层脂肪和深层脂肪；B. 筋膜层内皮神经

图4-4-1 浅筋膜声像图

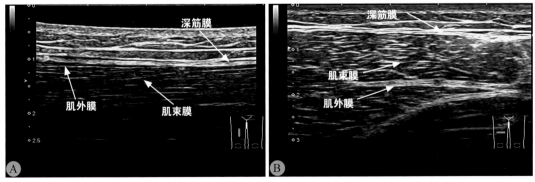

A. 长轴显示深筋膜、肌外膜及肌束膜；B. 短轴显示深筋膜、肌外膜及肌束膜

图4-4-2 深筋膜声像图

2. 正常肌筋膜超声动态和弹性表现

超声可以动态观察深筋膜分层之间的运动，M 型超声可以进行运动幅度测量（图4-4-3）。实时剪切波弹性成像可测量正常筋膜在静止和收缩状态下的弹性变化（图4-4-4）。

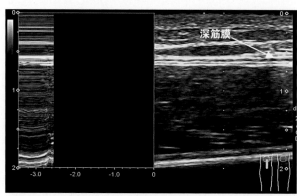

图4-4-3　M型超声动态测量深筋膜的运动幅度声像图

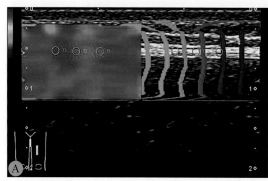
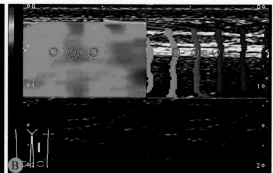

A. 静止状态下剪切波测量；B. 等长收缩状态下剪切波测量

图4-4-4　股直肌深筋膜剪切波弹性测量声像图

二、肌筋膜病变超声表现

肌筋膜多因外伤、劳损等造成局部结构的变化，产生疼痛、肌肉僵硬、关节活动受限等临床症状。外伤可以造成浅筋膜断裂，断裂部位有出血、血肿，深筋膜受压变形(图4-4-5)。深筋膜损伤造成筋膜断裂，深部的肌肉从损伤的裂口疝出，发生肌疝（图4-4-6）。筋膜慢性损伤或者劳损可以出现筋膜增厚，回声减低；筋膜增厚还会造成筋膜结节，导致局部疼痛（图4-4-7）。

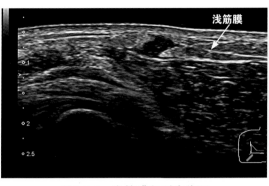

图4-4-5 浅筋膜断裂声像图

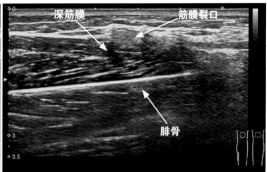

图4-4-6 小腿外侧深筋膜断裂声像图

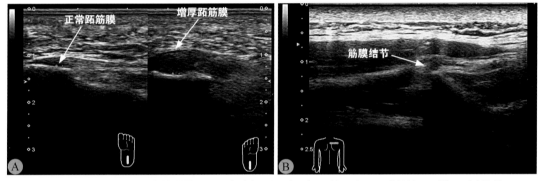

A. 足底筋膜炎，患侧足底筋膜增厚、回声减低；B. 肩胛提肌位于肩胛骨附着处，且增厚形成结节

图4-4-7 筋膜炎声像图

第五章 筋膜链与激痛点相关知识

在日常活动中，几乎人体的任何运动都不是由一块肌肉完成，而是由一组肌群共同协调完成。人体结构是特定的，人体运动规律也是特定的，因此运动中肌群的组合方式也相对特定，即特定的动作是由相对特定的一群肌肉协调完成的。全身筋膜系统是一个网络，尽管每块肌肉都可以独立发挥作用，但分布于筋膜网络中的肌肉可以通过筋膜网络影响功能上整合的全身结构，特定的肌群在筋膜的相互贯穿和连接下整合而形成了有迹可循的"肌筋膜链"，这些"肌筋膜链"在神经系统的协调下控制着人体的姿势和运动。本章重点介绍美国学者 Thomas Myers 的 *Myofascial Meridians for Manual & Movement Therapists*（《解剖列车：徒手与动作治疗的肌筋膜经线》）和意大利 Stecco 家族的筋膜链相关知识。

第一节 "解剖列车"筋膜链

"解剖列车"在整个概念中是一个描述性词汇，也是对书中肌筋膜连续性的一个比喻，为这个深奥的学科增加一些乐趣。一列解剖列车就相当于一条肌筋膜经线。肌筋膜经线是指一连串肌腱与肌肉连接线，即肌筋膜连接线是肌筋膜经线的一个组成部分。火车需要轨道，肌筋膜或结缔组织组成"轨道"（肌肉和韧带，是被人为划分出来的，并不是由天生、进化或者解剖上的不连续导致的）。这些结构必须展现筋膜纤维的连续性，就像真的火车轨道那样，这些肌筋膜拉力线或者传递线必须足够直，或者只能逐渐改变方向，还有一些肌筋膜连接只在特定姿势或者动作下才能被展现出来。因为人体筋膜是在不同平面上排列，所以从某一层筋膜平面跳到另一层，就相当于"火车脱轨"。规则不允许筋膜在方向或深度上有突然的改变（除非能够证明这种改变是筋膜自身的作用），也不允许"跳过"关节或与轨道方向相反，因为这样会使得肌筋膜的张拉能力丧失，以至于力量无法从这一点向下一点传递。肌肉附着点相当于"车站"，肌外膜或肌腱的底层纤维会陷于或延续于骨骼的骨膜，偶尔延续于骨骼胶原基质内。即"车站"相当于外层肌筋膜袋附着于内层骨关节袋。人体共有 13 条经线，由于篇幅有限，仅做简单介绍。

一、"解剖列车"筋膜经线

1. 后表线

后表线连接并保护整个身体的后表面，可分为足趾到膝盖、膝盖到额头两部分（图 5-1-1）。当站立、膝盖伸直时，后表线成为整个肌筋膜上的一条连续线路。具有以下功能。

（1）姿势功能：后表线整体的姿势功能是指在完全直立伸展的状态下支撑身体，长期保持姿势需要肌筋膜带中的肌肉具备较高比例的慢缩型和耐力型肌纤维，同时在筋膜部分也需要具备加厚的薄膜与束带，如在跟腱、腘绳肌肌腱、骶结节韧带、胸腰筋膜、竖脊肌的"条索"与枕后部。

（2）运动功能：除了膝盖被向后牵拉以外，后表线的所有运动功能都可产生伸直与过度伸直。

（3）临床意义：后表线是一条在矢状面上协调姿势与动作的主要路线：一方面可限制向前屈曲的动作；另一方面，当其功能发生障碍时，可强化和维持过度后伸的动作。虽然以单一整体来描述后表线，但按分布来说，是左右两条线。若两侧后表线出现不平衡，应观察出来并由此调整两侧的限制模式。与后表线相关的常见姿势代偿包括踝背屈受限、膝关节过伸、腘绳肌缩短（以弥补深层旋转肌功能不足）、骨盆前移、骶骨下垂、腰椎前凸、枕骨下方受限导致上段颈椎过伸、枕骨在寰椎上向前移位或旋转等。后表线的任何部位筋膜出了问题都会影响整个经线，足底筋膜炎的治疗就需要在整个经线上找原因。

2. 前表线

前表线连接人体的整个前表面，下起自足背、上至头颅侧面，可分为脚趾到骨盆、骨盆到头部两部分（图 5-1-2）。当髋关节处于站立位时，这两部分作为一个连续的筋膜路线并起协同作用。

（1）姿势功能：前表线的姿势功能与后表线保持平衡，提供张力性支撑，以便从头部往上提拉重心前倾的骨骼，如耻骨、胸腔和面部。此外，它的肌筋膜还能维持膝关节的姿势性伸展，其肌肉则随时准备保护人体前表面敏感和脆弱的部分及腹腔脏器。前表线起自脚趾背部。根据"筋膜之间互相连接"的原则，前表线在趾尖端通过骨膜与后表线相连，但连接处无可见的相互作用。功能上这两条解剖列车线是相互对抗的，后表线负责足趾屈曲，而前表线则负责足趾伸直和上提身体。人体矢状面上的姿势平衡（即前后平衡）主要通过前表线和后表线之间的平衡来调解。

（2）运动功能：前表线的运动功能主要为：躯干和髋关节屈曲、膝关节伸展、足背屈。为了应对多关节做迅速有力的屈曲，前表线的肌肉部分必须含有较高比例的快缩型肌纤维。前表线以快速反应为主，后表线以耐力为主，双方的这种相互作用可以通过一方收缩时另一方被拉长而体现出来。

（3）临床意义：前表线实际上有 2 条，分别位于人体前中线的两侧。前面观可以评估左右两侧的不同；侧面观可以发现前表线和后表线之间的平衡情况，大致了解哪些部位需要展开或拉长。前表线和后表线一起调节矢状面上的运动：如果前表线功能失调，会导致身体向前运动（屈曲）或限制身体向后运动（伸展）；若前表线的肌筋膜由下方的附着点向下牵拉骨骼，而不是从上方的附着点向上牵拉骨骼（如腹肌向耻骨方向下拉肋骨，而不是朝肋骨上拉耻骨），就会导致很多问题。与前表线相关的常见姿势代偿模式包括踝跖屈受限、膝关节过伸、骨盆前倾、骨盆前移、前肋性呼吸受限、头部前倾等。

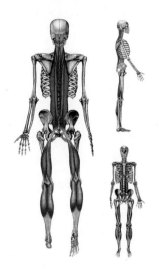
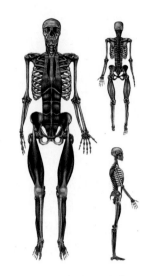

图5-1-1　后表线筋膜经线　　　　　　　图5-1-2　前表线筋膜经线

3. 体侧线

体侧线位于身体两侧，起自足内侧与外侧的中点，从踝外侧上行，经小腿和大腿的外侧面，以"篮纹编织状"或"鞋带交叉"的方式上至躯干，由肩部下方上行至头颅的耳部区域（图 5-1-3）。

（1）姿势功能。体侧线的姿势功能是调整身体的前后平衡和左右平衡，还能对其他表层线（前表线、后表线、所有臂线、螺旋线）之间的力量进行调节。体侧线通常以协调的方式来固定躯干和下肢，防止上肢活动时身体结构变形扭曲。

（2）运动功能。体侧线参与身体侧弯的形成，即躯干侧弯、髋部外展及足外翻，对躯干侧向和旋转运动还有可调性"刹车"的作用。

（3）临床意义。体侧线也有左右两侧，只是体侧线与身体中线之间相隔较远，所以，与前表线和后表线相比，体侧线在骨骼上施加更多的"一侧到另一侧"的杠杆作用更有优势。体侧线通常是调节身体左、右侧失衡的主要方式。所以，在制订全面治疗计划时，应尽早对其进行评估，寻找原因。通常与体侧线有关的姿势性代偿包括踝关节旋前或旋后、踝背屈受限、膝内翻或外翻、大腿内收受限或慢性外展肌挛缩、腰椎侧弯或腰椎受压（双侧体侧线收缩时）、胸腔在骨盆上侧移、胸骨与骶骨间的短缩及因头部固定而过度受累导致的肩关节受限（特别是头部呈前倾姿势时）等。

4. 螺旋线

螺旋线是指左右两条螺旋反向环绕身体的线。它从颅骨两侧穿过上背部连接到对侧肩部，然后环绕肋部到身体前面，在肚脐水平交叉回到与颅骨同侧的髋关节。从髋部，螺旋线以"跳绳"的方式沿大腿前外侧，越过胫骨到内侧足弓，然后通过足底向上，经下肢后外侧到坐骨，之后进入竖脊肌筋膜（进入哪一侧取决于姿势或位置），最终抵达非常接近其起点的颅骨位置（图5-1-4）。

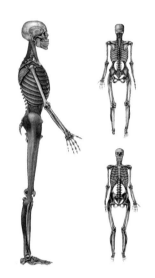

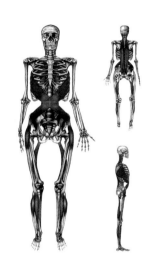

图5-1-3　体测线筋膜经线　　　　　图5-1-4　螺旋线筋膜经线

（1）姿势功能：螺旋线的姿势功能是将身体用2个螺旋环绕起来，帮助维持所有平面上的平衡。螺旋线连接足弓和骨盆角，并且有效地帮助确定行走时膝关节的运动轨迹。在不平衡时，螺旋线参与引发和维持身体扭曲、旋转、侧移的过程。根据不同的姿势和动作模式，特别是在走路这种交替运动时，来自承重侧下肢的力量可向上传到同侧身体或在骶骨跨至对侧身体。螺旋线中多数筋膜也参与其他主线（前表线、后表线、体侧线）和臂后深线。这使得螺旋线可参与多种功能，当其功能失调时，其他筋膜链最基础的功能也会受到影响。因为大多数人的手、脚和眼都有优势侧和非优势侧，螺旋线的两边极少能够绝对对称，但能在很大范围内达到最合适的功能状态。

（2）动作功能：螺旋线的整体功能是引起并调整身体的扭转和旋转，以及在离心和等长收缩时，稳定躯干和下肢以避免旋转失衡。

（3）临床意义：螺旋线跨过许多其他筋膜链，其中很多结构也会参与组成其他筋膜链。与螺旋线相关的姿势代偿包括踝旋前或旋后、膝扭转、骨盆相对双脚的旋转、胸腔相对骨盆的旋转、单肩耸起或向前移位，以及头部旋转、倾斜与位移等。上螺旋线影响躯干的姿势性旋转。上螺旋线从枕骨绕至对侧肩，然后回绕至同侧髂前上棘，是调控上半身旋转的最佳线路。螺旋线有时可引起姿势性的旋转或扭转，代偿深层脊柱旋转肌群，下螺旋线影响膝关节的运动轨迹。螺旋线还可以影响头前倾、足弓、骶髂关节及足跟等的运动。

5. 手臂线

手臂线包括4条独特的肌筋膜线，它们起始于中轴骨，穿过肩部的4个层面，止于手臂的4个象限和手的4个部位，即拇指、小指、手掌与手背。手臂线按照位置、走行、功能分为臂前深线、臂前浅线、臂后深线和臂后浅线。手臂线除了显著的对称性外，比起下肢对应的路线，手臂线的纵向连接中有更多的肌筋膜路线相互交叉。因为人体肩和手臂的活动具有特殊性，所以这些多角度的自由活动需要更多样化的路线来控制与稳定，同时也需要更多的内部连接。尽管如此，手臂线会沿着手臂前或后侧非常有规律地按深浅排列（图5-1-5）。手臂线根据其跨过肩部的位置来命名，可以看到这些路线从肩部连接到对侧的骨盆带。

（1）姿势功能：在直立姿势下，手臂悬挂于骨骼上半部，与驾车和操作电脑等日常生活联系密切。臂线的姿势功能主要是肘部的扭伤可以影响到背部中段，而肩部姿势不良会产生明显的肋骨、颈部、呼吸，甚至更多功能的受限。

（2）运动功能：在各种日常活动，如测试、手法、反应和移动中，手臂与眼睛密切配合，通过张力的连续性来执行这些动作。手臂线跨越10余个手臂关节，拉近或推开物体、拉动、推动或稳定身体，或者仅仅是抓握一些东西以仔细观察和修改。手臂线与螺旋线、体侧线、螺旋线和功能线关系密切。

（3）临床意义：手臂线常见的姿势代偿模式会导致各种肩、臂和手的问题，通常涉及肩部前缩、后缩或上抬，肩胛骨内旋及前倾等。在缺乏胸腔支撑的情况下，会出现这些代偿：腕管、肘与肩部的撞击，以及慢性肩部肌肉或扳机点疼痛等。

6. 功能线

功能线从手臂线开始，跨过躯干表面，延伸到对侧骨盆和下肢（因经线是走向两端的，也可以说从下肢向上到骨盆，并跨到对侧的胸腔、肩和臂）。其中，一条跨过身体的前侧，另一条跨过身体的后侧。因此，左右两条线跨过躯干呈"X"形（图5-1-6）。第三条线为同侧功能线，从肩延伸到同侧膝内侧。与其他经线不同，功能线很少发挥调控站姿的作用，故称为功能线。在活动时，功能线主要借助对侧力量的补充而发挥稳定和平衡功能，或者增加推力。

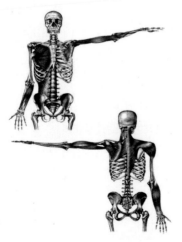

图5-1-5　手臂线筋膜经线

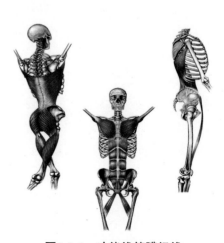

图5-1-6　功能线筋膜经线

（1）姿势功能：功能线与站姿关系较小，因其大部分是浅层组织，在日常活动中经常被用到，故维持姿势的机会很少。如果他们在整体上改变姿势，将会使一侧肩从腹侧或从背侧更加靠近对侧髋。尽管此模式比较常见（特别是从腹侧接近髋），但其原因通常来自于螺旋线和前深线。这两条经线的肌筋膜一旦达到平衡，功能线就不会出现明显的问题。然而，除了静止的站姿外，功能线对其他姿势确实有良好的稳定功能。在踢足球的动作中，功能线能够为下肢提供稳定性及维持动作平衡。

（2）运动功能：功能线跨越身体与对侧肢带连接，使力臂延长，肢体运动就能获得更多的驱动力及准确度。因此，手臂的重量可以增加下肢踢蹬的动力，骨盆的动作则有助于网球运动员反手击球。这些线在运动中有很多应用，如步行，在每一步行进中都要调节肩与对侧髋之间的平衡。功能线呈螺旋形分布，并且总是以螺旋模式起作用。因此，功能线可以作为螺旋线的补充线，或者是手臂线在躯干的延续。

7. 前深线

前深线是身体肌筋膜的核心：在冠状面上，其分布在左右两条体侧线之间；在矢状面上，其夹在前表线和后表线之间，其外层由螺旋线及功能线包绕（图5-1-7）。前深线从足底出发，始于足底的深层，沿着小腿的后侧上行达膝后方，然后从膝后方到达大腿内侧。从这里开始，它的主轨道走行于髋、骨盆及腰椎前侧。同时，另一条轨道则走行于大腿后侧，向上通过骨盆底部，在腰椎与上一轨道汇合。从腰大肌－横膈交界开始分数条支线向上围绕，并经过胸部的脏器，止于脑颅和面颅的底部。前深线需要理解成三维空间，而不是一条线。当然其他线也是立体的，但是更容易被描绘成拉力线。前深线则立体性更强，虽然前深线的基本结构为筋膜，但在下肢则包含了许多解剖上深层的、更隐蔽的、具有支持功能的肌肉。行经骨盆时，前深线与髋关节有着紧密联系，将行走节奏与呼吸波动联系在一起。在躯干，前深线介于神经运动的"底盘"和腹腔中的一些器官之间，分布于自主神经节的周围。在颈部，前深线的提升力平衡了前表线与后表线的下拉。

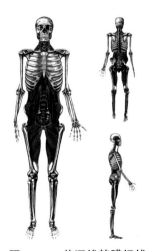

图5-1-7　前深线筋膜经线

（1）姿势功能：前深线对于身体的支撑发挥了主要作用：①提升内在的弧度；②稳定包括髋关节在内的下肢各段结构；③从前方支撑腰椎；④环绕并形成腹腔、盆腔；⑤在呼吸活动中稳定胸腔；⑥平衡脆弱的颈部和沉重的头部。缺乏前深线的支撑、平衡和适当的张力（常见的模式如前深线的肌筋膜短缩导致髋关节无法完全伸展），将导致身体的整体短缩，进而促使骨盆及脊柱核心的失衡，同时引起其他经线出现负面的代偿性调节。

（2）运动功能：除了关节内收和横膈的呼吸运动以外，前深线没有直接参与其他运动，但是几乎所有的动作都受其影响。前深线整体几乎都被其他肌筋膜环绕或覆盖，这些肌筋膜复制着前深线肌肉的角色。前深线充满了致密的筋膜、较高比例的慢缩型和耐力型肌纤维，这反映出前深线的作用在于核心结构的稳定及身体姿势的细微调节，使更表浅的结构、经线与骨骼系统能更顺畅地共同运行。因此，前深线运行不良时，不会立刻明显地出现功能缺失，尤其是对于未受过训练或感觉不敏锐的患者。它的功能障碍通常会由浅表的肌筋膜经线代偿，但会表现出动作不够自然，并且引起关节及其周围组织的损伤，这成为将来进一步损伤和功能退化的基础。所以，很多难以修复的损伤发生前就已经存在前深线的功能缺失，这种缺失在损伤发生后才显示出来。

（3）临床意义：对前深线肌筋膜多个节段进行操作可以产生综合效果。前深线的肌筋膜结构自内脏延伸至四肢。这些部位的肌筋膜内布满了易损伤的结构，也有很多难以触及的区域。前深线相关的常见姿势代偿模式包括慢性跖屈、高足弓或扁平足、旋前或旋后、膝内翻或外翻、骨盆前倾、盆底肌功能不足、腰椎排列异常、呼吸受限、颈椎弯曲或过伸、颞颌关节综合征、吞咽和语言困难，以及伴随抑郁等问题。

二、"解剖列车"有关问题

尽管"解剖列车"遵循一定的规则，但也有很多不能按照规则的部分，这就需要临床医师去了解，并在应用中加以鉴别。

1. "特快列车"与"普通列车"

多关节的肌肉（跨越2个关节以上）大量存在于体表，常常覆盖着一系列的单关节肌肉，每块单关节肌肉的功能相当于多关节肌肉整体功能的一部分。当"解剖列车"中出现这种情况时，多关节肌肉被称为"特快列车"，其下的单关节肌肉被称为"普通列车"。例如，股二头肌的长头自髋关节上方行至膝下，所以其是影响2个关节的"特快列车"。在其下方有2个"普通列车"，即大收肌和股二头肌短头。大收肌跨越髋关节，可以将其伸展或者内收；股二头肌短头则跨越膝关节，仅能屈曲膝关节。这一现象的意义在于：深层的"普通列车"比浅层的"特快列车"更能"固定"常见的姿势。所以，在治疗慢性肘关节屈曲时，医师不应把注意力全放在肱二头肌上，而应该放松肱肌。

2. 讲整体功能不是忽略肌肉功能

"解剖列车"关注的是整体功能，但不是要取代而是要补充现有的肌肉功能理论。冈下肌的功能仍然是使肱骨外旋，同时避免其过度内旋，并且稳定肩关节。"解剖列车"完善了其整体功能，冈下肌也是臂后深线的一部分。臂后深线是一条从小指行至胸椎、颈椎的肌筋膜功能连接线，会影响到整个臂后深线。有些肌肉不在"解剖列车"路线图上，可能不沿着书中所述的肌筋膜链发挥作用，但仍会与人体其他肌肉协调发挥作用。

3. 不是完整的解剖学

"解剖列车"可被理解为纵向解剖，不能当成解剖知识去学习和理解。本书的理论有多年的临床实践来支持，并且被多领域的学者采用。书中的解剖学证据也支持这一理论，但还未被详细的解剖或其他可靠的科学方法验证过。

第二节　意大利筋膜手法

意大利筋膜手法是由意大利物理医师 Luigi Stecco（生于 1949 年）原创的手法。该手法的形成始于 Luigi Stecco 在医院实习期间，随后他开始逐步建立生物力学模型，并创了自己的技术体系——Stecco 式手法，即意大利筋膜手法。他将筋膜视为一个具有特定重要功能的系统，并创建了一种评估和治疗筋膜功能障碍的方法。该手法有 2 个系列：一个是肌骨疼痛；另一个是内脏功能紊乱。下面主要介绍前者。

一、相关概念

节段性运动的筋膜控制，首先要理解每一个节段的运动及筋膜如何控制这些节段的运动。

1. 躯体的节段

按照人体的运动功能将人体分为以下节段：手、腕、肘、肩胛、头、胸、腰、骨盆、髋、膝、踝、足。头部（caput，CP）作为其中一个节段，包括 CP1、CP2 和 CP3 这三个子单元(点)。所以一共是 14 个节段。身体的每个节段都代表一个特定部分，通过运动检查和触诊来确定哪些节段需要治疗。意大利筋膜手法总是用于相关节段的治疗，即相邻的节段或间隔一定距离的节段。每个节段不同的动作按照三维运动方向（矢状、冠状和水平），即向前、向后、向内、向外、内旋、外旋，都有 6 个方向的运动。节段的概念是基于解剖和功能产生的，将身体部位分为功能节段有助于定位肌筋膜序列内的病因和代偿位置，使评估和治疗更全面、便捷。

2. 肌筋膜单元

在意大利筋膜手法理论中，肌筋膜单元是最基本的结构，负责某一节段沿特定方向运动的基本结构。一个肌筋膜单元由运动单元、神经、血管、关节和负责特定运动的筋膜组成，运动单元由运动神经元支配的肌纤维组成。营养物质通过血管运输到肌肉和结缔组织，同时血管也是代谢废物的运输通道。运动单元同时激活单关节和双关节肌纤维。例如，肘关节的屈曲需要激活单关节（肱肌）和双关节（肱二头肌）肌纤维。肌纤维的运动方向与肘关节屈曲（前向或前屈）的方向相同，筋膜将这些成分结合在一起。如果分析这些肌纤维，就可以看到单关节纤维比双关节纤维更深层，且单关节纤维的质量比双关节纤维要大得多。单关节纤维可以在运动过程中产生更大的强度，而双关节纤维能够更好地将张力传导到相邻节段。肌筋膜单元的名称基于在特定方向上的运动解剖平面，每个节段包括6个肌筋膜单元，每个运动平面都有2个单元，可以在3个平面（矢状面、冠状面和水平面）、6个方向[向前和向后（矢状面）、向外和向内（冠状面）、内旋和外旋（水平面）]中检查节段的运动（图5-2-1）。

3.协调中心（CC点）

局部的肌肉把所有的筋膜纤维往一个方向推动，需要一个合力的点，称为矢量中心，因为所有的肌梭都与一个部位连接，所以这个相对的位点就叫协调中心，称为CC点（图5-2-2），是肌肉力量的向量在深筋膜汇聚的点。这些力是由肌筋膜单元的单关节和双关节肌纤维产生的。为了使肌筋膜的拉伸力汇集到筋膜的特定点上，部分肌外膜就必须在其下的肌纤维上自由滑动，而另一部分的筋膜紧密附着在骨骼上以分隔连续的单元，形成单个肌筋膜单元，这种结构可以在身体的每个肌筋膜单元中找到。CC点通常位于覆盖肌腹的深筋膜内，很少靠近关节。根据区域的不同，筋膜可以自由活动，也可以紧紧地附着在底层或周围的组织上，而在某些部位，筋膜与骨骼相连。关节附近的筋膜层运动较少，所以，关节更需要本体感觉和稳定性。肌肉和筋膜交汇的广阔区域需要更多的运动。这些区域的主要作用是传导力和上下肢的运动。在这些区域中，由于筋膜层之间的疏松结缔组织通常是水合的，所以筋膜层可以像两片丝织物一样滑动。这些特性都是为了生成具有正常CC点和融合中心（CF点）功能的矢量力，肌筋膜系统中的功能障碍和代偿可以改变筋膜内的向量，CC点是积累张力的部位。消除这些点的筋膜功能障碍可以恢复正常的肌梭功能，从而使神经系统正常工作。

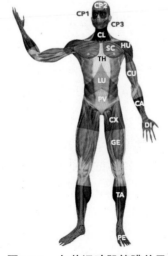

图5-2-1　向前运动肌筋膜单元

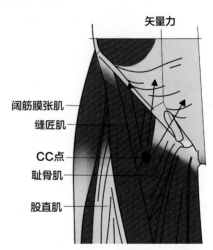

图5-2-2　协调中心（CC点）

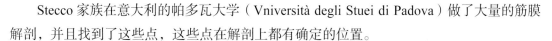

Stecco 家族在意大利的帕多瓦大学（Vniversità degli Stuei di Padova）做了大量的筋膜解剖，并且找到了这些点，这些点在解剖上都有确定的位置。

4. 感知中心（CP 点）

感知中心也称 CP 点，肌肉中的每个 CC 点都有一个发生感知的牵涉区域。如果肌筋膜单元的单向力不同步、不协调或张力过大，则会过度压迫位于关节周围的关节囊、韧带和肌腱的机械感受器。CP 点代表了感知关节运动的位置，其与患者疼痛的区域相关。由于 CC 点的致密化，CC 点上的压力可能使疼痛转移到关节区域。CC 点是疼痛的原因，CP 点是疼痛发生的部位，如果患者说在某个部位发生疼痛，这个点并不是产生疼痛的部位。CC 点能够引导肌力的走行，CP 点能够觉察关节运动时的状态，经常成为疼痛的反应点。

5. 序列

序列由在一个方向上运动的所有肌筋膜单元组成。腱膜的精确结构为这些序列提供了解剖学基础。实际上，每个肌筋膜单元中的双关节肌纤维连接着同一个方向的肌筋膜单元。此外，在每个肌筋膜单元中部分双关节肌纤维插入到将一个关节（节段）与下一个关节（节段）连接的深筋膜上，张力因此连接到其他节段。这种肌筋膜连续性使肌筋膜单元同步，从而形成有力而精确的运动。一个肌筋膜序列在一个方向（平面）上同步进行多个节段的运动。同一空间平面（矢状面、冠状面或水平面）上的一组肌筋膜序列是相互拮抗的。主动肌和拮抗肌必须始终保持平衡，否则与肌筋膜序列相关的整个空间平面就会受到破坏。由于筋膜广泛的本体感觉神经支配，这些序列在三维空间平面监测直立姿势中起作用。意大利筋膜手法是基于肌筋膜单元和筋膜汇合点（CC 点、CF 点）的概念形成的。Luigi Stecco 创建了运动和触诊检查，以强调肌筋膜系统中的问题，分为向前、向后、向内、向外、内旋和外旋 6 个序列。

6. 融合中心（CF 点）

运动并不仅仅发生在单一的平面上，如手臂不只做向前或向外的单一方向运动。Luigi Stecco 意识到这一点，发现了所谓的融合中心，即 CF 点。CF 点表示单侧序列之间的中间移动范围，位于 2 个单平面肌筋膜单元汇聚的位置，以便同步 2 个相关的肌筋膜单元动作。它们位于不同筋膜交叉处的腱筋膜上，保证 2 个运动方向之间的渐进和调节（图 5-2-3）。CC 点更多针对肌梭问题，而 CF 点与高尔基腱器、鲁菲尼小体、帕西尼小体相关。实际上，人体几乎所有的功能、日常活动都不会发生在单个解剖平面上，而是在两者之间。这就需要所有解剖平面的协调、在序列之间产生力量和控制运动的能力，CF 点的一个重要作用是在中间运动上。某个网球运动员可能主诉肩外旋时疼痛，但却没有明显的诱因，这可能是筋膜不协调引起。因此，CF 点的一个重要功能是协调或平衡在 2 个平面的肌筋膜单元之间运动过程中被激活的中间肌纤维。肩关节是一个球窝关节，可以做 360° 运动，包括所有解剖平面及其之间的过渡平面。CF 点与复杂运动有关，总涉及旋转因素，所以在处理 CF 点时，也会处理水平面的 CC 点。因为功能运动总是包括旋转，所以有第三方向量。CC 点大多位于肌腹上，与肌梭相互作用、同步单向运动。当需要力量或肌肉和筋膜的连接处产生张力时被募集。CF 点位于支持带和关节周围的结构、关节附近的肌腱上，在躯干上位于一些肌肉的融合线上。CF 点与高尔基腱器相互作用以反馈肌肉力量、关节位置和方向。通过直接或间接（相连骨骼的运动）拉伸支持带被募集。CF 点位于 2 个不同的肌筋膜单元交界处，能够将 2 个肌筋膜单元同步。位于腱筋膜的 CF 点穿过了不同的筋膜平面，保证 2 个运动方向渐进和协调。

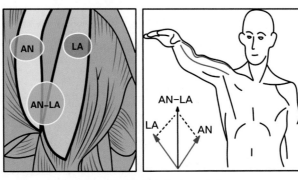

图5-2-3　融合中心（CF点）

7. 运动的对角线系统

CF 线沿着类似于 CC 序列形成，CC 线称为序列，CF 线称为对角链。有 4 条对角链：2 个在前侧，为 AN-ME 和 AN-LA；2 个在后侧，为 RE-ME 和 RE-LA。这些对角链是从 2 个相邻的 CC 序列中派生出来。对角链组合成单向的 CF 线，对角链对应序列之间发生的运动如图 5-2-4。这些理论是基于运动的方向性，而不是基于某块肌肉。Stecco 认为，收缩力主要取决于受刺激的运动单位的数量，中枢神经系统并不能识别单块肌肉的活动。中枢神经系统只能识别一般模式的运动。沿着对角链的 CF 在 CC 序列之间形成一条融合线。在日常活动中，如拿起一杯水，需要许多不同平面的肌筋膜单元与附近的节段联合作用，对角链对这些任务进行精确调节。因此，对角链是非常必要的。如果仅使用肌筋膜单元进行日常工作，首先会在一个解剖平面内抬起上臂，然后将其横向转移至另一个平面上。这样的运动会形成角度，轨迹甚至呈方形，不具备实用功能。

当伸手时，只使用所需的力量，而力永远不会只由一个肌筋膜单元序列产生。根据角度和运动线，使用合适的肌筋膜单元，并且在适当的运动中只激活一定数量的肌筋膜单元。通过 CF 线，人体的中枢神经系统能够适当地调节肌筋膜单元之间的力量，使其平稳而协调地运动。向前走路时，运动似乎发生在矢状面上，但是步行本身是一个不同功能的复杂组合，包括许多节段和不同平面。当沿着矢状面向前运动时，每走一步，体重沿着冠状面从一侧传递到另一侧，同时水平面被激活并允许旋转运动。在下肢和上肢，CF 线排列成 4 个对角链：AN-ME、AN-LA、RE-ME 和 RE-LA。行走和步态在运动学上可以被描述为"足跟着地－中间相－足趾离地"的循环，即一只脚着地（足跟着地，触地时相），然后继续到中间相，身体的重量在脚部和整个腿部移动，而另一条腿向前摆动，开始新的触地时相。在体重转移过程中，身体发生向前和横向运动，髋关节同时发生向后和向内运动，特别是在髋节段和膝节段中，由对角链 RE-ME 控制。

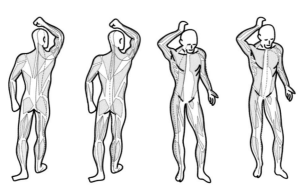

图5-2-4　运动的对角线系统

二、意大利筋膜手法治疗流程

意大利筋膜手法治疗流程包括病史采集、运动检查、触诊检查、治疗和评估。意大利筋膜手法治疗的主要目的是平衡身体，使其无痛地发挥功能。首先根据病史判断哪个节段需要治疗，然后在运动和触诊检查后，选取治疗点，用手指、关节或肘在这些点进行手法治疗。治疗的每个点都是为了平衡一个序列的主动肌和拮抗肌。受损功能的评估（肌肉测试等）用于在治疗期间评估该次治疗，以确保正确的治疗顺序，并在治疗结束时确认效果。意大利筋膜手法使用独特的评估表，用于收集数据和记录治疗效果。

1. 病史采集

病史是意大利筋膜手法非常重要的部分，可指导医师得出需要治疗部位的假设，医师在病史采集时需要引导患者指出主要症状和其他疼痛，以建立一条反映过去的损伤或者手术的时间轴。运用意大利筋膜手法评估表能帮助医师遵循评估流程和指导医师收集数据。疼痛史有助于医师找到疼痛根源。主要采集内容包括以下方面。

（1）疼痛的位置：医师需要建立一条可能涉及主要疼痛的时间轴，找到疼痛的精准位置，了解疼痛是怎样发生和何时发生的，以及对患者的影响程度。疼痛是否在事故、外伤后，重复运动或者压力是否会导致疼痛加重，或者是否逐步加重？疼痛是偶发还是持续存在？是否影响日常生活，频率如何，是每周 1 次或每月 3 次，还是持续性的？临床常用视觉模拟评分法（visual analogue scale，VAS）测量患者在 0 ~ 10 分中主观感受疼痛的程度。医师还需要额外记录其影像学和实验室检查的所有信息，并将其收集到评估表上。

（2）伴随性疼痛：即患者是否还有其他部位的疼痛，如胸部疼痛。伴随疼痛的准确定位同样需要描述以下信息：节段、位置、有无创伤、反复性或持续性、疼痛情况、VAS

疼痛评分。

（3）其他：如骨折、错位、损伤和手术。此外，既往史、血液检查、用药禁忌和注意事项都应该被记录。

2. 运动检查

运动检查根据病史和假设来选取检查节段。通过运动和触诊检查比较 2 ~ 3 个节段以确定 10 个可能的结构中哪些需要治疗，并将所有检查信息填入表格，从而帮助医师确定所要治疗的结构。用运动检查确定每个运动方向，即向前、向后、旋转、侧屈。运动检查能够显示节段或者单侧问题，包括无力、疼痛、失衡、运动不协调、运动偏差、平衡能力差或肌肉的募集模式。运动检查可以帮助医师记住各个运动方向，探查有问题的区域。所有的节段都可以使用主动、被动或者抗阻运动来测试。旋转、侧屈、屈曲和伸展运动都是用来确定受损运动平面的基础测试。CC 点的运动评估是单平面的，然而 CF 点的运动则涉及中间平面的联合运动。

3. 触诊检查

治疗流程的每一部分都有意义，但是触诊检查是意大利筋膜手法治疗流程中最重要的环节。触诊主要是选取所需治疗的链、点，通过手在组织中寻找致密化（致密化为筋膜层之间的一个明显增厚和功能失常的部位）。致密化主要为：①软组织的触诊感觉变化——"粗糙感"；②疼痛或压痛感增加，或向远端放射；③筋膜层之间的活动变化；④关节活动度改变引发疼痛和（或）力学受限；⑤运动控制的变化——异常的神经"输入"和"输出"；⑥力传导的改变。在筋膜手法中，星号（*）也被用于记录触诊检查的结果：一颗星（*）代表轻微疼痛和致密化；两颗星（**）代表疼痛和致密化，三颗星（***）表示严重疼痛、致密化及放射痛。三颗星的点是最有治疗意义的。通常选择星号最多的平面进行治疗，无论是 CC 点所在的序列链、CF 点所在的对角链或螺旋链，还是两者的混合。医师能用手指感受到致密化或者软组织滑动受限的情况。患者的反馈通常与医师的发现相符，若出现无致密化却有疼痛时，这些点可能是代偿区域，不需要治疗。医师要在至少 2 个节段中找出最严重的点。选择 2 个节段后，首先触诊其中一个节段（6 个 CC 点和 4 个 CF 点）的所有点，以查看是否有一个点最致密、压痛感最强烈。然后医师再触诊另一个节段的所有点，是否与第一个触诊的节段相符合。出现 2 条序列链同样致密的情况，可将活动功能障碍最严重的方向作为治疗平面，但这种方法很少使用。触诊是进行诊断的首选方法。

4. 手法治疗

意大利筋膜手法虽然是手法治疗，但是也同样需要掌握适应证和禁忌证，同时也需要掌握治疗的目标和方法。

（1）适应证：意大利筋膜手法治疗的适应证可能是疼痛、压痛、紧张，或者是日常任务和运动中表现的问题，运动表现下降可能是由协调问题、力量减弱或者耐力减弱引起，很多功能失调都能通过意大利筋膜手法改善。对于急性损伤，医师通过意大利筋膜手法治疗就能够帮助患者更好地恢复。治疗时通常会远离损伤的位置，从而减少局部疼痛和间接改善序列链的局部致密情况，如踝关节损伤后可能当时不能治疗足部的痛点，但是能够治疗小腿，如距骨或者膝关节区域，以减少肿胀和缓解疼痛，进而加速康复进程。有经验的医师还能使用该手法治疗哮喘、胃食管反流、经前综合征、语言功能失调、阅读障碍等问题。

（2）禁忌证：如发热、感染和皮肤破损等情况不宜使用该手法治疗。了解患者当下正在服用的药物也非常重要。如果患者在使用抗凝药，询问其是否容易出血、瘀青，治疗时需要用较小的压力；若患者在用镇痛药或者抗炎药，因这些药物能够改变软组织的感知，影响患者给医师的反馈；若患者用药剂量很大，医师还需要与患者的经治医师沟通。针对如血友病和糖尿病等患者，也建议与临床专家沟通后治疗。

（3）治疗目标：该法的一个主要目标就是重建无痛运动。结缔组织的黏滞性升高已被证明会使本体感觉反馈、肌肉协调、姿势排列和肌肉募集受损，并导致肌骨疼痛。当游离神经末梢和机械性刺激感受器能够正常发挥功能时，疼痛感显著降低。

（4）治疗思路：首先明确伴随的疼痛和最严重的疼痛是否分布在同一平面上（单一平面病变），然后仔细分析患者功能障碍出现的先后顺序，用于分析筋膜多处张力代偿发生规律（先后影响和链式线状病变）。最后考虑仅存在于手、足、头的感觉异常，其最终代偿位于腱体末端（螺旋线病变），还要考虑伴随疼痛。大部分患者仅关注其目前存在的最严重的疼痛，而没有考虑到这种疼痛可能是整体（异常）状态的突出表现。这些微小的疼痛能够帮助推断出无症状却导致了目前疼痛的 CC 点，伴随疼痛通常沿筋膜序列分布，或分布在特定的平面内，可引发疼痛的运动点（隐形 CC 点）。下一步是寻找患者可能加重症状的动作（通过患者主诉疼痛部位确定发病关节，通过加重动作找发病平面，通过发病平面找 CC 点，通过动作判定几个 CC 点，通过一个以上 CC 点找 CF 点）来找寻并确定 CC 点。

（5）治疗方法：治疗的基本原则是"不伤害"。治疗力度应该做到"刚刚好"。该法治疗时可能会比较疼痛，经常使用交叉式摩擦法来修复紧张点的正常特性。当对比切线振动与持续滑动时，似乎垂直压力更有利于帮助手下的筋膜边缘的透明质酸流动，并且这种流动能够促进更大的润滑作用。升高温度将会使透明质酸变成溶胶状物质，该法的一个作用就是升高温度。该法治疗同一点的疼痛，程度缓解一半的平均时间为 3.24 分钟。然而并不只是升温对软组织的改变作用，解决筋膜层间的致密化问题必须结合机械压力（交叉摩擦）。根据目标组织的不同采取不同的治疗方法：在修复浅筋膜时，通常使用大面积接触性手法；松解浅筋膜可以刺激静脉循环和外周神经，同时又能促进分泌激素，而这是建立身体内稳态的基础；在治疗内部失调、患者极度疼痛或全身筋膜系统敏感时非常有用，如患者存在纤维肌痛症或水肿，使用指关节或者肘关节进行深筋膜治疗时，治疗面积非常小，仅 1 ~ 2 cm。该法在 CC 点的治疗需要 80% 的压力和 20% 的摩擦力，CF 点则需要 60% 的压力和 40% 的摩擦力，因为 CF 点更表浅。

（6）注意事项：该法治疗时需要注意：①一次治疗 6 ~ 8 个点，一个筋膜点的张力降低有助于缓解同一条筋膜链上其他点的张力；②如果治疗区域 4 分钟后仍没有变化，要检查相邻 1 ~ 2 cm 的范围或考虑这可能不是真正致密化的区域，可行的方法是避免在一个点持续治疗 3 分钟以上，可以与同一条链上的其他治疗点交替进行，每个点治疗 2 分钟，这样可以减少筋膜链的紧张，更快清理治疗点；③如果某个点特别紧张，可以先治疗其上、下节段的点，然后再治疗紧张点，这时触痛感可减轻，实施手法应沿着致密的方向进行；④医师在治疗中保持自身姿势的稳定，减少自身的压力也非常重要，使用手指和腕关节时保持其伸直，使手指和腕关节放松，利用身体重量增加足够的压力；⑤医师在每次治疗时都要平衡序列链，序列链、对角链和螺旋链都存在两两互为拮抗的关系，如果医师治疗向前运动的点，它的平衡 CC 点将在向后的链上，反之亦然，同样的规则也适用于冠状面和水平面；⑥在治疗时可以结合水平面的 CC 点，因为对角链和螺旋链中总是包含水平旋转动作，这些法则对处理肌骨问题有效；⑦医师应该提醒患者治疗结束后会有疼痛反应，反应峰值一般在治疗后的 12 小时内出现，通常会在 48 小时后消失，实际上，治疗反应在一开始治疗时就会出现，通常 15 分钟左右炎症反应开始，需重点提醒患者，在治疗第二天后在治疗点可能有酸痛，有的患者还会出现一些其他感觉，有的疲劳感增加，有的体力增强，为了修复筋膜，下次治疗一般计划于 1 周后进行。

5. 评估

医师每次接诊时都要再次进行运动和触诊评估，最好的情况是治疗一次就能解决问题，但是通常主要的问题解决之后，其他的既往问题又会出现。成年患者症状持续时间较短的一般都是由单独事件引发。即使患者第一次治疗后主诉治疗效果很好且没有后续问题，也要进行跟踪随访，1 个月后再次进行评估。功能失调和疼痛是长时间代偿的结果，这种情况很难一次解决。当患者第二次就诊时，症状改善，证明序列链治疗正确，此时应继续评估和治疗。如果症状加重或者稍微缓解后又复发，也并不表示所治疗的序列链是错误的，有可能是没有充分平衡序列链，或者患者仍然主诉疼痛，但运动检查中关节活动范围改善、疼痛减轻，表明可能治疗的不是病源性节段，而是代偿点，选择了错误的平面。

第三节　激痛点相关知识

一、激痛点的定义与分类

激痛点又称触发点、扳机点等，分布于人体中的任何一块肌肉中，是美国学者 Janet G.

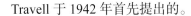

Travell 于 1942 年首先提出的。

1. 激痛点的定义

激痛点是骨骼肌内的过度应激点，伴随着紧绷肌带内可触摸的过度敏感结节出现，受到压迫时会引起疼痛，并引发特征性的引传痛、引传压痛、运动功能障碍和自主神经现象。从临床表现来看，其特征性表现有：①对激痛点的按压会再次引起和加重患者经常疼痛部位的疼痛，消除激痛点可以缓解任何不舒服的症状；②对不同患者的每个肌肉的激痛点进行按压可以引出相类似的牵涉痛；③对激痛点高强度的刺激（包括深度按摩和针刺）可以抑制疼痛；④在激痛点区域针刺微小的位点（疼痛感受器，即敏感的位点或是局部抽搐反应位点）可以减轻疼痛和牵涉痛，而且可以用肌电图描记出来；⑤在针刺激痛点时可以引出局部抽搐反应；⑥触发点及其周围肌肉呈紧绷感，体表可触及硬结、条索，称之为紧张带。

2. 激痛点的分类

辨别激痛点的类型对临床诊断和治疗具有十分重要的意义，激痛点有以下分类。

（1）按照激痛点存在部位分为：表皮、肌筋膜、韧带、骨膜。

（2）按照是否引起疼痛分为：潜伏、活化。

（3）按照发病中的作用分为：关键、卫星、中心、附着、继发等。

活化肌筋膜激痛点是引起患者临床疼痛症状的肌筋膜激痛点，其特点为自发疼痛、压痛、无力、受到刺激后局部抽搐、引传痛、自主神经现象。潜伏肌筋膜激痛点是指临床上未引起自发性疼痛，只有在触诊时才表现出疼痛的激痛点，除了没有自发性疼痛，具有活化激痛点其他所有的特征，主要表现为无力、僵硬。关键肌筋膜激痛点是导致一个或者多个卫星激痛点活化的激痛点。临床上如果对某激痛点去活化同时使其卫星激痛点去活化，就可以确定该激痛点为关键激痛点。卫星肌筋膜激痛点是由关键激痛点的神经性或机械性活动引发的中心激痛点。临床上单凭检查很难区分，可以在关键激痛点去活化的同时使卫星激痛点去活化而确认。卫星激痛点在关键激痛点的引传区域内；中心激痛点在肌肉终板区内，终板出现功能障碍，引起局部能量危机，使局部伤害感受器敏化，产生收缩结，收缩结内生成结节和紧绷带；附着激痛点在肌肉附着区内，是肌肉附着点处肌肉张力持续增加的结果。这种持续的张力会导致起止点组织间压力增加，炎性物质堆积产生疾病，在腱膜、肌腱或者骨骼部位出现肿胀和压痛。

二、 激痛点的本质与发生机制

1. 肌筋膜激痛点的本质

激痛点是肌梭外骨骼肌纤维的终板上的神经肌肉功能障碍，因此激痛点筋膜痛是神经肌肉型疾病，是由遍布在结节内的大量高度异常的微小点聚集而成。从电生理和病理学上得到了证实，由突发因素和渐发因素导致。突发因素（急性）主要包括直接创伤因素如扭伤、车祸、摔倒、骨折等，急性内脏疼痛如心肌梗死、阑尾炎、肾结石等，以及药物注射刺激。渐发因素（慢性）主要包括不良姿势（长时间坐位、站立、瘫坐等）、疲劳、椎间盘突出压迫神经根、情绪或者心理压力大导致的神经性紧张、急性上呼吸道感染等。

2. 激痛点发生机制

目前比较公认的发生机制为 David Simon 提出的对触发点的经典描述——能量危机（energy crisis）理论。他指出肌纤维持续性收缩增加局部能量消耗，同时抑制了血液循环，局部缺血、低氧导致组织释放血管活性物质，这些物质作用于伤害性感受器引起神经致敏而产生疼痛，且可刺激神经末梢乙酰胆碱的释放。同时缺血使能量供应不足，所以肌肉持续收缩，引起代谢增强、代谢产物蓄积，从而引发肌肉疼痛，导致组织缺血，如此反复恶性循环，最终形成能量危机。肌肉持续收缩形成紧张性肌纤维，多个紧张性肌纤维形成可触及的紧张带。根据临床观察和科学研究，激痛点已经被定义为是骨骼肌纤维绷紧带上应激性过度的结节。潜在的激痛点（压痛，但不是自发性疼痛）可以变成由病理病变继发的活动激痛点（压痛和自发性疼痛）。在对病理因素进行恰当治疗后，活动的激痛点会被抑制成失活状态，但激痛点不会永久消失，只是从一种活动的状态转变为潜在的形式。肌筋膜疼痛综合征是潜在的激痛点在一定的病理条件下转变为活动的激痛点而引起的疼痛现象。

三、 肌筋膜激痛点的诊断与治疗

（一）肌筋膜激痛点的诊断

骨骼肌肌筋膜激痛点的诊断标准目前尚未明确定论。肌筋膜激痛点疼痛的治疗效果取决于对触发点的正确诊断。肌筋膜激痛点缺乏客观诊断，MRI、肌电图、超声等检查没有特异性，对于肌筋膜激痛点的诊断仍是以物理检查为主。Travell 和 Simons 提出了临床上对肌筋膜激痛点疼痛的诊断依据，主要为：①采集病史，突然发作的肌肉过用或跟随肌肉过用发作的一个短暂时期后的疼痛、反复和慢性过用的肌肉引起的这些或这块受累肌的疼痛及不明原因的疼痛，同时可见一些肌骨疾病并发疼痛，或既往有肌骨系统的病理结构改变和手术后疼痛；②肌肉疼痛点处可触及紧张带或收缩性结节；③每个肌痛点（触发点）伴有其特征性的牵涉痛，深压可引发牵涉痛，不同的肌肉常有几个不同的固定疼痛点，每一个疼痛点都有其固定的触发牵涉痛区域；④快速触压和针刺触发点可引发局部抽搐反应；⑤受累肌肉的运动和牵张范围受限及肌力稍变弱；⑥睡眠不足时肌肉疼痛加重，或易疲劳和睡眠异常（失眠或易醒）；⑦有局部交感现象；⑧静息状态下，肌电图上可录到触发点处的自发性电位，MRI 和超声检查可见受累肌增厚。前 4 项是最根本的诊断依据，⑤⑥⑦项与疼痛综合征轻重有关，常见于较重的患者，而第⑧项是客观指标，只在科学研究中使用。如果前4项被发现，基本可以断定该激痛点需要被治疗。

寻找骨骼肌疼痛激痛点时可以从疼痛的部位和疼痛引起的运动受限来找出激痛点的位置，也可以通过牵涉痛反过来查找激痛点的位置，因为很多患者告知医师的只是牵涉痛的位置，而不是激痛点的位置。几乎所有的膝关节疼痛、偏头痛和眩晕患者都会主诉膝、头的症状，而不是大腿或颈部肌肉的疼痛。

（二）肌筋膜激痛点的治疗

成功地治疗肌筋膜激痛点，首先要找出所有引起疼痛的激痛点，然后用目前常用的其中一个方法进行治疗，接着采用必要的辅助治疗方式来阻止激痛点复活。肌筋膜激痛点的治疗方法较多，疗效的好坏取决于激痛点的位置是否正确，根据病情程度，按照治疗原则进行合理治疗。治疗前必须认真询问患者病史，还要做必要的辅助检查，以要排除一些结构改变的疾病，不要过度夸大肌筋膜激痛点的治疗，否则会延误病情，甚至误诊误治。

灭活激痛点需考虑以下原则：①疼痛的识别，确认引起患者经常感到疼痛的激痛点的位置，许多活化的激痛点周围的潜在激痛点会有压痛，但却不是引起患者疼痛的主要原因；②辨别激痛点的关键点；③保守治疗和冲击治疗，对活动的激痛点应该优先考虑保守治疗（非创伤性的治疗如物理治疗），而不是冲击治疗（创伤性治疗如注射和手术），这个原则同样适用于潜在病理病变的治疗；④确定急性肌筋膜触发点和慢性肌筋膜触发点；⑤轻度激痛点和重度激痛点，有序的激痛点灭活可以用于控制由复杂的区域性疼痛综合征引起的严重的激痛点疼痛。

目前，临床有多种方法来治疗肌筋膜触发点，一般分为2种：一种是完全无创的疗法，如推拿按摩、整脊、肌肉牵张等；另一种是有创的针刺注射疗法，如针灸、浅针、深针、干针、湿针、浮针等。对较重的肌筋膜触发点常进行综合治疗，对激痛点灭活联合受累肌的牵张常是一种有效的综合辅助疗法。

1. 手法治疗

手法治疗是肌筋膜疼痛治疗的一个重要方法，以缓解肌筋膜疼痛。拉伸紧张的肌纤维（绷紧的带）可以使紧张的肌肉放松并改善局部循环，随即破坏能量危机的恶性循环。其他有效的方法是"深部重度按摩"，按压激痛点可以提供有效的对抗刺激和抑制脊髓处激痛点循环。临床证实这种方法可有效去除激痛点疼痛。在美国，按摩疗法是另一种十分流行的方法。

2. 运动康复

运动康复是另一个控制疼痛的重要的物理疗法。调节性锻炼对纤维肌痛的患者也是一个有效的控制疼痛的方法。运动康复是为了恢复本体感受及纠正运动功能单位的薄弱环节，使运动单位的各个骨骼肌恢复正常功能，以治疗肌筋膜激痛点。几乎所有的运动康复疗法只要运用得当，都可以被用来治疗肌筋膜疼痛触发点综合征。同样，治疗前需要正确的评估，找到激痛点的位置，然后用最合适的方法进行治疗。运动康复疗法适用于机体的局部，也可用于全身各部。常用的运动康复疗法包括 SET 技术（悬吊训练技术）、Swiss 健身球训练技术、各种牵引技术、各种体健器材训练技术、游泳、震动等。运动康复需要注意的原则为：①不仅要训练患者的肌力，还要训练患者的本体感觉能力；②肌力训练要根据运动肌和稳定肌的特点加以配力，必要时给予助力；③训练运动范围要根据患者的具体情况来定；④从无痛开始训练，即在无痛的状况下进行；⑤要以渐进方式，训练分层次，逐步加大训练量。

3. 物理治疗

物理治疗对肌筋膜疼痛的缓解有效。尽管热疗在控制肌筋膜疼痛方面不是很有效，却是一种治疗软组织病变的重要方法，因其可以改善局部的循环系统从而加快愈合的过程，所以一般提倡在治疗前和治疗后使用热疗并结合手法治疗。具有疗效性的超声波可以直接给激痛点提供额外的机械能量，电疗也常用于控制疼痛。激光治疗可以有效地缓解肌筋膜疼痛，但是治疗机制尚不清楚，被认为是一种无须用针（无痛）的治疗方法。

4. 针刺治疗

如果进行的方式恰当，激痛点的针刺（包括激痛点注射、干针和针灸）对肌筋膜疼痛的缓解非常有效。肌筋膜激痛点的针刺治疗包括干针（深干针、浅干针和浮针）、湿针、小针刀和闪针。这些针都可用来穿刺定位激痛点，准确刺到激痛点时，肌肉会有抽搐反应（跳动）或牵涉痛。

（1）湿针疗法：应用口腔黏膜麻醉注射器对激痛点进行反复穿刺，尽量引出肌肉跳动。当患者感觉难忍的酸胀痛时，局部注射 1% 利多卡因 0.1 ~ 0.2 mL。湿针技术简单、易操作、安全。也有学者用肉毒杆菌素 A 注射治疗激痛点不是很有价值。但有学者对此进行对照研究，发现使用肉毒杆菌毒素 A 组和使用 0.5% 丁哌卡因组在治疗激痛点时没有区别，即在比较基本疼痛的去除、功能、满足的条件或是治疗的成本（注射成本除外）方面。所以，用肉毒杆菌素 A 注射治疗激痛点不是很有价值。

（2）注射浸润疗法：在患者无法忍受或对穿刺时的酸胀痛过于敏感时，可选择此方法。一旦引出患者的抽搐反应，注射 1% 利多卡因 0.5 mL，然后对局部用手指轻柔地按摩，使麻醉剂在局部浸润。这种方法可以大大地减轻患者治疗时的疼痛。

（3）干针疗法：该法是深干针疗法的简称，即不加任何局部麻醉剂进行针刺激痛点治疗，使用时可以反复针刺，引出患者的肌肉跳动，但是为了减轻患者的疼痛，这种干针疗法可以用直径为 0.3 mm 的细针，引出抽搐反应后，留针 8 ~ 15 分钟，反复应用治疗效果较好，也有学者应用浅干针和浮针进行治疗。浅干针：将针快速刺入激痛点上的浅表皮下组织，在针刺进入组织后，留针一段时间，然后抽动针尖，成功使激痛点处压痛点消失。浮针疗法是指用一次性的浮针在局限性病痛的周围皮下浅筋膜进行扫散等针刺活动，操作同时常配合相关肌肉主动或者被动活动，这种相关肌肉的收缩或舒张活动在浮针疗法中被称为再灌注活动。

（4）小针刀疗法：应用直径为 0.4 mm 小针刀，在激痛点部位进行提插灭活，特别对于慢性顽固性疼痛的激痛点治疗效果更好，可能与其刺激强度有关。小针刀还用于对增厚和挛缩的激痛点上的肌筋膜横向切割松解，也可以在局部麻醉下用于对肌肉附着处激痛点、附着处粘连及挛缩硬化的关节囊和韧带的松解。

（5）热凝射频：激痛点在 45 ℃左右可被灭活，所以热凝射频治疗肌筋膜疼痛有效，但该法价格较高。也可用内热针法治疗，但内热针法使用的针具太粗。

（6）闪针：该疗法是一种配合推拿按摩的快速针刺法，也是针对激痛点进行治疗。当给患者做推拿时，如果发现一些肌肉上的疼痛结节推拿不能使之消除，根据解剖位置可用不同长度的毫针对定位的肌肉疼痛结节进行快速反复针刺。

针刺治疗在国内目前是主流技术，要想取得满意的疗效，操作时应注意：①快速进针，许多患者在针进入皮肤时会感到非常疼痛，如果医师能快速进针可以减轻这种疼痛；②由浅入深，当医师无法断定肌筋膜触发点的深浅时，应该试探性地先从浅层针刺，然后再向深层针刺；③反复提插，提插的次数以肌肉跳动（抽搐）和酸胀程度为标准，为了引出肌肉跳动（抽搐）和酸胀，针刺要有一定力度，这个力度可以在针刺时通过快进快抽来到达；④退针注射，湿针治疗也需针滴药，为了避免针刺时患者的持续性不适和疼痛，引出肌肉跳动和酸胀感，注射时需要回抽，无血液后，退针注射；⑤出针后局部压迫，针刺后最好给予 2 ~ 3 分钟的局部压迫，减少局部血肿的发生；⑥合理辅助用药，适当、少量地应用镇痛药对耐受疼痛较差的患者可以提高疗效。

5. 药物辅助

很多患者的疼痛触发点都是由身体代谢所需的营养物质缺乏引起的，之后形成了触发点不易愈合的维持因子。因此，补充这些营养物质可提高针刺治疗的效果。

第四节 肌筋膜病变对人体功能的影响

肌筋膜病变可引起一系列的人体功能改变，包括肌肉的短缩、韧带松弛引起的关节不稳定，进而发展成关节结构改变，导致功能受限，还可因力学改变加重损伤部位的病变，更重要的是会对邻近的神经、血管、骨、关节等产生影响。

一、对局部结构的影响

肌筋膜疼痛在软组织疼痛患者中所占比例达 20% ~ 95%。肌筋膜疼痛可引起肌紧张，肌紧张又使代谢产物潴留，加重肌筋膜疼痛，形成恶性循环，长期慢性过程必然引起肌纤维化。软组织纤维化又可增加局部张力，阻碍微循环引起疼痛，同时导致局部高张力状态。持续性的高张力导致局部韧带和附着点的骨或软骨发生缺血性损害。长期压力增高可引起静脉回流障碍，导致肌纤维缺血，甚至坏死及纤维化，产生疼痛，也可刺激穿经此筋膜的神经，引起放射痛。最终导致局部结构（肌肉、肌腱、韧带、骨皮质）的充血、水肿、撕裂、骨刺等变化。

二、对神经和血管的影响

深、浅筋膜具有很多功能，其中最重要的功能是保护神经和血管。周围神经和血管走行于深、浅筋膜中，但当筋膜压力增高时，可压迫、刺激神经和血管。

周围神经卡压综合征是周围神经在其行程中任何一处受到卡压而出现感觉、运动等功能障碍，可因骨纤维管狭窄，软组织增生、肥厚、粘连而使经过该处的周围神经受到挤压，引起神经供血障碍，造成不同程度的感觉及运动功能障碍。实际上，这些韧带或者纤维管都有肌肉附着，肌筋膜的张力增高，势必造成对神经通道的纤维牵拉力增大，久而久之导致韧带水肿、增厚而引起压迫，如腕管综合征主要为腕管内压力增高，压迫正中神经。腕横韧带增厚被认为是反复的动作造成腕管内压力增高，屈指肌腱水肿，但实际表现为腕横韧带增厚，医师往往忽略了腕横韧带是很多肌肉（包括掌长肌、大鱼际肌、小鱼际肌和屈腕）的肌附着点，都有肌纤维在韧带上附着，这些肌肉的肌筋膜病变导致肌肉的张力增加，损伤腕横韧带，产生水肿、增厚等结构变化，而压迫神经出现临床症状。腘动脉压迫综合征，通常由腘动脉及周围肌肉或纤维组织先天性发育异常所致，腘动脉受其周围肌肉、肌腱或纤维束的压迫，引起相应的临床症状。因此，松解肌筋膜、降低肌筋膜张力会缓解压迫。

三、对骨和关节的影响

肌筋膜疼痛的持续存在进一步损伤关节周围的肌腱、韧带、支持带、关节囊等，破坏脊柱和关节的稳定性，改变骨关节的力学平衡，导致脊柱、关节损伤，出现疼痛、功能障碍。

1. 参与骨赘形成

骨骼结构受应力的影响，负荷增加骨增粗，负荷减少骨变细。持续的肌筋膜张力增高可刺激其在骨上的附着点，形成骨赘。传统观点认为，椎体骨赘来自于椎体边缘韧带骨膜下的出血、机化和钙化。有学者通过动物实验发现，骨赘生长方向与末端附着的肌筋膜牵引方向一致，认为边缘骨赘可能是关节周围肌筋膜张力增加，刺激血管与相应的组织增生所致。

2. 影响正常姿态

肌肉失衡可能影响正常姿态，而姿态异常可能是肌骨疾病的早期因素之一。例如，上交叉综合征常见于长期伏案工作或常进行超负荷训练的人士，主要表现为颈部生理弯曲减少或消失而导致头部不自觉的前倾，肩胛骨耸起、前移，胸椎曲度增加，表现为驼背，看起来比实际身高矮小。患者可出现颈肩部肌肉酸痛僵硬、肩膀和下背酸痛，甚至胸闷、呼吸不畅，进而影响生活质量和自信心。上交叉综合征的原因是肌肉失衡：有些肌肉紧张度过高，如胸大肌、胸小肌、背阔肌、肩胛提肌、斜方肌上束、胸锁乳突肌和斜角肌；有些肌肉则紧张度降低，如菱形肌、斜方肌中下束、前锯肌、肩袖肌群、深层颈屈肌。强弱肌肉形成一个交叉，所以称为上交叉综合征。

3. 限制关节活动

肌筋膜张力增高，出现短缩、粘连、挛缩，限制关节运动，如跟腱挛缩可限制踝关节背屈。膝关节周围的张力不平衡可以出现膝内翻和膝外翻，导致关节间隙不等，关节软骨磨损，最后引发关节囊及关节内粘连、关节囊挛缩、韧带纤维化等，进而使关节屈伸受限。

4. 影响人体整体力学结构

人体不同区域之间存在相互联系，在筋膜链上的肌筋膜病变对整体的力学结构可产生不良影响。胸椎周围的竖脊肌、多裂肌、腰方肌等肌筋膜紧张度过高会限制胸椎的活动度。胸椎活动度受限容易造成肩部、颈部、腰部及髋关节等部位的代偿动作，增加肩关节、颈椎及腰椎等部位的损伤风险。跟腱挛缩可导致踝关节背伸受限，而无法完成下蹲动作。

四、对内脏器官的影响

肌筋膜病变还可以对运动系统以外的组织器官产生影响，因为内脏筋膜与躯体四肢筋膜相通。脊柱和骨盆位置变化会导致内脏的功能改变，如骨盆的前倾或后倾，导致女性子宫位置变化，容易出现痛经或者不孕；也可以出现胃肠功能紊乱，如肛裂与内括约肌挛缩有关，肛裂慢性炎症刺激使内括约肌长期处于挛缩状态，内括约肌挛缩和末端纤维化是肛管狭窄和疼痛、排便困难、溃疡久不愈合的主要原因。

五、对交感神经的影响

一旦骨骼肌的肌筋膜激痛点形成，患者对寒冷较为敏感，局部受寒后疼痛加重，而且感到受累肌部位的皮肤发冷。一些患者有明显的局部皮肤划痕症和局部瘙痒。有时患者还会感觉局部灼热和皮肤过敏（皮肤滚动性疼痛、对触摸和温度高敏感、血流改变、异常出汗、反应性充血和烧灼感、皮肤划痕症）等。Travell 和 Simons 认为这些现象或者症状是因为能量危机时，从微血管内释放的神经和血管反应物使局部的自主神经致敏，而引起交感神经症状。特别是颈部肌肉的肌筋膜激痛点的交感神经致敏，使颈部血管紧张收缩而引起头晕，甚至脑血管供血不足、失眠、焦虑等症状。

（宓士军　敬　容）

第二篇　参考文献

[1] 大卫·莱森达克.筋膜：它是什么，何以重要 [M].李哲，付媛，宋子凡，等译.北京：北京科学技术出版社，2019.

[2] 托马斯·梅尔斯.解剖列车——徒手与动作治疗的肌筋膜经线 [M].关玲，周维金，瓮长水，译.北京：北京科学技术出版社，2016.

[3] （英）詹姆斯·埃尔斯，托马斯·梅尔斯.筋膜释放技术——身体结构平衡调整 [M].瓮长水，张丹玥，译.北京：北京科学技术出版社，2018.

[4] （意）路易吉·斯德科.筋膜手法：实践操作 [M].关玲，主译.北京：人民卫生出版社，2018.

[5] 西蒙斯，特拉沃尔，西蒙斯.肌筋膜疼痛与功能障碍——激痛点手册（下半身）[M].王祥瑞，郑拥军，译.杭州：世界图书出版公司，2017.

[6] 里昂·蔡托.筋膜功能障碍与手法 [M].李哲，译.北京：科学技术文献出版社，2020.

[7] （芬）图利亚·罗马拉，（芬）米卡·皮尔曼.筋膜手法实用指南−基于循证和临床的技术 [M].李思雨，陈婷，喻晓容，等译.北京：北京科学技术出版社，2019.

[8] 克莱尔·戴维斯，安伯·戴维斯.触发点疗法：精准解决身体疼痛的肌筋膜按压方案 [M].黎娜，译.北京：北京科学技术出版社，2018.

[9] 黄超豪，杜艳，甘雨彤，等.针灸治疗肌筋膜炎临床研究进展 [J].实用中医药杂志，2018，34（2）：266–267.

[10] 尹莉，宓士军，马秀清，等.灰阶超声联合剪切波弹性成像评估肌筋膜疼痛综合征患者肌筋膜疼痛触发点 [J].中国医学影像技术，2019，35（8）：1133–1137.

[11] ADIGOZA I H, SHADMEHR A, EBRAHIMI E, et al. Reliability of assessment of upper trapezius morphology, its mechanical properties and blood flow in female patients with myofascial pain syndrome using ultrasonography[J]. J Bodyw Mov Ther, 2017, 21（1）：35–40.

[12] 尹莉，宓士军，马秀清，等.肌筋膜疼痛触发点的超声研究进展 [J].中华超声影像学杂志，2017，26（9）：820–823.

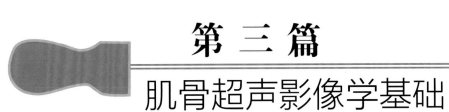

第三篇

肌骨超声影像学基础

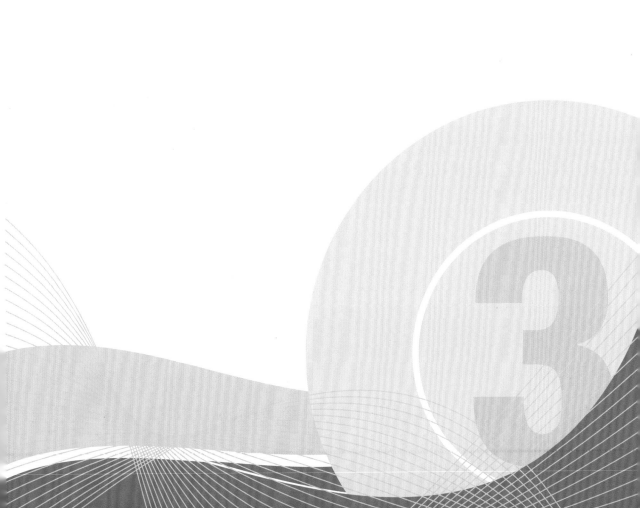

高频线阵探头的使用及改善、图像分辨率相关技术的发展，大大提高了超声成像评价肌骨系统的能力。这些技术包括超高近场分辨率、电子聚焦和高频探头（5～15 MHz），在扫查肌腱和肌肉时显得尤为重要。因为肌肉和肌腱位置表浅且内部结构具有独特的声学特征，与过去的超声成像技术相比，实时超声成像增加了扫查的灵活性，便于多断面成像。彩色多普勒超声因具有较高的血流灵敏度，能够显示各种炎症、肿瘤及外伤等导致的血流变化。与 CT、MRI 相比，超声检查对骨关节和软组织成像在某种程度上存在不足，但能够提供相当丰富的诊断信息，可以动态检查和实时观察软组织，还具有安全、舒适、经济及省时等优点。

第六章　肌骨超声检查基础

第一节　肌骨超声常用仪器与使用

一、仪器与检查方法

1. 仪器

中高档彩色超声仪具有较好的浅表器官分辨率和一定的穿透力，使用频率为 7 ~ 10 MHz 的线阵探头，必要时辅以 3.5 MHz 的探头。

2. 检查方法

一般采用直接扫查法，即将探头直接置于涂有耦合剂的探查部位，对于特别表浅的部位应用间接扫查法（即加用水囊）。对表浅部位进行检查时，需要一个水囊或者专用分隔衬垫，这可以使浅表器官的筋膜、肌肉和肌腱连接处显示最佳，否则筋膜的缺陷、肌疝和肌肉表面的撕裂可能会漏诊。目前有 2 个新技术应用于肌骨超声，即三维超声和宽景成像技术。三维超声与 MRI、CT 无太大区别。宽景成像是用超声来显示肌肉、肌腱的最好方法，且更易被初学者接受（图 6-1-1）。

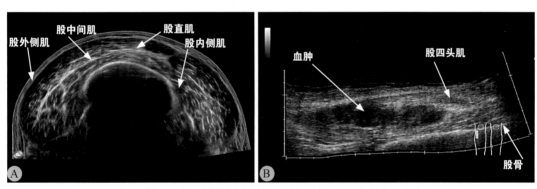

A. 正常股四头肌短轴宽景成像；B. 股四头肌浅层血肿宽景成像

图6-1-1　股四头肌宽景成像

二、超声检查技术

1. 超声触诊

与胸痛和腹痛不同，由于肌肉损伤引起的疼痛常定位明确，所以首先应寻找疼痛最明显的部位或外伤区域，这个技术被称为超声触诊。患者可以直接指出疼痛最明显的部位或提醒医师在皮肤上标记出疼痛区，然后用探头以一般的压力对标记区进行系统检查，检查时注意用力的程度应尽可能一致。

2. 动态检查

肌肉和肌腱是动态结构，所以不能只进行静态显像检查，且超声可以进行动态条件下的肌肉和肌腱检查。肌肉是根据位置起点、附着点和功能进行辨别的，这在超声检查中很容易确定。肌腱是根据肌肉与其相沿续的肌腱来判断的，如与肱三头肌相连续的是肱三头肌腱，与股四头肌相连续的是股四头肌腱等。超声检查开始时，探头放置方向与肌肉长轴一致，确定异常区域后，在肌肉放松和等容收缩时分别成像，然后探头转动90°，重复上述过程。

3. 对比检查

初学者在经验不足时，首先应观察健侧，然后冻结图像，用另外一幅观察同样部位、同样压力状态下的图像，这种对比观察无症状侧使异常部位的检查更容易。

第二节　肌骨超声常用探头与成像模式

一、超声探头种类

在各种超声诊断仪器中，发出和接收超声波的器件是超声探头。大多数超声诊断仪器中的探头既向人体内发射超声波，又接收体内反射和散射回来的声波。发射时探头把电能转换成声能，接收时又把声能转换为电能，因此探头又称为超声换能器。探头的核心是以压电材料制成的压电晶片。压电材料具有压电效应，当其受到外力作用发生形变时，表面会产生电压和自由电荷，对其施加电场时，也会产生应力，发生形变。超声诊断常用的压电材料是压电陶瓷。压电片的表面镀有电极，引出导线，与仪器中的发射和接收电路连接。当发射电路发出电信号激励压电片时，压电片发生振动，同时向介质发出超声波，由介质传播回来的超声波带动压电片振动，在电极上产生电信号，进入接收电路放大处理。

为了能够成像，仪器产生的声束必须在人体内部扫描，而实现声束扫描的技术有2种，即机械扫描和电子扫描。

1. 机械扫描探头和聚焦

机械扫描通常使用一个或几个聚焦单探头，用机械的方法如发动机带动，使其摆动或旋转，探头发出的声束在成像区域扫描。仪器工作时，一方面记录探头的方向，同时接收回波，两者结合，得到各个位置的回波，处理后成像。为了使探头运动时能保持和人体的耦合，常把探头装在一个充满液体的小盒子里，探头发出的扫描声束经过液体、透过静止的盒壁与人体耦合。机械扫描的聚焦探头有许多优点，其电路部分比较简单，横向分辨率在顺着扫描的方向和垂直于扫描的方向（有时称为侧向）是一样的。同时，机械扫描也有一些缺点：①机械运动部分影响了使用寿命；②机械驱动的方式不如电子扫描灵活；③扫描速度慢，不能满足彩色多普勒超声血流的扫描。

2. 电子扫描探头和电子聚焦

电子聚焦和扫描用于阵列探头，下面以常用的线阵探头为例说明其结构和工作原理。

动态情况。采用超声多普勒技术，根据血流动力学理论，对血管中的血流做出直观、迅速及准确地显示，在临床中得到广泛的应用。多功能超声设备使用同一探头既可以得到 B 型超声扫描的灰阶声像图，又可以得到图像中任意取样点的多普勒信息，将 B 型超声显示和多普勒技术相结合，避免了单纯使用多普勒超声的盲目取样问题，从而可以获得确切部位的血流运动信息，使多普勒诊断更为准确。超声信号经过探头发射和接收后，对接收的回波信号进行正交解调得到解析的回声多普勒信号。尽管组织或器官回波信号的幅度远远大于血流回波信号的幅度，但其多普勒频移较血流信号低，所以可通过一个具有一定高通特性的壁滤波器进行滤波。像素的色彩与血流速度参数的关系在一般系统中是这样规定的：正向血流方向表示朝向探头的血流，反之就是负向血流；正向速度值采用红色像素分量，负向速度值采用蓝色像素分量，而速度的方差值为绿色分量。如果血流的速度恒定，则没有绿色分量，红色的程度越亮表示血流的速度越快，蓝色的程度越亮表示血流的速度越慢；当血流中有湍流时，绿色分量的加入使血流图五彩缤纷。图像的一侧采用彩色标尺来表示血流速度，进一步得到定量的描述，这就是彩色多普勒血流成像系统的基本工作原理。实际上，不可能获得空间区域上的连续信号，只能通过脉射和空间采样获得空间采样序列。自相关算法则利用空间某点的 N 个回波采样值，比较该点回声信号的相位差来计算信号的平均频率和方差。

第四节　临床超声显像与伪像

一、超声显像

超声诊断采用的描述性术语相对简洁，病变分为囊性和实性 2 类。囊性结构代表含液性的肿物（如肾囊肿、胰腺假性囊肿），或正常器官（如膀胱等）。囊性肿物或器官，如果内容物不含其他杂质则表现为无回声；含杂质的液体通常是感染或出血后改变，一般表现为无回声或低回声，有时也伴有分隔形成或出现结节样软组织影。由于液性结构不能阻挡声波透射，因此会在液性区域的后方出现很强的回声累积，称为后方回声增强。实性器官大部分表现为中等回声，如肝、脾和甲状腺。实性肿物如新生物和感染性肿物的内部回声表现复杂，可以同时含有囊性和实性成分，这通常是组织坏死、出血或炎性残渣，病变本身是囊性还是实性可以根据物理相关知识来确定。

气体和骨因可以反射大部分的声能而阻碍了超声成像，因此胸腔大部分脏器都无法显像。同样，肠气有时也会影响腹腔和腹膜后脏器的显像。

超声在初期主要用来鉴别发现的肿物是囊性还是实性。尽管这一应用目前仍是超声诊断的一项重要工作，但囊实性鉴别只是超声组织定征的一个方面，通过对病变灰阶类型的分析有时可做出组织学判断，如脂肪一般为偏强回声。另外，淋巴瘤和某些神经源性肿瘤，尽管理论上是实性肿瘤，但超声表现却是极低回声，酷似囊肿。尽管超声组织定征的实验工作已有多年，但仍没有确切可靠的超声测量数据与相应的特征组织相对应。

超声成像可用于检查多种结构，在肌骨系统中最常用于评价肌腱病变。超声在评价肌腱时应强调各向异性（anisotropy）。肌腱由致密结缔组织构成，周围包绕着疏松的排列成束状的结缔组织，这些结缔组织互相呈线状平行排列。灰阶超声被这些结构反射后成像即表现为典型的各向异性：当线阵探头垂直肌腱扫描时，肌腱表现为强回声，而当扫描角度减少2º～7º时，肌腱表现为与肌肉相等的回声，而且随着扫描角度的进一步减小，肌腱的回声会越来越低。这一现象正是超声检查一些弧形肌腱如棘上韧带、腓侧韧带困难的原因。

超声检查无创、无痛苦、廉价、高效，没有放射性造影剂带来的风险。就目前已知的超声在临床应用的能量和频率，超声脉冲对机体或生殖细胞不会产生有害效应。超声成像特别适用于系列随诊检查，以判断特定治疗区域的变化情况。由于超声成像可以对病变做出三维定位，因此可以用来引导经皮引流、活检及确定放射治疗通道。

二、超声伪像

超声伪像是指超声显示的断层图像与其相应的解剖断面图像之间存在的差异。伪像表现为声像图中回声信息特殊的增加、减少或失真。伪像在声像图中是普遍存在的，任何声像图上都会存在一定的伪像，任何先进的超声诊断仪均无例外。与其他现代影像技术（CT、MRI等）相比，超声伪像更为多见。

（一）伪像产生的原因

伪像是由超声的物理特性决定的，即超声在传导过程中与人体介质相互作用（反射、折射、散射、绕射、衰减等）的结果。实际上，超声成像需要利用一些伪像产生实性、含液、含气等不同器官的声像图。在超声仪器的设计中还有不完全符合实际的假设：①发射声束呈理想的"直线传播"，反射体的空间位置由初始发射声束的直线方向和偏转角决定；②人体各种组织（介质）声衰减系数相同，均与肝、脾、肌肉等软组织相似，一律用距离增益补偿（DCG）调节，即按软组织平均衰减系数 [1 dB/（cm•MHz）] 人为地加以补偿，连几乎无衰减的液体也无法例外；③组织的平均声速为 1540 m/s，假设所有软组织的声速是相同的，连骨组织也不例外。识别超声伪像的意义：①更科学地解释声像图；②避免伪像可能引起的误诊或漏诊；③利用某些特征性的伪像帮助诊断和鉴别诊断，从而提高诊断水平。

（二）灰阶声像图伪像

二维灰阶声像图伪像产生的原因和种类有：①反射和折射可造成混响、镜面反射、各向异性、侧边声影、回声失落、棱镜等伪像；②衰减可产生衰减声影、后方回声增强（与软组织衰减系数差别过大）等伪像；③断层厚度（扫描厚度）可产生部分容积效应伪像；④近场盲区伪像、远场（聚焦区外）图像分辨率降低所致伪像、聚焦区回声增强伪像；

⑤旁瓣效应；⑥实际组织声速与仪器设定的平均软组织声速 1540 m/s 差别过大所致伪像和超声测量误差；⑦仪器和探头的品质（相控阵探头的图像质量相对较差，如近场盲区伪像、聚焦区增强伪像等）；⑧操作者技术因素，时间增益补偿（TGC）、DCG、聚伪调节不当、声像图测量方法不规范等。

（三）常见伪像

1. 声影

扫描声束遇到声衰减程度很高的物质如骨骼、结石、瘢痕，声束完全被遮挡时，在其后方出现条带状回声——边界清晰的声影（图6-4-1）。边缘模糊的声影常是胸膜——肺气体反射伪像或"彗星尾"征后方的伴随现象。

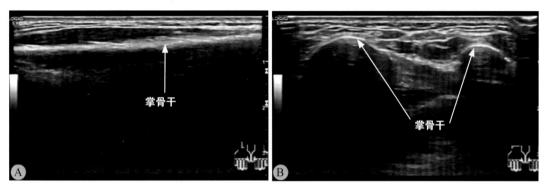

A. 长轴显示掌骨；B. 短轴显示掌骨

图6-4-1　正常骨声像图

2. 后方回声增强

当声束通过胆囊、充盈的膀胱、囊肿等衰减甚少的器官或病变时，其后方回声增强（图 6-4-2），这是 DCG 对于几乎无衰减的液体仍在起作用的结果。显著的后方回声增强通常可以用来鉴别液性与实性病变。

3. 各向异性、侧边声影和"回声失落"

在肌骨系统的超声检查中，各向异性伪像多见于肌腱、韧带、神经和肌肉组织。由于声束不能同时保持与肌腱各部分纤维呈垂直方向，从而形成肌腱的回声强弱不同，甚至呈低或无回声（图 6-4-3）。解决或改善的办法为：改变探头方向、调整声束入射角或采用先进的实时复合扫描。声束通过囊肿边缘或肾上下极侧边时，由于入射角超过临界角而产生侧边声影或"回声失落"。"回声失落"极为常见，这使右侧膈顶部、肝静脉管壁及胎儿脐血管难以完整显示，也使细小的血管和主胰管的横断面呈小"="而非小圆形。超声引导穿刺时，临床会遇到针干或导管显示不清的困扰，皆因声束未能垂直入射界面。

4. 镜面伪像

沿右肋缘自下向上扫查右肝和横膈时，遇到声阻抗差很大的膈-肺界面，可能发生镜面伪像，也称多途径反射伪像。通常在声像图上，膈下出现肝实质回声（实像），膈上也会出现对称性的均匀的"肝实质回声"（虚像或伪像）。若膈下的肝内有一肿瘤或囊肿回声（实像），膈上对称部位也会出现一个相应的肿瘤或囊肿回声（虚像或伪像）。在声像图上，伪像总是位于实像深方，由"多重反射"造成。

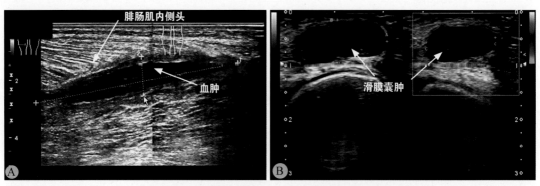

A. 腓肠肌内侧头撕裂血肿后方声影；B. 滑膜囊肿后方回声增强

图6-4-2　血肿、囊肿后方回声增强声像图

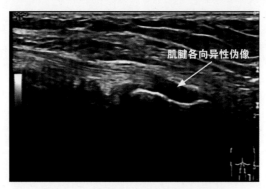

图6-4-3　肌腱各向异性伪像声像图

5. 棱镜伪像

棱镜伪像常在腹部靠近正中线横断面扫查时（腹直肌横断）出现，如早孕子宫在下腹部横断扫查时，宫内的单胎囊可能出现重复胎囊伪像，切勿误诊为"双胎妊娠"。将探头方向改为矢状面，上述"双胎囊"伪像就会消失。

6. 散射体伪像

肥胖患者在经腹壁超声检查时，内脏结构（如胰腺和深部大血管）的图像常模糊不清，表现为迷雾般大量细点状回声，这是声束通过厚层胸腹壁皮下脂肪等软组织致散射体大量散射的缘故。利用组织谐波成像技术可以使图像适当改善。

7. 声速失真

声速失真系声速差别过大所致的失真伪像。超声诊断仪显示屏上的厘米标志（电子尺），是按人体平均软组织声速 1540 m/s 来设定的。对肝、脾、子宫等进行测量时通常不会产生明显的误差，但对声速过低的组织，如大的脂肪瘤就会表现出前后径线测值过大。对声速很高的组织如胎儿股骨，在测量长径时必须注意正确的超声测量技术使声束垂直于胎儿股骨，不可使声束平行穿过股骨长轴，否则会引起测值过小。

（四）彩色多普勒超声伪像

多普勒血流显示的主要方式有彩色多普勒超声成像和多普勒频谱图两种。前者为多普勒频移的彩色编码显示，后者为多普勒频移的时间变化曲线显示。尽管它们在灰阶声像图的基础上增添了丰富且有用的诊断信息，但多普勒频移波是微弱的超声散射波，无论是彩色多普勒还是频谱多普勒，多普勒超声伪像也很多见。临床医师应认识多普勒超声检查，正确解释、判断和评价多普勒超声显像，学会减少多普勒伪像的应对方法，避免误诊，甚至有可能利用某些伪像获取诊断信息。

1. 多普勒超声伪像的识别

从事多普勒超声诊断的超声工作者应当首先学习并掌握多普勒超声临床应用的基础知识，还应熟悉仪器、探头及相关的各种调节功能和操作，以理解和掌握多普勒超声伪像的表现及相应的处理方法。此外，多普勒超声技术受所用设备条件如灵敏度等因素的限制，也颇受医师技术操作的影响，这也是产生伪像的原因。

2. 多普勒超声伪像的分类

常规彩色多普勒超声伪像是多种多样的，目前可分为以下几类。

（1）有血流，但彩色信号过少或缺失：多普勒超声衰减伪像非常多见，表现为彩色信号分布不均，即"浅表血供多，深方少血供或无血供"；深部器官血流如肾实质、股深静脉较难显示；检查条件设置不当，如多普勒增益过小；聚焦不当；滤波设置过高；声束与血流方向近乎垂直，测低速血流时不适当地采用低频探头；仪器、探头本身有缺陷；彩色多普勒超声的灵敏度过低等。

（2）有血流，但彩色信号过多：检查条件设置不当，如多普勒增益过高（"彩色外溢"，滤波设置过低）；仪器因素，多普勒血流信号空间分辨率差，表现为彩点粗大外溢；使用超声造影剂造成"彩色外溢"等。

（3）无血流，但有彩色信号：滤波设置过低；多普勒增益过高；镜面伪像；闪烁伪像；心脏搏动、呼吸、大血管搏动、肠蠕动、组织震颤；高速血流、患者发声振动引起组织"马赛克"征；快闪伪像出现在尿路结石、前列腺结石、胆囊壁内结晶或微小结石等病灶处；输尿管口喷尿；"火苗"征；血流呈蓝色的"落雪"状，见于微混浊的液体等。

（4）血流方向或速度，彩色混叠：脉冲重复频率（pulse repetiton frequency，PRF）过低，测高速血流时采用高频探头或提高多普勒频率；方向翻转键设置不当或探头倒置；血管走行自然弯曲等。

3. 多普勒超声伪像的影响因素

（1）衰减和穿透力——频率与距离因素：多普勒频移来自微弱的红细胞背向散射。多普勒超声的频率越高，通过组织衰减越多。因此，往往表浅的器官组织血流易于显示，较深部位且器官组织内较少血流的多无法显示。这就容易产生"浅部多血供（血管），深部少血供（少血管）或无血供（无血管）"的多普勒超声伪像。

这种多普勒超声衰减伪像十分常见且不能根本解决，但有可能加以改善，主要方法为：①选用频率偏低的探头；②适当降低多普勒超声频率（通常高档彩色超声诊断仪器才有此调节钮）；③检查聚焦是否适当；④利用超声造影剂检验是否为真正无血供或少血供。

（2）频率滤波调节（壁滤波器）：滤波频率过高容易将低速血流信号滤掉，若过分降低滤波频率，则噪声信号会干扰图像显示。

（3）PRF 的调节与混叠现象：采用脉冲多普勒超声测量血流速度（频移）受 PRF 的限制。为了准确显示频移（f_{d}）的大小和方向，PRF 必须大于 f_{d} 的 2 倍，即 $f_{\mathrm{d}} < 1/2$ PRF。1/2 PRF 亦称为尼奎斯特（Nyquist）频率极限。超过此极限就会产生血流方向倒错表达——混叠现象（亦称彩色镶嵌）。

1）过分降低 PRF 可以造成人为混叠，而非代表真正的异常高速湍流。检测心脏及周身各部位动静脉血流时，必须使用适当的 PRF。

2）测量乳腺等浅表器官病变的低速血流，宜采用较高频率的探头（7 ~ 12 MHz），若出现高速血流，容易出现彩色混叠，可适当提高 PRF。如果测量心、肾等部位的血流，宜选用 2 ~ 3.5 MHz 的探头。

3）多普勒取样角度：频谱和常规彩色多普勒超声成像（速度显示）取决于多普勒取样角度，即声束与血流方向（血管）的入射角度，亦称角度依赖性。探头声束与血流方向呈 90º 时，$\cos\theta=0$，频谱和彩色多普勒超声均无血流信号显示，即使大血管（如主动脉）也不例外，通常至少应将角度调整在 60º 以下。频谱多普勒测速时若角 $\theta=0º$，则频移最高；若角 $\theta=60º$，频移降低 50%。由此可见，多普勒技术对于测定血流速度、调整取样线与血流夹角极为重要。角 θ 宜 ≤ 30º，否则可以产生严重伪差（通常是血流速度测值过低或流速测量的可重复性差）。常规彩色多普勒超声显示的角度依赖性较大，易产生血管内"无血流"伪像。采用 PDI 可以显著改善。

4）使频谱增宽的人为因素：①过多加大仪器增益或改变灰阶动态范围，可能使频谱增宽；②取样容积过大，导致频谱增宽；③取样容积太靠近血管壁。

5）取样容积的大小：取样容积过大时，容易带来血管壁运动产生的噪声信号；取样容积过小时，所测的多普勒血流信号如大血管血流速度的代表性较差，因为靠近管壁的血流速度偏低而血管中央的流速最高。

6）彩色取样框的设置：彩色取样框的设置，即"感兴趣区"不宜过大，因为过大会使彩色血流信号的敏感度降低而无法显示正常或异常血流，必要时可以采用使小取样框移动搜查的方法，以了解较大范围内血流信号分布及其特点。

7）彩色血流信号"外溢"的伪像：由于多普勒增益过高或 PRF 设置过低，常引起彩色多普勒血流信号从血管腔内"外溢"的伪像。不少仪器"彩色"键具有彩色优先的按钮以提高彩色血流信号的敏感度，可使灰阶超声看不到的微细血管显示血流。尽管这些仪器的敏感度很高，但其空间分辨率较差，使细小的动静脉血管在显示时，都失真地变成粗大的彩色血流信号，即"彩色外溢"伪像。因此，血管径线的测量应以血管的灰阶声像图为依据。如果声像图上未能清楚显示细小的肝动脉、脾动脉、视网膜中央动静脉、肿瘤滋养血管、精索静脉时，即使彩色多普勒超声清楚显示出这些血管及其血流，进行径线的测量和血流定量测定均是不可靠的。适当降低多普勒增益并正确设置 PRF，可以减少"彩色外溢"伪像。然而，由于一些仪器条件的限制，时常会有困难。

8）彩色多普勒镜面伪像及对称性频谱伪像：彩色多普勒镜面伪像比较常见，其产生条件与声像图镜面伪像产生条件相似，即高反射性镜面的存在。当精索静脉曲张患者做彩色多普勒超声结合 Valsalva 试验时，容易在阴囊壁的上方和下方出现对称性的彩色血流信号。频谱多普勒基线上方如果出现正向血流频谱，基线下方呈现其"倒影"图形，即在基线上下呈完全对称或不完全对称的图形。镜面伪像多见于入射声束与血流夹角过大或近乎垂直时，可用声束较宽，同时接收正向和反向血流信号加以解释。

9）多普勒的闪烁伪像：机械性运动，如心脏、大血管搏动与呼吸运动，可使得相邻的器官（如肝左叶、肾等）图像产生杂乱的搏动性彩色信号干扰。此时，肝左叶内的肿瘤血管、肝左静脉和门静脉的分支及肾内血管均难以显示和检测，消除此类伪像相当困难。少数高档数字化彩色超声诊断仪由于采取特殊处理技术，可使闪烁伪像减少到最低程度，利用组织谐波成像技术也可望消除部分闪烁伪像，这是谐波成像的组织特异性超过了机械运动的原因。

10）彩色多普勒快闪伪像：为最近几年国内外学者比较关注的伪像，与前述机械性闪烁伪像完全不同，多见于表面有结晶的不光滑的尿路结石，彩色信号位于结石回声的表面及声影内。快闪伪像对进一步识别肾、输尿管等结石，判别其性质可能有较大的帮助。

11）声学造影与多普勒超声伪像：静脉注射新型声学造影剂，可以使器官组织的频谱多普勒幅度和彩色多普勒超声的信号显著增强。频移由于散射强度增加表现为频谱多普勒的波幅增加。然而，波幅增加或血流信号的增强并非代表血流速度的真正增加或血流灌注的实际增长。另外，如心肌造影表现为近场血流信号较强而远场信号较弱，不应造成"浅表心肌血供正常而深部心肌供血不足"的误解。有时甚至在深部组织出现明显的声影伪像。此外，由于微气泡在高机械指数超声作用下的破裂，还会产生多普勒血流频谱图的不规则噪声信号和彩色多普勒超声的"开花"伪像。谐波造影及其时相改变（动脉期、静脉期和实质期）在临床上有着广泛的用途和发展前景，可减少超声伪像，还可发现更小的肿瘤、鉴别肿物性质及了解心肌灌注等。

第五节　四肢关节超声常用检查手法及正常声像图

一、肩部超声检查手法及正常声像图

患者取坐位，暴露肩部，面向医师，双手自然下垂，结节间沟处见肱二头肌长头腱及肩胛下肌腱，三角肌与肱骨头之间可探及冈上肌，探头移动并配合上肢旋转可显示冈上肌腱、冈下肌腱及小圆肌腱。

1. 肱二头肌长头腱扫查

患者取坐位肘屈 90°，手心朝上，探头横置于大小结节之间横切（图 6-5-1），显示肱二头肌长头腱短轴。

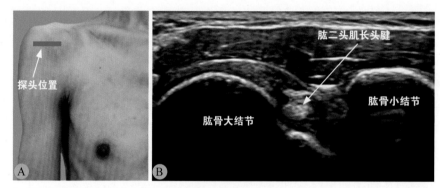

A. 肱二头肌长头腱短轴切面扫查体位及探头位置；B. 肱二头肌长头腱短轴切面声像图

图6-5-1　肱二头肌长头腱扫查

2. 肩胛下肌腱扫查

患者取坐位，肘屈 90°，肘部紧贴外侧胸壁，手臂外旋，探头置于小结节内侧横切（图 6-5-2），显示肩胛下肌腱长轴及其附着处。

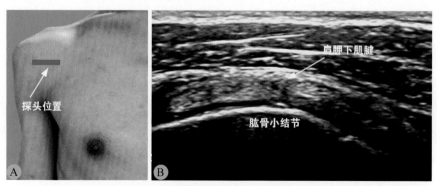

A. 肩胛下肌腱长轴切面扫查体位及探头位置；B. 肩胛下肌腱长轴切面声像图

图6-5-2　肩胛下肌腱长轴切面扫查

3.冈上肌腱扫查

患者取坐位，上肢置于身后，屈肘，手掌贴于髂嵴上缘，在上述显示肱二头肌长头腱短轴的基础上，探头向后外侧移动，即可显示冈上肌腱短轴（图6-5-3）；探头旋转90°，显示冈上肌腱长轴（图6-5-4）。

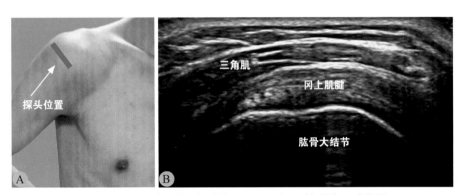

A.冈上肌腱短轴切面扫查体位及探头位置；B.冈上肌腱短轴切面声像图

图6-5-3　冈上肌腱短轴切面扫查

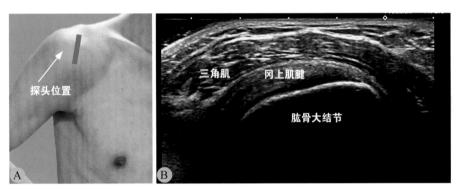

A.冈上肌腱长轴切面扫查体位及探头位置；B.冈上肌腱长轴切面声像图

图6-5-4　冈上肌腱长轴切面扫查

4.冈下肌腱及小圆肌腱扫查

患者背对检查者而坐，手自胸前置于对侧肩部，以肩胛冈为体表标志，探头置于冈下窝纵切，显示冈下肌；探头向下移动，显示小圆肌肌腹长轴（图6-5-5）。

二、肘部超声检查手法及正常声像图

患者取坐位，面向医师，将上肢放在检查桌或检查床上。

1.肘前方扫查

长轴扫查依次可见肱骨、肱肌、肱二头肌、肱动脉、正中神经及肌皮神经，近内侧可见滑车、透明软骨、肱肌、冠状窝及脂肪垫，近外侧可见桡骨结节、肱二头肌腱、旋后肌、旋前肌及桡骨小头；短轴扫查显示尺骨、桡骨、旋后肌、肘肌及尺侧屈腕肌（图6-5-6）。

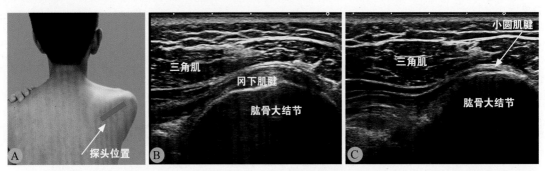

A.冈下肌腱及小圆肌腱长轴切面扫查体位及探头位置；B.冈下肌腱长轴切面声像图；C.小圆肌腱长轴切面声像图

图6-5-5　冈下肌腱及小圆肌腱长轴切面扫查

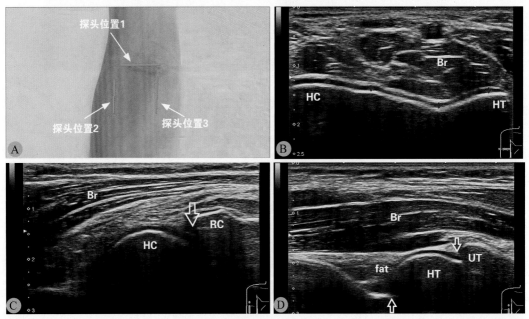

A. 肘前方扫查体位及探头位置（位置1为肱骨远端关节端横切面，位置2为桡侧纵切面，位置3为尺侧纵切面）；B. 肱骨远端关节横切面声像图（星号：关节软骨；Br：肱肌；HC：肱骨小头；HT：肱骨滑车）；C. 肘前区桡侧纵切面声像图（HC：肱骨小头；RC：桡骨小头；箭头：肱桡关节Br：肱肌）；D. 肘前区尺侧纵切面声像图（HT：肱骨滑车；UT：尺骨滑车；Br：肱肌；fat：脂肪垫；上箭头：冠状突；下箭头：肱尺关节）

图6-5-6　肘前方扫查

2. 肘后方扫查

患者屈肘90°，并将手掌撑于检查床上，探头以尺骨鹰嘴为体表标志，平行上臂做纵切，尺骨鹰嘴呈弧形强回声，表面光滑，肱三头肌腱附着于鹰嘴，为高回声结构，附着端呈"鸟嘴"样，肌腱内部可见平行排列的肌腱纤维，近端与肌纤维延续（图6-5-7）。

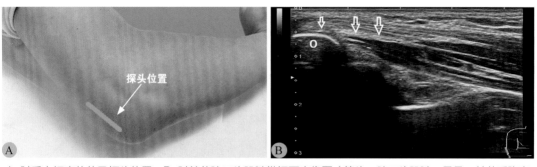

A. 肘后方扫查体位及探头位置；B. 肘关节肱三头肌腱纵切面声像图（箭头：肱三头肌腱；星号：关节后隐窝；O：鹰嘴）

图6-5-7　肘后方扫查

三、手腕部超声检查手法及正常声像图

手腕部有桡腕关节、腕骨间关节和腕掌关节等，腕骨有8块，近侧列腕骨由桡侧向尺侧分别为舟骨、月骨、三角骨、豌豆骨，远侧列腕骨为大多角骨、小多角骨、头状骨、钩骨。腕关节又称桡腕关节，桡腕关节近端凹状关节面由桡骨关节面和尺骨头下方的三角纤维软骨关节盘构成，远端凸状关节面由舟骨、月骨和三角骨的关节面共同构成，腕骨间关节为腕骨之间的微动关节。腕掌关节由远侧列腕骨与5个掌骨底构成。

1. 手腕掌侧面扫查

患者手掌向上平放于检查床上，探头横切显示腕管近端和远端切面，主要检查腕管结构。腕骨形成腕管的底部及侧壁，屈肌支持带（腕横韧带）构成腕管顶部，腕管近端屈肌支持带桡侧附着于舟状骨，尺侧附着于豌豆骨；舟骨、月骨、三角骨和豌豆骨构成腕管的骨性底部及侧壁；腕管远端屈肌支持带桡侧附着于大多角骨，尺侧附着于钩骨；大多角骨、小多角骨、头状骨、钩骨构成腕管的骨性底部及侧壁。屈肌支持带横切面声像图显示为略呈弧形的薄层强回声带，正中神经在腕管内位置最表浅，紧贴于屈肌支持带深方。正中神经纵切面声像图特征与肌腱相似，但回声较低，横切面呈椭圆形，可显示神经内部呈细密的筛孔状低回声，为神经束，周边线状高回声为神经束膜。正中神经外侧为拇长屈肌腱，正中神经深侧为4条指浅屈肌腱和4条指深屈肌腱，肌腱纵切面呈纤维束状高回声结构，肌腱横切面为卵圆形，其内呈密集细点状高回声。主动或被动屈伸手指时，可见肌腱的实时滑动。手掌部指浅屈肌腱位于指深屈肌腱浅侧，掌指关节位置指浅屈肌腱逐渐变扁平，在近节指骨底部指浅屈肌腱开始逐渐分为两束，围绕指深屈肌腱的侧方转至其背侧，两束彼此交叉至对侧，最后止于中节指骨底。拇长屈肌腱被桡侧滑囊包裹，其他肌腱被尺侧滑囊包裹。手腕部掌侧尺神经与尺动脉、尺静脉伴行，走行于尺侧腕屈肌腱的桡侧、腕横韧带浅处的Guyon管内（图6-5-8）。

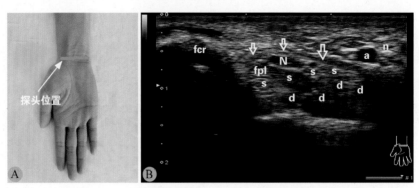

A. 近端腕管扫查体位及探头位置；B. 近端腕管、尺神经及尺动脉声像图（箭头：屈肌支持带；fcr：桡侧腕屈肌腱；fpl：拇长屈肌腱；N：正中神经；s：第2~5指浅屈肌腱；d：第2~5指深屈肌腱；a：尺动脉；n：尺神经）

图6-5-8　正常近端腕管扫查

2. 手腕背侧面扫查

患者手背向上平放于检查床上，探头横切显示腕背切面。腕关节背侧由伸肌支持带发出分隔，形成6个腔室（骨纤维管道）供不同伸肌腱通过，每个腔室内都有一个腱鞘包绕其内的一个或多个肌腱，由于6个腔室不在同一平面，需从桡侧至尺侧依次扫查腕部6个腔室及腔室内的伸肌腱。以桡骨下端的背侧结节（lister结节）为超声解剖学标志，背侧结节浅方为拇长伸肌腱，从其内侧向尺骨端依次为示指伸肌腱、指伸肌腱、小指伸肌腱（通常位于尺桡关节浅方）、尺侧腕伸肌腱，自背侧结节向桡侧依次有桡侧腕短伸肌腱、桡侧腕长伸肌腱、拇短伸肌腱和拇长展肌腱。由于骨纤维管不在同一平面，只能通过连续的超声断面，才能依次清楚显示其结构（图6-5-9）。

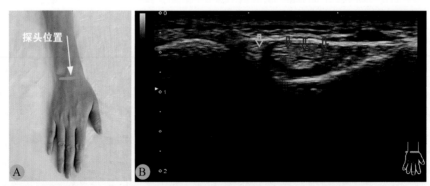

A. 手腕背侧面扫查体位及探头位置；B. 正常手腕背侧面声像图（黄箭头：小指伸肌腱；红箭头：示指及指总伸肌腱）

图6-5-9　正常手腕背侧面扫查

四、髋关节超声检查手法及正常声像图

髋关节由股骨头与髋臼构成，超声主要检查髋关节腔、髂腰肌肌腱及其滑囊、股骨大转子的肌腱及其周围的滑囊、坐骨结节。

1. 髋关节和髂腰肌扫查

患者取仰卧位，髋关节和膝关节伸直。将探头平行于股骨颈，斜矢状位扫查，此时可显示股骨颈的骨皮质强回声及覆盖于其上的薄关节囊回声。髂腰肌由髂肌和腰肌组成，经腹股沟韧带的深部出盆腔，经髋关节的前内侧止于股骨小转子。髂腰肌肌腱位于髋臼唇的前内侧，呈高回声，位于髂腰肌的后部（图6-5-10）。髂腰肌滑囊位于髂腰肌肌腱与髋关节的关节囊之间。

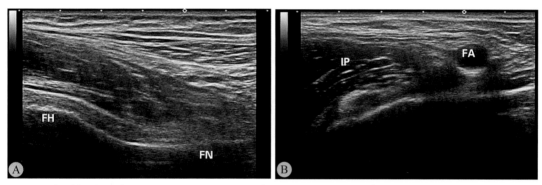

A. 髋关节声像图（FH：股骨头；FN：股骨颈）； B. 髂腰肌声像图（IP：髂腰肌；FA：股动脉）

图6-5-10　髋关节和髂腰肌扫查

2. 股骨大转子的肌腱及其周围的滑囊扫查

患者取侧卧位，腿伸直，患侧朝上。首先将探头横切放置在大转子上，显示股骨大转子的前骨面、外侧骨面，可见臀小肌腱附着在大转子前骨面，臀中肌腱附着在大转子外侧骨面和后上骨面。

3. 坐骨结节扫查

坐骨结节是臀后部超声检查的骨性标志结构，从体表触及。检查时，患者俯卧，腿和膝伸直。首先将探头放置在坐骨结节上，显示强回声的坐骨结节和其外侧的腘绳肌腱（图6-5-11），再向下追踪探查，可见由股二头肌长头肌腱和半腱肌腱形成的联合腱、半膜肌腱、坐骨神经形成的三角形结构。横切面检查结束后，探头旋转90°进行纵切面检查。

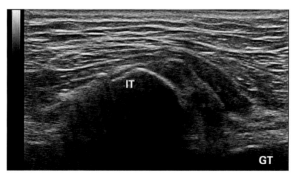

IT：坐骨结节； GT：股骨大转子

图6-5-11　坐骨结节扫查

五、膝关节超声检查手法及声像图

膝关节超声检查主要内容为股四头肌腱、髌上囊、髌腱、胫侧副韧带、腓侧副韧带、股二头肌腱、半膜肌-腓肠肌及半月板。

1. 股四头肌腱、髌上囊扫查

患者取仰卧位，膝关节屈曲 20°～30°，以髌骨作为体表标志，探头置于髌骨上方中线上显示股四头肌腱。股四头肌腱为边界清晰的纤维条带样强回声结构，位于皮下脂肪层深方，其远端附着于髌骨上缘。股四头肌腱深面为髌上脂肪垫，股骨的前方为股骨前脂肪垫，两者均为稍强回声。髌上囊位于股四头肌腱的髌上脂肪垫与股骨前脂肪垫之间正常时显示为薄的S形无回声。生理状态下可见髌上囊内有少量滑液，积液一般不超过5 mm（图6-5-12）。

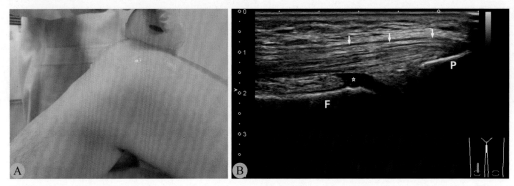

A. 股四头肌腱、髌上囊长轴检查体位及探头位置；B. 股四头肌腱、髌上囊长轴超声声像图（箭头：股四头肌腱；F：股骨；P：髌骨；☆：髌上囊）

图6-5-12　股四头肌腱、髌上囊长轴切面扫查

2. 髌腱扫查

患者取仰卧位，膝关节轻度屈曲 20°～30°。探头置于髌骨下端与胫骨之间，观察髌腱的长轴切面。正常髌腱纵断面呈典型的纤维条带样强回声，附着处增厚，髌骨端相对更为粗大，横断面为扁平强回声，边界清晰。髌腱远端深面和胫骨之间为髌下深囊，正常状态下可探及少量液体，超声表现为小的三角形无回声区（图 6-5-13）。

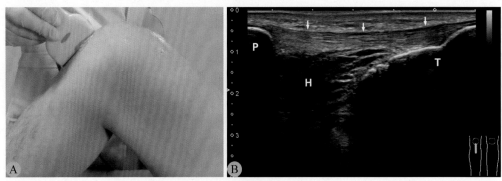

A. 髌腱长轴切面扫查体位及探头位置；B. 髌腱长轴切面声像图（箭头：髌腱；T：胫骨内侧髁；P：髌骨）

图6-5-13　髌腱长轴切面扫查

3.胫侧副韧带、内侧半月板及鹅足腱扫查

患者取仰卧位，膝关节屈曲20°～30°。探头纵切，上方置于股骨内上髁处，下方置于胫骨内侧髁处。胫侧副韧带上端附着于股骨内上髁，超声显示为3层结构：浅层为偏高回声的纤维层状结构，为胫侧副韧带的浅层；中间层为弱回声，为脂肪组织或胫侧副韧带滑囊；深层为偏高回声，为胫侧副韧带深层。胫侧副韧带在胫骨远端附着处，其浅侧可见鹅足腱的较小椭圆形结构，此时将探头上端向后旋转45°后，可显示鹅足腱长轴（图6-5-14）。内侧半月板冠状切面呈三角形强回声结构，尖端朝向关节腔，底部紧邻呈线状偏高回声的关节囊。

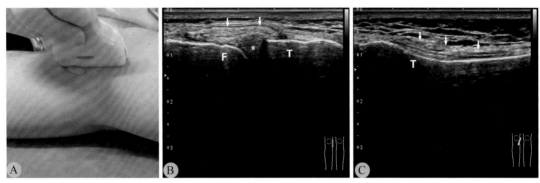

A.胫侧副韧带、内侧半月板及鹅足腱扫查体位及探头位置；B.胫侧副韧带声像图（箭头：胫侧副韧带；F：股骨内上髁；T：胫骨内侧髁；☆：内侧半月板）；C.鹅足腱声像图（箭头：鹅足腱长轴）

图6-5-14 胫侧副韧带、内侧半月板及鹅足腱扫查

4.腓侧副韧带扫查

腿内旋，膝关节保持屈曲20°～30°。检查时以腓骨头为解剖学标志，探头与股骨长轴约成45°，下缘放置于腓骨头，上缘向前旋转直至显示腓侧副韧带的长轴。腓侧副韧带超声表现为带状强回声，其远端腓骨头附着处稍增厚，回声欠均匀，与各向异性伪像有关。近端深面可见胭肌腱、髂胫束及滑囊（图6-5-15）。

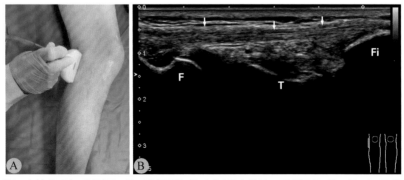

A.腓侧副韧带扫查体位及探头位置；B.腓侧副韧带声像图（箭头：腓侧副韧带；F：股骨外上髁；Fi：腓骨头）

图6-5-15 腓侧副韧带扫查

5.股二头肌腱扫查

患者俯卧，膝关节伸直。探头从腓骨头向上纵切，可清晰显示股二头肌腱及肌腹（图6-5-16）。

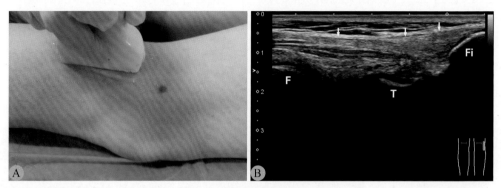

A.股二头肌腱扫查体位及探头位置；B.股二头肌腱声像图（箭头：股二头肌腱；F：股骨外侧髁；T：胫骨外侧髁；Fi：腓骨头

图6-5-16　股二头肌腱正常超声扫查

六、足踝部超声检查手法及正常声像图

1.踝关节前侧扫查

探头横切置于踝前部，显示从内至外的胫骨前肌、踇长伸肌腱及趾长伸肌短轴切面，该切面还可显示足背动脉及其伴行的腓深神经、踝前部的伸肌支持带等。同时可观察踝前部胫距关节表面骨皮质软骨组织有无异常，关节滑膜有无增厚及关节腔有无积液等（图6-5-17）。在横切面基础上转动探头90°，观察各个肌腱、血管或神经长轴切面有无异常（图6-5-18）。

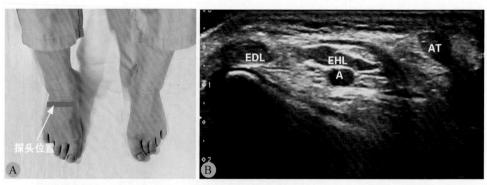

A. 踝前部短轴切面扫查体位及探头位置；B. 踝前部短轴切面声像图（AT：胫骨前肌；EHL：踇长伸肌腱；EDL：趾长伸肌腱）

图6-5-17　踝前部短轴切面扫查

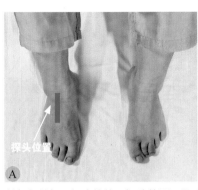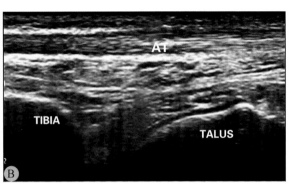

A. 踝前部长轴切面扫查体位及探头位置；B. 踝前部长轴切面声像图（TIBIA：胫骨；TALUS：距骨；AT：胫骨前肌肌腱）

图6-5-18 踝前部长轴切面扫查

2. 踝内侧扫查（内踝扫查）

探头置于内踝与跟骨之间，该切面上可观察到内踝部位所示的关节、骨皮质及软骨，从前至后可依次显示胫骨后肌腱、趾长屈肌腱及踇长屈肌腱短轴切面，同时可显示其伴行的胫后动静脉及神经（图6-5-19）。在该切面基础上旋转探头，分别沿上述结构进行纵断面扫查，可观察各结构的纵切面声像图表现（图6-5-20）。以内踝为起点，将探头另一端分别至于足舟骨、距骨及跟骨，可分别显示内侧副韧带为3个不连续的纤维条索回声。

3. 踝外侧部扫查（外踝扫查）

探头置于外踝下方斜纵切面扫查，显示腓骨长、短肌腱切断面声像图，同时该切面可显示外踝部位所示的关节、骨皮质及软骨（图6-5-21），在该切面基础上沿长、短肌腱纵断面走行扫查该肌腱的纵切面（图6-5-22）。将探头置于外踝及距骨前、跟骨及距骨后，可依次显示外侧副韧带，在外踝处沿腓骨长、短肌走行部位上下连续扫查还可显示腓骨肌上、下支持带。

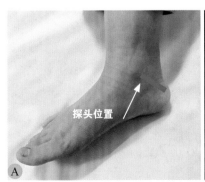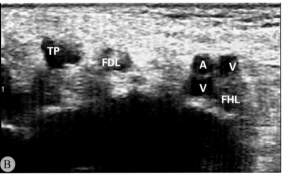

A. 内踝斜切断面扫查体位及探头位置；B. 内踝斜切断面声像图（TP：胫骨后肌腱；FDL：趾长屈肌腱；A/V：动脉和静脉；FHL：踇长屈肌腱）

图6-5-19 内踝斜切断面扫查

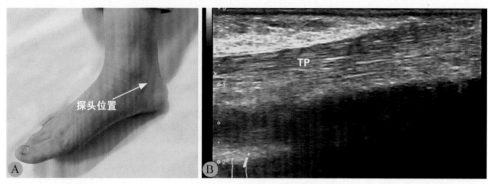

A. 内踝斜纵断面扫查体位及探头位置；B. 内踝斜纵断面声像图（TP：胫骨后肌肌腱）

图6-5-20　内踝斜纵断面扫查

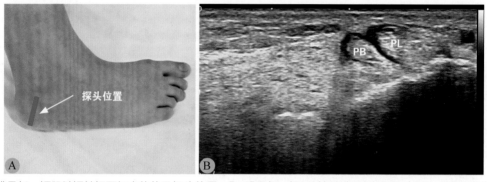

A. 腓骨长、短肌腱短轴切面扫查体位及探头位置；B. 腓骨长、短肌腱短轴切面声像图（PB：腓骨短肌腱；PL：腓骨长肌腱）

图6-5-21　腓骨长、短肌腱短轴切面扫查

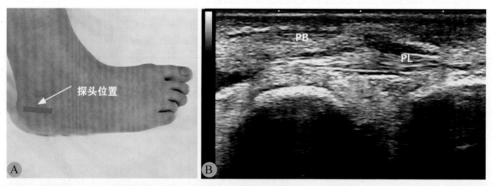

A. 腓骨长、短肌腱长轴切面扫查体位及探头位置；B. 腓骨长、短肌腱长轴切面正常声像图（PB：腓骨短肌腱；PL：腓骨长肌腱）

图6-5-22　腓骨长、短肌腱长轴切面扫查

4. 踝后部扫查

患者取俯卧位，踝前垫一小枕，探头纵断置于踝后部，显示跟腱及其跟骨附着处，可观察踝关节后隐窝、跟骨骨皮质及跟腱下滑囊（图6-5-23）。旋转探头90°观察跟腱短轴切面（图6-5-24）。

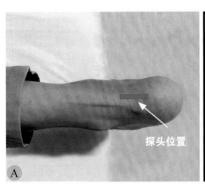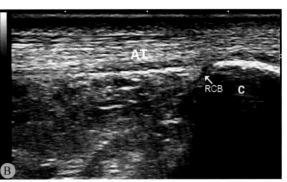

A. 跟腱长轴切面扫查体位及探头位置；B. 跟腱长轴切面正常声像图（AT：跟腱；RCB：跟腱下滑囊；C：跟骨）

图6-5-23　跟腱长轴切面扫查

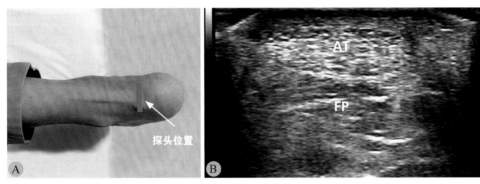

A. 跟腱短轴切面扫查体位及探头位置；B. 跟腱短轴切面正常声像图（AT：跟腱；FP：脂肪垫）

图6-5-24　跟腱短轴切面扫查

第六节　肌肉、肌腱、外周神经及骨骼正常声像图

一、肌肉的正常声像图

各个骨骼肌的纤维都由肌内膜包裹，肌纤维聚集成束状，被肌束膜包裹，肌内膜、肌束膜是由结缔组织、血管、神经及脂肪组织组成，整块肌肉周围致密的结缔组织鞘称为肌外膜，室筋膜可以把单块的肌肉或肌肉群分开。这些结构在超声上很容易观察到，肌束表现为低回声，肌束膜纤维脂肪隔看起来像强回声线把肌束分开。肌外膜、神经、筋膜、肌腱和脂肪相对于肌束显示为强回声，这些结构使肌肉的翼状结构更容易辨认。肌肉之间的脂肪层有助于肌肉的分开，在长轴切面，翼状结构很易辨认；在短轴切面，肌肉表现为斑点状结构（图 6-6-1）。

二、肌腱的正常声像图

肌腱由大量平行走行的胶原纤维肌束组成，胶原纤维肌束互相交织连接。因而肌腱在超声长轴表现为线样强回声与低回声间杂的束状结构，短轴呈圆形。肌腱周围或是滑囊鞘，

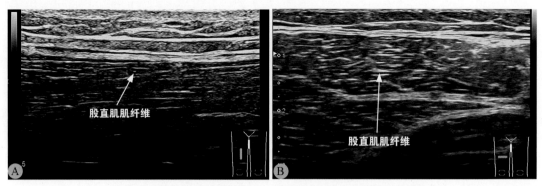

A. 长轴显示肌肉的束状结构；B. 短轴显示肌肉表现为斑点状结构

图6-6-1　股四头肌长轴和短轴正常声像图

或是一层厚厚的结缔组织（即腱鞘），腱鞘周围有一层稀薄的液体作为润滑剂，滑囊鞘的厚度通常不超过 2 mm（图 6-6-2）。正常的滑囊鞘内有稀薄的液体，超声表现为低回声的暗晕围绕着肌腱，在长轴切面表现为肌腱两侧线状无回声。没有滑囊鞘（腱鞘）的肌腱，有一较厚的结缔组织层紧紧围绕肌腱，结缔组织通过肌束使腱旁组织附着于肌腱上，血管和神经沿着这些纤维进入肌腱、疏松结缔组织，腱旁组织组成了腱纤维鞘，在声像图上，腱纤维鞘呈围绕肌腱的强反射线。肌腱的横切面是圆形（肱二头长头肌腱）、椭圆形（跟腱）或矩形（髌腱）。肌腱横切面轮廓经运动训练后可以改变，圆形的跟腱见于未训练的人，运动员的跟腱则趋于椭圆形。窄带状的纤维软骨把肌腱与骨连接在一起，即所谓肌腱附着是无血管结构的，超声表现为在肌腱远端的易于分辨的低回声区，在长轴切面表现为三角形，纤维软骨附着的低回声与体内其他部位软骨的超声表现类似。

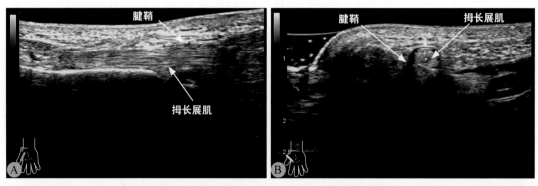

A. 长轴显示为线样强回声与低回声间杂的束状结构；B. 短轴显示为圆形稍强回声结构，外周有低回声腱鞘包绕

图6-6-2　拇长展肌腱长轴和短轴正常声像图

三、外周神经的正常声像图

外周神经超声首先要了解外周神经走行和重要的解剖标志。正常神经纵切面表现为内有纤维样回声的束样结构；横切面表现为圆形或椭圆形低回声（神经纤维），内见点状强

回声（神经束膜和鞘膜）（图6-6-3）。实时超声显示肢体运动时，肌腱为主动水平滑动，神经为被动牵拉滚动。

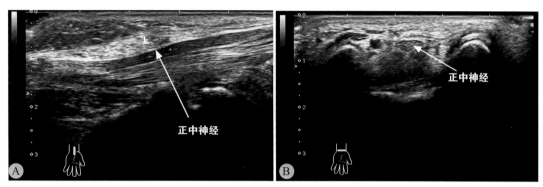

A. 长轴显示内有纤维样回声的束样结构；B. 短轴显示为圆形或椭圆形低回声，内见点状强回声

图6-6-3 腕管部位正中神经长轴和短轴正常声像图

四、骨的正常声像图

（一）正常骨超声表现

正常骨超声纵切面表现为平直、光滑强回声，后方伴声影；横切面表现为弧形或半月形强回声，伴声影（图 6-6-4）。

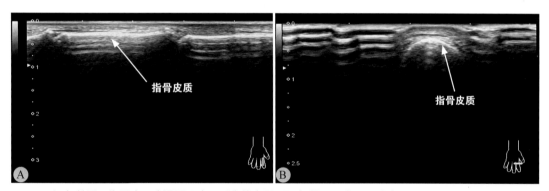

A. 长轴显示为平直、光滑强回声，后方伴声影；B. 短轴显示为弧形或半月形强回声，伴声影

图6-6-4 正常长骨长轴及短轴声像图

（二）常见异常骨超声表现

骨折：骨皮质连续性中断，可见移位，断端见低回声血肿（图 6-6-5）。

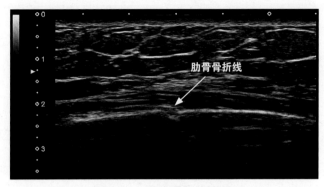

肋骨骨折线

图6-6-5　肋骨骨折声像图

（郭瑞君　李　硕）

第三篇　参考文献

[1] 张华斌，张武，崔立刚.强回声后的彩色多普勒快闪伪像的临床和实验研究 [J].中国超声医学杂志，2001，17（1）：10-13.

[2] LIN J，JACOBSON J A，FESSELL D P，et al. An illustrated tutorial of musculoskeletal sonography：part 2，upper extremity[J]. AM J Roentgenol，2000，175（4）：1071-1079.

[3] CONNELL D，BURKE F，COOMBES P，et al. Sonographic examination of lateral epicondylitis[J].Am J Roentgenol，2001，176（3）：777-782.

[4] VAN HOLSBEECK M T，INTROCASO J H.Musculoskeletal ultrasound[M]. 2nd ed.Philadelphia：Mosby，2001：605-624.

[5] BODNER G，HARPF C，MEIRER R，et al. Ultrasonographic appearance of supinator syndrome[J].J Ultrasound Med，2002，21（11）：1289-1293.

[6] BIANCHI S，MARTINOLI C，GAIGNOT C，et al. Ultrasound of the ankle：anantomy of the tendons，bursae and ligaments[J]. Semin Musculoskelet Radiol，2005，9（3）：243-259.

[7] PANG B S，YING M.Sonographic measurement of Achilles tendons in asymptomatic subjects-variation with age，body weight，and dominance of ankle[J].J Ultrasound Med，2006，25（10）：1291-1296.

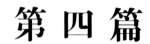

第四篇

整体思路下超声可视化
针刀精准治疗模式

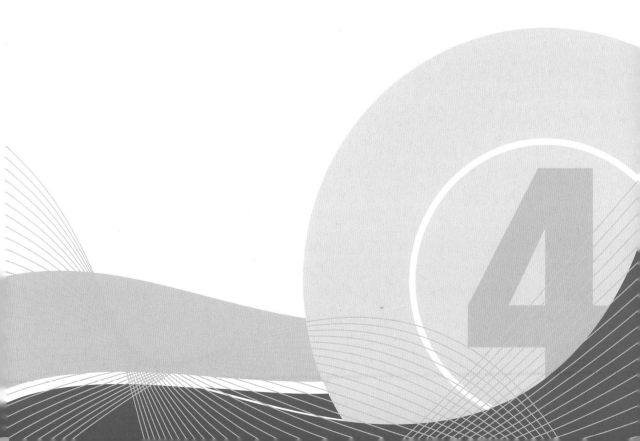

第七章　整体功能评估

整体评估是寻找病因的主要途径，也是重要的临床评估。扬达评估体系较为理想，包括患者的主诉、外科手术史及最重要的姿态观察和触诊技术。评估过程包含收集患者的微细信息及将这些信息的整合，结合患者主诉从而分析发病机制。下面简要介绍肌肉的功能评估。

第一节　姿态、平衡和步态分析

对站姿的分析可以为治疗提供很多肌骨系统有价值的信息，同时也为后续的临床测试提供线索，如肌肉长度、肌肉力量或特定动作模式，以确定或排除观察到的现象。

一、站立姿态的肌肉分析

姿态是身体所有关节在完成特定动作时的复合排列方式。姿态失衡可能会导致关节、骨骼、肌肉和韧带承受过度的压力和张力。从生物力学的观点来看，在站姿时相互拮抗的肌肉出现失衡改变了关节排列，并影响到出现问题部位的区域。从功能上看，神经、肌肉和关节系统彼此不可分割，肌骨系统对关节系统和中枢神经系统有着重要的影响。肌肉的主要功能是在中枢神经系统的支配下产生和控制运动、稳定和保护关节。

观察肌肉的对称性、形态和张力，在静态下能够观察到肌肉过度激活、紧张、肥大或是萎缩、薄弱和抑制的情况。细致分析肌肉的形状、体积和质量可以为肌肉的使用情况和评估错误动作模式提供线索。因为篇幅有限，本节仅重点介绍几个部位的评估。

（一）后面观

理想状态下，站姿分析时需要患者站在光线充足的地方并尽量少穿衣服，在前面、后面和侧面分别进行观察。无论患者主诉的疼痛位置在哪里，姿态观察通常都是从骨盆开始，因为大多数慢性肌骨疼痛患者最先出现身体姿态的不对称（图7-1-1）。

1. 骨盆的位置

临床需要从矢状面、冠状面和水平面来观察骨盆的位置，因为腰椎、骶髂关节和下肢的功能紊乱通常都会反映在这个区域。临床和影像学研究表明，腰椎前凸和骨盆倾斜有显著的相关性，因为骨盆倾斜会明显改变腰椎前凸的角度。骨盆倾斜还会影响头部和身体其他部位的位置。触摸髂嵴判断骨盆两侧高度和旋转是否对称。最常见的偏移是骨盆在矢状面上前倾或后倾、冠状面上侧倾和水平面上旋转。

观察骨盆需要注意以下5个关键点。

（1）骨盆前倾角度增加引起腰椎过度前凸，从而导致了下交叉综合征。其发生的原

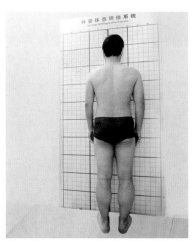

图7-1-1 整体后面观

因可能包括单关节或多关节屈髋肌群和伸展腰的肌群缩短、腹部和伸髋肌群肌力薄弱等。

（2）骨盆后倾通常伴随腰椎过平，还会出现腘绳肌紧张。

（3）如果身体一侧高于另一侧，表明骨盆在冠状面侧倾，其原因可能是腰方肌或背阔肌紧张，骨盆侧倾往往伴随单侧功能性长短腿，进而导致肌肉失衡。造成一侧腿缩短的肌肉包括单关节髋内收肌、髂腰肌和腰方肌。同侧背阔肌缩短也会将骨盆从躯干向上提，从而导致功能性缩短。另外，梨状肌缩短会导致同侧腿功能性变长。

（4）骨盆侧移观察到的是骨盆相对躯干向一侧移动。骨盆侧移可能是由腰椎病变或单侧髋内收肌缩短引起的，并伴随髋外展肌群的薄弱或抑制。

（5）骨盆在水平面旋转时可观察到一侧髂前上棘位于另一侧髂前上棘前方，通常伴随髋关节向骨盆旋转一侧旋内。这与骨盆旋转方向一侧的阔筋膜张肌——髂胫束缩短有关。

2. 臀部区域

临床观察臀大肌主要看臀部上1/4区域，重点观察臀大肌的大小、对称性和轮廓。理想的臀肌应该是肌肉丰满、臀线水平、左右对称。臀肌（臀大肌、臀中肌和臀小肌）属于张力易于减退的肌群，并且在慢性下背痛早期时受到抑制。骶髂关节功能紊乱引起的肌肉变化除了同侧臀大肌薄弱和抑制以外，还包括同侧髂腰肌、梨状肌和腹直肌疼痛痉挛，以及对侧臀中肌抑制或薄弱。

3. 小腿三头肌

临床需要观察腓肠肌、比目鱼肌的体积和形状。如果整个小腿三头肌都很短，跟腱就会变得短而宽。跖屈肌群紧张或缩短造成的足背屈幅度受限会使患者在步行时足跟落地不完全，迫使腰椎前凸增加以产生代偿。如果比目鱼肌缩短或肥大，相比正常的倒置瓶颈形状，小腿则显得粗而圆。比目鱼肌紧张可能是背部疼痛潜在的危险因素，还提示可能存在踝关节或足部功能紊乱。

4. 足跟形状

正常情况下，人体重量均匀落在足跟和脚掌之间，足跟呈圆形。足跟变得扁平提示患者重心向后偏移，这可能会增加步行时足跟承受的压力。足跟缺乏减震能力时压力会沿着运动链向上传导，造成膝关节、髋关节和脊柱功能紊乱。相反，足跟呈尖状，提示重心前移，并可能导致步行时前脚掌压力过大。

5. 脊柱伸肌

观察腰椎和胸腰节段竖脊肌的体积和对称性，理想的姿态是脊柱两侧区域没有明显差异。胸腰节段伸肌肥大，提示可能是不良姿态引起的代偿反应，通常是由脊柱腰椎节段深层稳定肌功能不足、臀大肌薄弱或屈髋肌群紧张引起的。当臀大肌薄弱或受到抑制时，在步态模式的"后推"阶段，同侧胸腰伸肌辅助伸展，这导致脊柱胸腰节段稳定性不足。同时还要注意腰部水平的凹陷，因为此处多提示腰椎活动过度。

6. 肩胛骨的位置

肩胛骨的位置及内侧缘与脊柱之间的距离可为该区域肌肉的质量提供有价值的信息。正常情况下，肩胛骨位于第二胸椎至第七胸椎之间，距脊柱约 7.6 cm，并自然靠在胸腔上，不应出现翼状肩胛。肩胛骨中间区域扁平或凹陷，表明菱形肌或斜方肌中部薄弱或抑制。同样，肩胛骨冈上窝和冈下窝扁平，表明肩袖后群肌肉抑制或薄弱。如果出现明显的翼状肩胛，可能是由薄弱的前锯肌或下斜方肌导致的；若肩胛骨的位置外展超过 7.6 cm，可能是由肩胛骨动态稳定肌（菱形肌和斜方肌）薄弱、胸大肌和胸小肌或上斜方肌过度激活失衡导致的。此外，肩胛提肌和菱形肌过度激活导致肩胛骨下回旋，增加了手臂抬起时出现肩峰撞击综合征的风险。这些偏移都会造成上交叉综合征。

7. 肩颈线

上斜方肌和肩胛提肌紧张或缩短可以通过肩颈线观察。肩颈线平直，表明上斜方肌紧张。上斜方肌紧张时还可以观察到"哥特肩"（"哥特肩"是以哥特式教堂的窗户形状命名）。肩胛提肌紧张时能观察到肩部凹陷，并在肩胛上角处隆起。上斜方肌过度激活通常会伴随耸肩和圆肩、头部前移、颈椎上部前伸的情况。

（二）前面观

完成背面的姿态评估后继续进行正面检查，依然从骨盆开始（图 7-1-2）。

1. 骨盆倾斜

观察双侧髂前上棘的水平位置，观察到的信息可以进一步验证背面姿态评估的结果。

2. 腹壁

腹部肌肉是脊柱的稳定肌，腹部下垂或突出可能反映出腹部肌肉薄弱，因此不能在正常或突发性运动中为下背部提供很好地稳定和保护作用，应当对上、下腹壁进行对比观察。腹部上 1/4 区域相对紧张且有明显的胸腔位置升高，提示可能出现不良的呼吸模式。腹直肌薄弱时可以观察到腹直肌侧面有一条明显的凹陷，提示腹部肌肉在前、后方向上的稳定性下降，表明腹横肌力量薄弱。

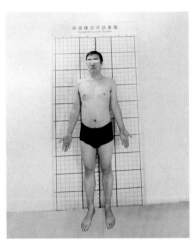

图7-1-2　整体前面观

3. 大腿前侧肌肉

股直肌和阔筋膜张肌的附着点都位于髂骨前面，影响着腰椎和骨盆的形态。这些肌肉缩短或过度紧张都会导致骨盆前倾或旋转。如果阔筋膜张肌清晰显露，且大腿侧面伴随有明显的凹陷，则表示该肌肉缩短，并在协同工作中占主导地位。紧张的阔筋膜张肌伴随薄弱的臀中肌和外旋肌群，最终导致骨盆向外上方移动，股直肌缩短也会导致骨相对另一侧上移。

4. 手臂位置

理想的肩部排列只有不到1/3的肱骨头向前超过肩峰，且肱骨头处于中立位，即肘窝向前鹰嘴突朝向后方。此外，肱骨的近端和远端应该在一条垂直线上，任何偏移都可能预示肩关节周围肌肉失衡。最常见的偏移是上臂旋内，提示肩关内旋肌占主导地位，即胸肌和背阔肌主导内旋。

5. 胸肌

胸大肌和胸小肌紧张通常会导致圆肩或肩胛前伸，即在上交叉综合征中表现出的症状。锁骨下方肌腹明显突出或腋窝前侧褶皱增厚，表示胸大肌紧张。

6. 胸锁乳突肌和斜角肌

在理想的姿态下，胸锁乳突肌仅在胸骨端附着处轻微可见。该肌肉过于突出，并在内侧缘出现凹陷，表明过度激活和紧张，伴随颈部深层屈肌薄弱、胸锁乳突肌和斜角肌过度激活，可能由于膈肌薄弱或肋骨稳定性不足引起呼吸模式受损，而胸锁乳突肌和斜角肌作为辅助呼吸肌被激活参与工作。相反，胸锁乳突肌前面出现凹陷，则表明斜角肌薄弱，通常可见于老年人。

（三）侧面观

身体姿态评估的最后还要进行侧面观察，嘱患者侧向直立，重点观察头部与脊柱的整体排列，并注意脊柱任何过度前凸和后凸的情况（图7-1-3）。

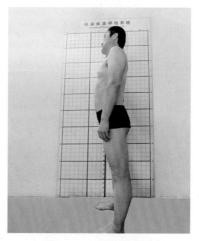

图7-1-3　整体侧面观

1. 下颌与颈部夹角

喉咙线由下颌和喉咙之间的夹角构成。理想姿态下，这个夹角大约是90°。如果夹角大于90°，通常表明舌骨上肌紧张，这可能是颞下颌关节功能紊乱的根本原因。

2. 头部位置

头部前倾会伴随颈椎上、下屈曲角度增加，这与颈部深层屈肌薄弱和胸锁乳突肌、枕骨下肌和斜角肌紧张有关，这是上交叉综合征的典型症状。头部位置超过肩部会增加寰枕关节、$C_3 \sim C_4$ 和第 $T_3 \sim T_4$ 之间的压力。颈部深层屈肌耐力不良与头部前倾相关。

二、平衡能力的评估

1. 静态平衡，定性评估

首先观察患者完成并维持单腿站立动作的质量，注意支撑腿的预先移动及骨盆或肩部的失衡情况。骨盆侧向支撑的肌肉主要有臀中肌、臀小肌和阔筋膜张肌，嘱患者单腿站立即可进行这些肌肉的快速临床测试。测试中要求患者抬起对侧腿，大腿与地面成45°并屈膝90°，保持双眼睁开。单腿站立测试可以进行定性和定量分析。正常情况下，支撑腿的预先移动不会超过 2.5 cm，患者应该能够在没有任何代偿动作的前提下维持 15 秒。骨盆过度的预先移动、不能完成单侧 15 秒站立、抬起对侧肩膀或髋部抬高，都表明可能存在功能紊乱。如果观察到骨盆偏移，如侧移、对侧髋下沉或股骨内旋（阔筋膜张肌、髋内旋肌群主导）而臀中肌、臀小肌和深层髋外旋肌群薄弱，则怀疑是骨盆侧向稳定肌群薄弱或抑制。

2. 静态平衡，定量评估

与定性评估相同，患者需要单腿站立，双眼睁开，抬起对侧腿并保持屈髋45°、屈膝90°，嘱患者双眼注视前方，然后闭上双眼并尽量保持平衡30秒（图7-1-4）。每侧腿测试5次，记录最好成绩。如果测试过程中患者出现睁开双眼、双手前伸、抬起的腿接触到支撑腿或将抬起的腿放下等情况需立即结束测试。

3. 动态平衡测试

动态平衡测试时患者安静站立，给患者施加轻微并不可预知的位移，患者对这种干扰不能预判，因此事先不能支撑身体。测试为运动感知系统在控制动态平衡时提供了重要的信息。临床需观察患者应对干扰时的主导策略，研究分析前倾位移的深度、达到平衡所需的时间等。

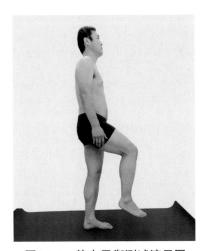

图7-1-4　静态平衡测试演示图

三、步态评估

步态模式的基础反射是由脊髓水平调控的，并有高度的个性化。步行涉及一系列肢体的重复运动和推动身体前行时的稳定性，步态循环被定义为步态运动中单一肢体的一次作业顺序。通常从足跟最初接触地面开始，下肢经过站立期（站中期、站立后期）和摆动期。步态循环中有60%是站立期，40%是摆动期。

（一）步态的不同阶段和相关任务

步态循环有3个不同阶段，分别是承重、单腿支撑和肢体前进。

1. 承重

这个阶段在步态循环中要求最高，因为在摆动阶段结束后需要立即将负荷传递到下肢，其包含2个子过程：①初始触地，足部通常是足跟刚接触到地面时；②承重反应，即从足底接触地面到对侧足尖离开地面的这一段时间。这个阶段的主要任务是吸收震动、稳定负重和保持前进。

2.单腿支撑

在这个阶段中，人体必须靠单腿支撑体重，主要任务是在移动身体的过程中保持整个身体的稳定性，也包括2个子过程：①站立中期（占步态循环的10%～30%），从对侧脚尖离地到支撑腿足跟离地；②站立末期（占步态循环的30%～50%），支撑腿足跟离地到对侧足跟接触地面。

3.肢体前进

这个阶段的主要任务是完成肢体前进，并为支撑阶段做准备，包括4个子过程：预摆期、摆动初期、摆动中期和摆动末期。

（二）肌肉失衡时的步态病变

肌肉组织充分平衡和良好的募集时序是完成流畅有效步态的重要前提。运动链中任何肌肉的失衡或募集能力受损都会导致错误的动作模式和无效的能量消耗。通过步态分析可以找出运动链中压力过大的关键部分，判断导致患者长期疼痛的原因。步态模式与推动身体向前的机制有关。

1.近端步态模式

这种模式主要依赖过度屈髋和屈膝以推动身体向前，伴随伸髋时超过正中线。此模式有可能增加髋关节的压力，人体重心依然相对维持在水平位，踝关节的压力较小。

2.远端步态模式

这种模式主要依靠踝关节过度跖屈以推动身体向前，髋关节和膝关节活动范围较小，膝关节通常处于伸展状态。此模式看上去富有弹性，人体重心随着步伐上下起伏导致踝关节和足部压力过大。

3.复合步态模式

这种模式结合了近端和远端两种步态模式。患者屈髋幅度较小，并且存在髋内旋、屈膝和足外翻。下肢动作类似于查尔斯顿舞（一种摇摆舞）的动作模式。

（三）步态观察和评估

步态评估为运动感知觉系统动态功能的整体情况提供了信息。评估时要求患者走20英尺（约6.1 m）的距离若干次，从矢状面、冠状面和水平面观察患者骨盆和躯干的运动情况。

1.矢状面

在理想的步态模式中，躯干应保持稳定，骨盆和肩部在同一平面向前移动。如果躯干稳定性不足，肩部会滞后于骨盆，导致胸腰关节和颈椎压力过大。在步态循环的支撑阶段末期，应表现出明显的髋后伸或下肢位于身体后方。如果肌肉失衡或关节僵硬导致伸髋不足，运动轴会从髋关节转移到腰椎，引起腰椎过度伸展造成该节段压力增大；若患者骨盆前倾也会导致腰椎节段压力增大。患者在步态测试中也应当观察上肢的动作，手臂应当与对侧髋部按照顺序交互运动（如左腿后摆同时左臂前屈），如果手臂不参与运动，躯干会产生代偿性地旋转，进一步增加了脊柱的压力。

2. 冠状面与水平面

在单腿支撑时，冠状面和水平面内足够的骨盆横向稳定性也是完成有效动作的必备条件。骨盆和躯干具备足够的稳定性以保证身体重心相对水平。侧向支撑骨盆的主要肌肉包括臀部和腹部肌群。臀部肌群的功能非常重要，尤其是臀中肌，在步态循环的支撑阶段初期能对抗髋内收的运动并控制大腿内旋。在步态模式中，髋关节过度内收主要是由臀中肌薄弱导致的。骨盆和躯干侧向稳定性不足通常导致骨盆向支撑腿侧移、对侧骨盆下降或骨盆过度旋转。

第二节　动作模式评估

在功能性病变时，评估动作的质量比肌肉力量测试更重要，应当更多关注动作模式测试中肌肉的质量、激活顺序和激活程度，以便对不同肌肉的协调性进行评估。动作模式的质量和控制非常重要，因为动作模式不良可能会增加脊柱和其他关节结构的压力，或使增加的压力持续下去。在评估功能性病理时，动作模式分析比单纯研究疼痛本身更加可信，因为影响疼痛的主观因素太多。动作模式评估应在姿态评估后即刻进行，以便触诊或激活手法不影响任何动作模式。在观察动作模式时，医师除了关注患者完成动作的力量外，更应当观察参与运动的协同肌的激活情况和顺序。因为，完成动作的初始阶段远比动作结束阶段重要。扬达确定了6个基本动作模式，可以为患者完成动作的质量和控制提供整体的信息。这些动作模式由基础的伸髋、髋外展、屈膝卷腹、颈屈曲、俯卧撑和肩外展测试构成。评估动作模式时的几个重要原则：①患者尽可能少穿衣服，以便医师能够全面观察身体的各个部分；②尽量不提供任何口头提示，以便观察患者最优先的动作模式；③医师不应触碰患者的任何部位，因为触碰会激活患者的神经系统；④患者应该缓慢完成每个测试动作3次以上，动作模式的激活顺序是重要的临床症状，但这些动作测试中观察到的代偿模式对诊断更为重要，应对患者的左右侧都进行测试以便对比分析；⑤在测试中肌肉或肢体出现颤抖被视为阳性，提示存在肌肉薄弱或疲劳；⑥某些患者不需要一次完成所有测试，应根据姿态分析和病史情况来决定需要进行哪些测试。

1. 伸髋动作模式测试

伸髋动作模式测试的临床分析可以确定患者的优先募集模式。医师需要观察患者的腘绳肌、臀大肌、脊柱伸肌和肩部肌肉组织的激活顺序和程度。进行测试时，患者俯卧于治疗床上，双手放在身体两侧，双足伸出治疗床以保证腿部可以自然旋转，头部也应当处于最自然的位置。测试时，医师要求患者缓慢向上抬腿。正常的激活模式是"臀大肌－腘绳肌－对侧竖脊肌－同侧竖脊肌"（图7-2-1），最常见的错误动作模式包括腘绳肌和竖脊肌过度激活而臀大肌延迟或没有激活。临床上，骨盆前倾且腰椎过度前凸的患者会表现出这种动作模式。该测试的阳性表现与腘绳肌和胸腰伸肌肥大而臀大肌萎缩具有相关性。

2. 髋外展动作模式测试

髋外展动作模式测试为判断骨盆外侧的支撑肌群质量提供了直接信息，也为步态循环中骨盆在冠状面上的稳定性提供了间接信息。患者侧卧于治疗床上，下侧腿保持弯曲，上侧腿位于中立位，与躯干呈一条直线外展的原动肌包括臀中肌、臀小肌和阔筋膜张肌，下肢运动时腰方肌和腹部肌群起到稳定骨盆的作用。患者缓慢向上抬起腿（图7-2-2），正常的激活模式是"臀中肌－阔筋膜张肌－腰方肌"。正常的外展模式应当是外展至20°之前不出现任何的髋关节屈曲、内旋和外旋动作，并且躯干和骨盆保持稳定，即外展过程中没有任何的髋关节上抬和躯干旋转的动作。通常，最先出现的动作模式改变的信号是阔筋膜张肌主导髋外展，表现为外展过程不仅仅在冠状面运动，而且同时出现屈髋的动作，这是因为阔筋膜张肌有屈髋和使髋关节外展的双重作用。

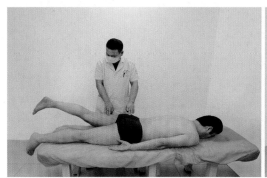 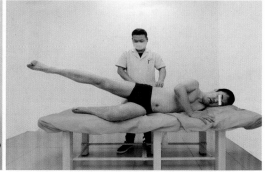

图7-2-1　伸髋运动模式测试演示图　　　图7-2-2　髋外展动作模式测试演示图

3. 屈膝卷腹动作模式测试

在屈膝卷腹动作模式测试中，腹部肌肉收缩变短，因此脊柱弯曲。躯干上部前伸，下背部保持平直，骨盆后倾，向上的动作以肩胛骨离开治疗床为止。在测试过程中双脚足跟应当始终与治疗床保持接触（图7-2-3）。当阶段完成后，屈髋肌群开始发挥主导作用，使脊柱继续向上运动至坐起的位置。屈膝卷腹测试可以评估髂腰肌和腹部肌群的相互作用：如果卷腹过程中腹部肌肉能够充分收缩，则会观察到躯干上部明显的屈曲和后凸；如果主要依靠屈髋肌群来完成动作，可观察到躯干上部屈曲幅度很小，并伴有骨盆前倾。

4. 颈屈曲动作模式测试

头颈部主要的深层屈肌是头长肌、颈长肌和头前直肌。胸锁乳突肌和前斜角肌同样辅助头颈部屈曲。正确的动作模式是头颈部在测试中屈曲（图7-2-4）。颈屈曲测试可以评估颈部深层屈肌与其协同肌的相互作用，即胸锁乳突肌和前斜角肌的相互作用。测试时动作起始阶段下颌前伸被视为阳性，表明胸锁乳突肌和斜角肌相对颈部深层屈肌占主导地位（图 7-2-5）；头部前伸，表明颈部深层屈肌薄弱或受到抑制。观察患者自然放松状态下胸锁乳突肌中部的体积，同样也能判断这些屈肌是否薄弱。

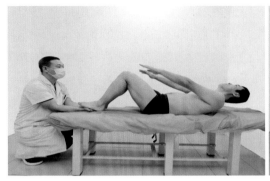
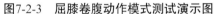
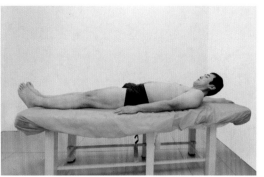

图7-2-3　屈膝卷腹动作模式测试演示图　　　图7-2-4　颈屈曲动作模式测试演示图

5.俯卧撑动作模式测试

俯卧撑动作模式测试可以评估肩胛骨的动态稳定性。当患者正确完成测试时，肩胛骨在推起阶段表现为外展和上回旋的动作模式（图 7-2-6），不应当伴有肩胛骨上提。前锯肌和斜方肌力的耦合作用对于正确的肩胛骨运动非常关键，同时协同肌为肩胛骨提供稳定性。当患者表现出翼状肩、肩胛骨过度内收或不能完成肩胛骨外展方向上的动作时，则证明前锯肌力量薄弱。当上斜方肌和肩胛提肌占主导地位时，则会出现过度耸肩的情况。身体从最高位置下降的过程更加容易观察肩部是否过度旋转、上提、倾斜、翼状胛、内收或外展，因为这个阶段肌肉进行离心收缩。肩胛骨不良运动的类型取决于俯卧撑动作模式相关的协同肌主导地位的协同肌。如果患者在身体姿态评估中出现翼状肩胛、哥特肩、肩胛提肌切迹和胸肌体积过度增大，提示医师应当使用该测试确定伴随上交叉综合征出现的肌肉失衡情况。

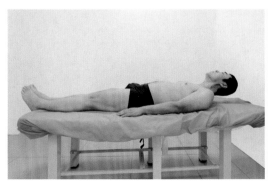
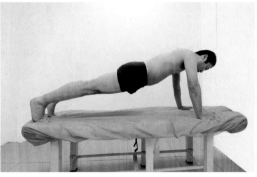

图7-2-5　动作起始阶段下颌前伸为阳性演示图　　　图7-2-6　俯卧撑动作模式测试演示图

6. 肩外展动作模式测试

肩外展动作模式测试可以对肩带肌群之间的协调性进行评估，包括三角肌、肩袖肌群、上斜方肌和肩胛提肌。肩关节在冠状面外展是肩胛骨外展、上回旋和上提组成的协同动作。进行该测试时，患者采用坐姿，手臂位于身体两侧，肘关节屈曲以免肩部产生不必要的旋转（图 7-2-7）。肩外展包含 3 个主要动作：盂肱关节外展、肩胛骨上回旋和肩胛骨上提。对侧上斜方肌为了保持稳定而激活是正常现象。评价该动作的关键点在于肩外展 60° 内是否出现肩胛骨上提。如果肩胛骨在外展 60° 内就出现了上提即视为阳性，表明肩外展肌群之间耦合的协调性不良或受损。重复这种错误的动作模式可能导致脊柱结构压力过大。

第三节　呼吸模式评估

呼吸受自主神经系统的调节和控制，呼吸的频率和深度受物理、化学和情感等因素的影响。正常情况下，当生理需求和外界影响因素消失后，呼吸频率和深度会恢复到初始水平。错误的呼吸模式会在皮质下水平延续，并导致永久性的动作模式，即使最初的触发原因消失也会一直持续下去，这种现象常见于慢性过度通气。错误的呼吸模式得不到纠正会自我保持下去。

呼吸主要涉及的肌肉包括膈肌、肋间肌、斜角肌、腹横肌、盆底肌和脊柱深层肌群。这些肌肉在维持呼吸和稳定脊柱方面都发挥着作用。人体大约有 20 块主动肌和辅助肌参与呼吸运动，这些肌肉几乎都发挥着稳定姿态的作用。

一些患者可能在仰卧时表现出相对正常的呼吸模式，但是在采用坐姿或站姿这样功能性姿态时则会转变为胸式呼吸。因此，呼吸模式应该在患者处于各种姿态下评估，尤其是在日常生活中产生疼痛的姿态下。一个简单的测试就是将手放在患者肩上，让患者平静呼吸，如果肩部有任何向上的运动，则提示出现辅助呼吸（图 7-3-1）。当患者出现辅助呼吸时，需要注意观察：①呼吸开始时应该是腹部运动而不是胸部；②吸气过程中胸腔下部横向偏移，最好在患者坐姿或站姿下评估胸腔的运动；③吸气结束阶段上胸部扩张，最常见的错误动作模式是膈肌活动受到抑制，斜角肌和上斜方肌代偿性引起胸腔上部抬起或偏移。

常见的错误呼吸模式主要有：①吸气过程中整个胸腔上移；②胸腔运动大于腹部运动；③胸腔下部横向移动减少或缺失；④呼吸动作产生矛盾，吸气时腹部凹陷而呼气时腹部鼓起；⑤正常呼吸时不能维持腹部支撑。

临床也可能存在以下次要的错误呼吸模式：①呼吸过浅或胸腔和腹腔缺少运动；②胸腔或腹腔运动不对称；③下腹部 - 胸中部 - 胸上部动作顺序改变；④面部、颈部或下颌部位观察或触诊发现过度紧张；⑤频繁叹气或打哈欠。

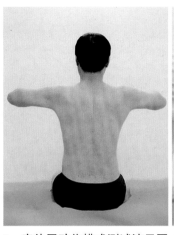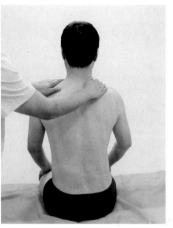

图7-2-7　肩外展动作模式测试演示图　图7-3-1　呼吸模式评估演示图

第四节　肌肉长度测试

　　肌肉失衡的本质是薄弱或抑制的肌肉和易于紧张或缩短的肌肉之间的平衡关系产生变化的过程。肌肉失衡不是某一块肌肉的孤立反应，而是一系列肌肉的系统反应过程。肌肉紧张和薄弱的发展不是随意的，而是以某种特定模式进行。肌肉长度测试、末端感觉评估和肌肉触诊等方法在评估肌骨系统疼痛时是不可分割的。

　　人体存在易于紧张的肌肉群，紧张的肌肉会减少关节活动度，更容易被激活，并抑制拮抗肌。判断肌肉紧张的情况，且预测肌肉紧张可能造成的影响，从而提供最有效的治疗。肌肉长度测试在动作模式评估后进行，可用于确诊姿态评估和动作模式评估中发现的问题。

　　肌肉的张力取决于生理上的2个因素：肌肉相关软组织的黏弹性和肌肉收缩成分的激活程度。基本的黏弹性与肌肉的密度、硬度和长度有关，而收缩成分会受到肌肉激活增加的影响，如颞痉挛性斜颈。如果肌肉黏弹性发生变化，往往先伴随肌肉缩短或僵硬，其次是可收缩肌纤维缩短、相邻结缔组织和筋膜退化。另外，肌肉收缩成分的质量与肌肉内某些肌纤维的数量有关。

　　肌肉长度测试有助于慢性疼痛的诊断和治疗。肌肉长度测试包括在肌肉收缩方向相反的方向上拉长肌肉，同时评估其对抗被动拉长时的阻力。精确的测试要求肌肉一端附着点（通常是起点）固定，而另一端附着点在肌肉延长的方向上被动拉长，即通过被动活动关节来测量肌肉的长度。肌肉长度测试主要为：①确保肌肉从起点至止点最大程度的延长；②确保肌肉的一端稳定（通常是起点）；③缓慢拉长肌肉；④评估末端感觉。由于篇幅有限，以下介绍几个主要的肌肉长度测试。

一、上半身肌肉测试

　　人体上部肌肉包括颈椎、肩部和手臂的肌肉。通常参与人体保护性屈肌反射的肌肉易于紧张，上斜方肌、胸肌和枕骨下肌紧张是上交叉综合征的典型特征。本节重点介绍胸大肌、上斜方肌和胸锁乳突肌三块肌肉的测试。

1. 胸大肌长度测试

胸大肌缩短会导致肱骨内旋和内收，进而导致肩胛骨外展并远离脊椎。姿态评估时可以观察到肩关节过度旋内和肩胛骨前伸。胸大肌缩短或张力过大，除了改变肩部结构的生物力学排列外，还会通过交互抑制作用抑制其拮抗肌的收缩，即外旋肌群和胛骨内收肌群。患者仰卧于治疗床上，盂肱关节伸出治疗床，同侧肩胛骨支撑在治疗床上（图7-4-1）。医师站在测试一侧肩关节旁边，面向患者，将一侧前臂置于患者胸骨上，以保证胸腔的稳定。胸大肌的不同部位需要分开进行测试，治疗师通过改变患者肩外展角度的大小对胸大肌特定部位进行测试。

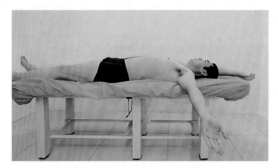

图7-4-1　胸大肌长度测试演示图

2. 背阔肌长度测试

背阔肌是一块大而扁平的肌肉，起点跨过下位六节胸椎、下四条肋骨、骶骨和腰椎之间的胸腰筋膜及髂脊外侧唇，止于肱骨结节间沟。由于背阔肌跨过如此多的关节，所以收缩可使上臂旋内、内收和伸展，还可以伸展腰椎和使骨盆前倾。背阔肌缩短可能导致肩关节过度旋内，并降低肩关节屈曲的活动度。患者仰卧于治疗床上，双膝关节屈曲以放松椎旁肌。医师将患者手臂向其头部抬起。正常情况下手臂可以平放于治疗床上，并且能够保持腰椎平直（图7-4-2）。如果手臂不能放平或腰椎前凸增加，则提示背阔肌可能紧张缩短（图7-4-3）。

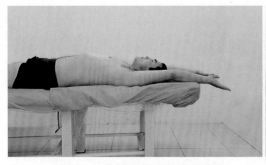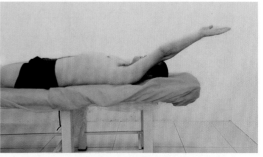

图7-4-2　背阔肌长度测试演示图　　　图7-4-3　背阔肌测试紧张缩短演示图

3.胸锁乳突肌长度测试

头部屈曲动作的主要运动肌是头长肌和头直肌，完成该动作的辅助肌群包括胸锁乳突肌和前斜角肌。当发挥主要作用的颈部深层肌薄弱时，辅助肌会代偿性地发挥主导作用，引起颈椎过伸，胸锁乳突肌紧张通常会伴随头部前移的姿态及肌腹中部至远端附着点之间明显突出。患者仰卧于治疗床上，头部伸出床外。医师站在床头，并支撑患者头部。由于颈部动脉脆弱，且测试时该部位压力较大，所以需先进行颈动脉机能不全测试。如果颈动脉机能不全测试呈阴性，医师应首先将患者头部转向对侧，然后慢慢伸展头部，始终保持对患者头部的支撑，评估运动末端感觉。

二、下半身肌肉测试

下部肌肉主要包括腿部、骨盆和下背部的肌肉。易于紧张的肌肉通常涉及维持单腿站立姿态的肌肉，屈髋肌群和胸腰伸肌紧张是出现下交叉综合征的迹象。本节主要介绍内收肌群、腰方肌和腘绳肌。

1.内收肌群长度测试

内收肌群与其他躯干和骨盆带肌肉一起工作以稳定髋关节。当内收肌群张力过大时，其拮抗肌（臀中肌、深层的髋外展肌）可能受到交互抑制的影响。若在姿态评估时观察到患者内收肌出现切迹或站姿时出现过度髋内收，并伴随股骨内旋，则应该进行内收肌群长度测试。在进行单腿平衡测试和步态分析时，会发现骨盆侧向稳定性不足的情况。患者仰卧于治疗床上，双腿自然伸直，非测试腿外展约15°，以辅助稳定骨盆。医师站在测试腿旁边，面向患者，为防止腿部旋转，应将患者的足跟放在肘窝处，并轻轻压住患者胫骨以确保在腿上抬过程中保持膝关节伸直。医师另一只手置于患者测试腿的髂前上棘处，以检查骨盆的运动，并辅助患者向外侧面被动滑动测试腿，直到骨盆出现运动。髋内收肌群正常的长度是腿能够外展45°而不出现骨盆的运动（图7-4-4）。如果医师发现内收肌群缩短，可以辅助患者屈膝15°来区分是单关节肌缩短还是双关节肌缩短，因为屈膝可以放松双关节肌、长收肌、股薄肌和内侧腘绳肌。如果屈膝后外展幅度增加，则表明是双关节肌缩短；若屈膝后外展幅度没有变化，则可能是单关节内收肌群缩短。

2.腰方肌长度测试

髋关节外展是由腰方肌、腹部肌群和背部深层肌发挥协同稳定作用，主要通过髋外展肌（臀中肌、臀小肌）和阔筋膜张肌收缩来完成的。当臀中肌和臀小肌薄弱无力或受到抑制时，阔筋膜张肌或腰方肌代偿性成为主要运动肌。最严重的髋外展动作模式紊乱是腰方肌参与外展动作，导致髋部上提，并会给腰椎侧向造成过大的压力。因此，腰方肌紧张也是导致下背部疼痛的另一个隐性因素。

侧卧的腰方肌长度测试：患者侧卧于治疗床上，下侧手臂屈肘置于头下，另一侧手扶治疗床以保持稳定（图7-4-5）。医师需确保患者的脊柱处于中立位，不能出现屈曲和旋转的情况，并站在患者后面，将一只手放在其髂嵴下方以便在测试过程中监测患者骨的运动。患者逐渐伸展下方的手臂侧向撑起躯干上部，直到医师监测到患者骨盆开始运动时停止。记录治疗床面和患者肩胛下角的距离，这个距离应该是 3 ~ 5 cm。医师还应该观察患者脊柱曲线的质量和平滑程度。如果腰方肌紧张或缩短，则腰椎仍然会保持直线。

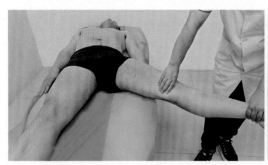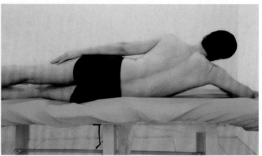

图7-4-4　内收肌群长度测试演示图　　　　图7-4-5　腰方肌长度测试演示图

3. 腘绳肌长度测试

臀大肌和腘绳肌是完成伸髋动作的协同肌，然而当臀大肌薄弱无力时，腘绳肌便作为主要伸髋肌而代偿臀大肌的功能，这种肌肉失衡的变化会导致错误的动作模式和募集模式。如果患者伸髋动作发生变化或在姿态评估时发现腘绳肌远端 2/3 处肌肉体积增大，则需进行腘绳肌长度测试。标准的位置是患者仰卧，对侧腿伸直。另外，对侧腿也可以屈曲以使背部伸肌放松，屈髋肌群缩短的患者更宜采用这种方式。医师站在测试腿旁边，面向患者。为了控制腿部的旋转，医师将患者的足跟放在肘窝处，然后轻轻压住患者胫骨以维持膝关节伸直，另一只手放在患者测试腿的髂前上棘上，以防止骨盆活动。医师辅助患者被动抬起测试腿直到骨盆出现向上的运动，这时表明到达腘绳肌长度极限。正常的腘绳肌长度应该是对侧腿伸直时屈髋可以达到80°，对侧腿弯曲时屈髋可以达到90°。如果屈髋角度小于70°，表明腘绳肌伸展性明显降低，这可能导致股四头肌和臀大肌反射性抑制（图7-4-6）。

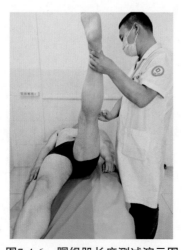

图7-4-6　腘绳肌长度测试演示图

第五节　软组织评估

肌肉功能紊乱表现为张力增加或减少，扳机点和压痛点在张力变化的肌肉中经常出现。在强直肌和时相肌中会发现扳机点和触痛点链，并在慢性肌骨疼痛综合征中成为重要的角色。功能性评估的最后一个步骤是通过触诊进行软组织评估，这样安排是因为软组织评估可能会在一定程度上激活肌肉或导致疼痛，从而影响其他功能性病理评估的准确性。软组织评估包括 2 个方面：激痛点和压痛点检查。

一、激痛点和压痛点

为了更有效地治疗，应当能够从激痛点中区分出压痛点。压痛点伴随肌纤维疼痛出现，其分布广泛且没有特异性。压痛点产生的原因目前还不明确，患者哪些特定的软组织会产生压痛也不能确定。因此，对压痛点进行局部治疗效果很不理想。另一方面，对肌筋膜疼痛相关的扳机点进行治疗往往非常有效，因为肌筋膜疼痛是肌肉功能紊乱引起的。压痛点常见于肌纤维疼痛，其特点是分布广泛、非特异性软组织疼痛，以及任何形式的用力触诊都可引起疼痛阈值下降。对压痛点的活体研究显示，患者主诉疼痛部位的肌筋膜没有发生明显的变异或组织结构变化。另外，肌筋膜疼痛综合征是一种局部的牵涉性疼痛，其特征是存在扳机点。肌筋膜扳机点位于骨骼肌内紧张的肌束上，其特征是通过触诊能明显感觉到肌肉结节。激痛点被认为是由创伤、过度使用或肌肉长时间痉挛发展而来的。

肌筋膜激痛点和压痛点在皮肤、皮下和肌肉之间会产生同样的压痛感，但肌筋膜扳机点只在特定的扳机点区域才出现压痛，这些扳机点通常都位于骨骼肌的肌腹中，并在特定区域产生引传痛。而压痛点分布较为广泛，且没有特定的疼痛模式。

激痛点可以产生相关的纵贯全身的疼痛链，并随着慢性功能紊乱的发展而延续。慢性疼痛的患者经常身体一侧出现扳机点，因此肌肉功能紊乱的蔓延与姿态平衡有关。扳机点也从来不会孤立存在，而是形成相互联系的扳机点链。当关键激痛点松解后相关的激痛点链也会消失。因此，神经、肌肉、关节系统中任何部位的功能紊乱都不是局部的，都会影响到整个运动链的功能和运动。

二、激痛点链或压痛点链的评估

触诊的第一原则是患者应当尽量放松，解剖学和力学知识对定位肌肉非常重要。测试前，患者应尽量完全放松，使肌肉处于收缩状态，以帮助医师定位目标肌肉。

1. 触诊技术

形态学评估的常用触诊技术有平切、捏式和掐式三种。尽管这些方法在教学上有差异，但是常常将这些方法融合使用。

（1）平切触诊：进行平切触诊时，治疗师用指腹在肌纤维排列方向上横向按压皮肤和骨骼下的组织结构（图 7-5-1），以检查深层结构的变化。这种方法可以找到扳机点，并对肌肉结节进行评估。继续对结节施压，通常会引起患者的疼痛反应，并伴随出现牵涉痛。平切触诊可应用于宽大扁平且不易触摸的肌肉，如膈肌和腰大肌。

（2）捏式触诊：如果通过平切触诊检测到紧张的肌纤维束，医师用手指竖直向下将紧张的肌纤维束横向捏起（图7-5-2）。该动作类似拉起一根吉他弦，只是手指需要始终与皮肤接触，当扳机点被唤醒后会引起患者局部抽搐反应。这种手法对于触诊浅层的长肌非常有效，如竖脊肌和腹直肌。

（3）掐式触诊：在进行掐式触诊时，首先将拇指和其他四指合拢成"C"形（图7-5-3），掐起目标组织，使其在拇指和其他四指间滚动以定位扳机点，此时评估局部紧张的肌纤维束和患者的局部抽搐反应。

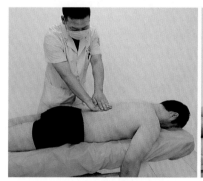 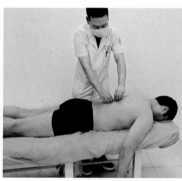 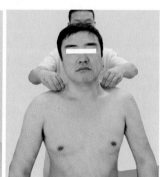

图7-5-1　平切触诊演示图　　　图7-5-2　捏式触诊演示图　　　图7-5-3　掐式触诊演示图

2. 触诊程序

医师首应先告知患者进行深部触诊的目的，然后要求患者评估触诊时的压力及两侧的对比情况，也可以让患者根据感觉对压力进行 0 ~ 10 的评级。采用平切触诊技术，医师用指腹对患者肌肉进行按压，并逐渐增加力量，同时对软组织的张力和质感进行评估。然后在患者身体另一侧重复同样的程序，并让其比较两侧的压力，在寻找扳机点链时必须对两边施以同样的力量，再对扳机点链上的其他肌肉进行触诊，并注意观察这些扳机点之间的联系。

3. 触诊方法

重点介绍几个易于发生紧张的肌肉触诊方法，包括腰大肌、腓肠肌与比目鱼肌内侧、胸锁乳突肌及肩胛提肌。

（1）腰大肌：患者仰卧，并略微屈髋、屈膝，定位髂前上棘与肚脐连线的中点，腹直肌外侧缘，呼气时下压手指，嘱患者略微抗阻屈髋以帮助医师触诊到腰大肌，但定位腰大肌后，医师轻柔触诊感知肌肉活动。

（2）腓肠肌和比目鱼肌内侧：患者俯卧，医师直接对小腿近端腓肠肌内侧肌腹和小腿远端比目鱼肌内侧肌腹进行触诊。

（3）胸锁乳突肌：定位时，嘱患者头部向同侧屈曲并向对侧旋转以定位胸锁乳突肌，定位后对胸锁乳突肌触诊，寻找痛点。

（4）肩胛提肌：肩胛提肌位于颈椎横突和肩胛上角之间，定位时，嘱患者头部微后伸，弯向一侧并向同侧旋转，然后抬起肩部直至肩胛上角到达最高点。定位肩胛提肌后，嘱患者完全放松，医师朝肩胛上角方向对肩胛提肌进行触诊。触诊时，患者可以采用站姿或卧姿。

三、瘢痕的评估

软组织评估应当包括对瘢痕的评估，瘢痕会穿透多层软组织，即从皮肤直到骨膜。瘢痕来自外伤或者手术后，瘢痕周围软组织的正常功能会受到限制，这种情况被称为活跃瘢痕。活跃瘢痕及伴随的筋膜功能紊乱往往与远离瘢痕区域的扳机点和关节功能紊乱相关。患者通常不会想到治疗瘢痕，但是瘢痕会引起下背部疼痛、颈部疼痛、头痛、呼吸困难等。因此，医师必须认识到瘢痕和患者症状之间的关系。如果触诊活跃瘢痕而使患者的症状重新出现，说明瘢痕与患者症状、功能紊乱有必然的联系。

评估瘢痕时，医师应当观察瘢痕的表面和温度，并注意是否有丰富的供血、是否出现红斑或轻微按压后红斑依然存在。瘢痕部位发热，说明炎症依然在发展。活跃瘢痕通常表现出皮肤牵拉感增加，瘢痕部位的皮肤很难牵拉或轻松活动。很多情况下，此次的皮肤褶皱会增厚。评估瘢痕组织活动阻力需要在各个方向上进行，直至感觉活动受限为止。触诊时第一次明显感觉到组织出现阻力，这是组织弹性改变的位置。组织弹性丢失可以帮助确定需要治疗和重新评估的身体位置。瘢痕也同样可以进行评估，因为其对触诊、牵拉和施压高度敏感，痛点往往出现在瘢痕的末端。

四、筋膜的评估

筋膜将肌骨系统连接为一个整体，筋膜不仅连接肌肉和其他器官，还形成了肌群之间的隔膜。筋膜在临床上被认为是功能紊乱的潜在原因，尤其在出现慢性筋膜疼痛时。筋膜疼痛和肌纤维痛分别以扳机点或触痛点为特征。筋膜最主要的问题是粘连，这些粘连的组织使相关的软组织产生了动态不平衡，这种不平衡导致相关组织变形，形成新的粘连。这样反复粘连就会产生大面积的软组织硬化、萎缩。易形成粘连的部位：①头部、面部及颈肩部；②肘、腕、手掌及手指；③椎体、肋间隙及肩胛骨；④骶髂关节、骶骨及尾骨；⑤髋部、膝、胫腓骨间隙及小腿外侧；⑥踝部与跟骨等。

（宓士军　郑超华　梁洪杰）

第八章 骨关节与神经、血管功能评估

第一节 脊柱功能评估

脊柱是人体的中轴，具有重要的功能，也是发病率较高的部位，因此，全面查体可排除器质性疾病，也是明确诊断的基础。

一、脊柱外形检查（视）

检查时，医师应嘱患者将衣服脱光，在不同方向进行检查。正面观察背部是否对称，棘突（可用色笔画出）连线在站立、坐位及前弯时有无侧凸，侧面观察有无前凸、后凸、扭转等，正常脊柱弧度有一定形状，出生时仅有胸段及骶段的后凸，成年人则有颈段及腰段前凸、胸段及骶段后凸。弧度增加或消失，均为异常现象。

（1）脊柱后凸（驼背）：胸椎多发。小儿：佝偻病；儿童、青年人：胸椎结核（成角畸形）；胸椎弧形后凸，脊柱强直固定：类风湿性关节炎；老年人：骨质退行性变。

（2）脊柱前凸：腰椎多见。

（3）脊柱侧凸：佝偻病，慢性胸膜肥厚。

二、脊柱触诊检查（触）

通过患者主诉常能辨别局部病变之所在，但也有继发于其他部位的病变。医师应了解正常骨性标志、正常弧度等。脊柱的疼痛点检查是触诊的主要内容，可嘱患者自行指出，然后触诊。用单侧拇指或双侧拇指在疼痛区进行按压寻找疼痛点，触诊时还要注意有无棘突偏歪、压痛及肌痉挛，有无软组织剥离感。触诊也需要对肌肉的张力、是否存在肿物、肌肉内是否有脓肿等进行检查，也可直接或间接的进行叩诊，一些老年人易出现脊柱骨质疏松压缩骨折，疼痛部位往往并不是骨折椎体，如胸腰段骨折，有可能疼痛位于腰骶部，因此，沿着棘突的叩诊具有非常重要的临床意义。叩诊时要按照顺序，依次由上至下进行，从而确定骨折位置。

三、脊柱活动度检查（动）

颈椎和腰椎的活动度大，胸椎活动度小，骶椎几乎不活动。正常脊柱的运动包括前屈、后伸、侧弯及旋转。脊柱正常时，维持伸膝并前弯（不是屈髋），可使手达足趾，脊椎成一定弧度。软组织损伤、骨质增生、骨质破坏、椎间盘突出等可引起活动受限，此时应，嘱患者拾物可呈特殊姿势，即膝弯曲、腰部强直、下蹲拾物（拾物试验）。脊柱侧弯时也会引起活动受限，但需注意其代偿作用，以免遗漏。做完以上检查后，可嘱患者坐于床边，做前弯、后弯及侧弯等运动，如结果与站立时相同，则病变在脊柱；如有减轻，则病变可

能在骶髂关节；如有脊髓损伤或者神经压迫，应确定其部位，检查呼吸、感觉、运动、反射等，并测定截瘫指数。

四、脊柱的测量检查（量）

脊柱在很多时候需要做测量检查。脊柱侧弯应检查下肢长度，屈时侧弯是否消失。侧凸方向应标明脊柱某段偏（凸）向何侧。侧弯程度可用垂线法测定，将系有重锤的长线一端置于枕骨结节，锤垂下，然后测量侧弯最突出的点与垂线间的距离：< 2 cm 为轻度，2 ~ 5 cm 为中度，> 5 cm 为重度侧凸畸形。为精确测定脊柱侧凸，需依据 X 线检查。根据畸形程度分为：轻度脊柱侧凸< 40°，中度脊柱侧凸 40° ~ 60°，重度脊柱侧凸 60° ~ 80°，极度脊柱侧凸> 80°。X 线检查应包括整个脊柱的前后位，判定侧凸弧度的顶点（指最大侧方楔状畸形或旋转最严重的椎体）、弧度两端的中位椎体（指此椎体斜面接近水平位、楔状畸形及旋转最小、椎间隙各部分等距），然后测量侧凸角度。另外，对脊柱活动的范围也需要准确测量。

五、脊柱常用体征检查

脊柱评估检查中有很多有价值的体征检查，有助于诊断。

（1）头部叩击试验：患者取坐位，检查者以一手平置于患者头部，掌心接触头顶，另一手握拳叩击放置于头顶部的手背，若患者感到颈部不适、疼痛或上肢（一侧或两侧）痛、酸麻，则该试验为阳性。主要诊断神经根型颈椎病。

（2）转头试验：让患者看自己肩部或身旁某物，若患者不敢贸然转头或转动全身来观看，说明颈椎或颈肌有疾患。对颈椎结核、强直性脊柱炎等疾病的诊断有一定的价值。

（3）头前屈旋转试验：先将患者头部前屈继而向左右旋转，如颈椎出现疼痛即为阳性。对诊断颈椎骨关节病有意义。

（4）椎间孔挤压试验：将患者头转向患侧并略屈曲，检查者左手掌垫于头顶，并用右手轻击，患者出现肢体放射性疼痛或麻木感即为阳性。用于诊断神经根型颈椎病。

（5）拾物试验：多用于小儿腰部前屈运动的检查，嘱患儿从地上拾物，屈膝屈髋而不弯腰为阳性。对脊柱结核、脊柱炎的诊断有意义。

（6）股神经牵拉试验：患者俯卧、屈膝，检查者将其小腿上提或使其尽力屈膝，出现大腿前侧放射性疼痛者为阳性，多为腰 3 ~ 4 腰椎间盘突出症。

（7）直腿高举试验：患者平卧，伸直下肢（膝），检查者一手压在患者髌骨以维持腿部伸直，将此伸直的下肢抬高（屈髋），则腘绳肌的旋转扭力加于骶髂关节，并牵扯坐骨神经。如足部上举很快即发生疼痛，则为骶髂病变；若高举至 70° ~ 90° 以上发生疼痛，则病变可能位于腰骶、腰肌或腰椎棘间等处。

第二节　关节功能评估

骨关节是人体的支架，也是人体运动的基础。外伤、慢性劳损、软组织病变都会引起关节的结构和功能改变。关节功能影响肌肉，肌肉功能也会影响关节。关节功能的评估按照临床查体的步骤：视、触、动、量及不同部位的特殊试验进行检查。由于篇幅有限，本节以髋关节功能评估为例进行介绍。

1. 视

检查时，嘱患者最好脱掉衣服，尽可能暴露，主要观察关节的外形是否有红肿，同时观察：①步态，有无跛行、鸭步、呆步、剪刀步态；②畸形，肢体有无短缩、内收外展旋转畸形；③局部软组织如臀肌有无挛缩，臀部有无瘢痕、窦道、寒性脓肿，股三角区应注意有无包块（可区分疝气和寒性脓肿）；④骨结构变化，如骨性隆起、耻骨或闭孔部异常骨隆起可能是髋关节前脱位，骨盆是否倾斜、皮纹是否对称、双髂前上棘连线是否水平等。

2. 触

检查时动作要轻柔，按照顺序由前向后逐项检查。检查主要为：①压痛点，腹股沟中点或臀部压痛提示髋关节可能有病损、外侧大转子的浅压痛可能是大转子滑囊炎、梨状肌上下缘压痛可能为梨状肌综合征；②肿物，多为髋关节滑液囊，其中包括髂耻囊（80% 与关节腔相通）、臀大肌转子囊、臀大肌股骨囊、臀大肌坐骨囊；③腹股沟区上下两群淋巴结；④肌力、肌张力和皮肤感觉检查。

3. 动

按照矢状面、冠状面和水平面三维进行评估。重点检查患者主动和被动的活动度。髋关节正常活动度：前屈 130°～140°，后伸 10°～30°，内收 20°～30°，外展 30°～45°，旋转 30°～45°。按照活动度变化分析产生疾病的原因时来自关节、肌肉还是韧带，同时也要注意患者活动过程中是否有疼痛及疼痛部位，是否有弹响、骨擦感、异常活动、"沙砾"样粗糙感等（图8-2-1）。

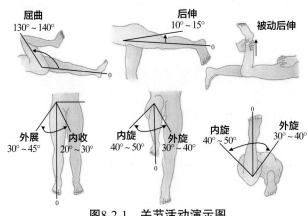

图8-2-1　关节活动演示图

4. 叩

叩击痛是传导疼痛，叩击可以检查骨结构本身病变，是骨关节疾病必不可少的检查步骤。主要包括：①大粗隆叩击试验：患者取仰卧或侧卧位，检查者用拳叩击大粗隆部位，如果髋关节出现疼痛为阳性，一般股骨头或股骨颈问题会出现此试验阳性结果；②足跟叩击试验：直腿抬高，用拳叩击足跟，髋部疼痛为阳性，提示髋关节负重部位关节面破坏，且为晚期，足跟叩击痛比从外向内叩击转子的疼痛出现晚。

5. 量

量主要是测量，包括测量肢体长度、肢体的周径、关节运动角度、肿物大小等，髋关节还要包括特殊连线。主要为：① Nelaton 线，又称髂坐结节连线：患者取仰卧位，髋关节屈曲 45° ~ 60° ，由髂前上棘至坐骨结节划一连线，正常时此线通过大粗隆顶部，若大粗隆顶部在该线的上方或下方，表明有病理变化；② Bryant 三角：患者取仰卧位，自髂前上棘与床面做一垂线，自大粗隆顶点与垂直线做一水平线，再自髂前上棘与大粗隆顶点之间连一直线，构成一直角三角形。对比两侧三角形的底边长度，若一侧变短，表明该侧大粗隆向上移位；③ Shoemaker 线：患者取仰卧位，双下肢伸直于中立位，两侧髂前上棘在一平面，从两侧髂前上棘与大粗隆顶点分别连一直线，正常时两线延长交于脐或脐上中线，若一侧大粗隆上移，则延长线相交于脐下且偏离中线。

6. 特殊检查

很多关节都有特殊检查试验，用于评估不同的关节结构。髋关节特殊试验较多，重点介绍以下几个。

（1）骶髂关节分离试验，又称"4"字试验。患者取仰卧位，患肢屈髋屈膝，并外展外旋，外踝置于对侧大腿上，双腿相交成"4"字，检查者一手固定骨盆，一手于膝内侧向下压，诱发骶髂关节疼痛为阳性，提示骶髂关节劳损、类风湿关节炎、结核、致密性骨炎。

（2）髋关节屈曲挛缩试验，又称特里–托马斯征（Terry-Thomas sign）。患者取仰卧位，将健侧髋膝关节尽量屈曲，大腿贴近腹壁，使腰部接触床面，以消除腰前凸增加的代偿作用。再嘱其伸直患侧下肢，若患肢随之跷起而不能伸直平放于床面，即为阳性征。说明该髋关节有屈曲挛缩畸形，并记录其屈曲畸形角度。

（3）蛙式试验，又称髋关节屈曲外展试验。双髋关节和膝关节各屈曲 90° 时，正常新生儿及婴儿髋关节可外展 80° 左右。若外展受限在 70° 以内时，应怀疑髋关节脱位；若检查时听到响声后即可外展 90° ，表示脱位已复位。

（4）髋关节撞击试验，包括髋关节前方撞击实验和后方撞击实验。前方撞击试验，又称"屈曲–内收–内旋"试验。患者取仰卧位，当髋关节被动屈曲接近 90° 并内收、内旋时产生剧烈疼痛即为前方撞击试验阳性，由于屈曲和内收导致股骨颈和髋臼前内侧缘接近，额外的内旋在盂唇上产生剪切力，当有软骨或关节盂唇损害时便产生剧烈疼痛。后方撞击试验：患者取仰卧位，患肢从床缘自由垂下，尽量后伸并外旋髋关节，产生疼痛为后方撞击试验阳性。

由于髋关节后伸而使股骨颈与髋臼后外侧缘接近，再加上外旋的剪切力，便会导致损伤的软骨或盂唇产生疼痛。

第三节　神经功能评估

神经功能主要包括运动、感觉、反射和自主神经功能。运动功能在软组织评估中已做了介绍，这里不再赘述。

一、感觉功能评估

皮肤感觉的检查常随肌肉活动和肌力检查进行，也可帮助测定神经损伤的部位，在诊断及检查疗效时很有帮助。一般感觉能力的分级为：0级，无知觉；1级，深层痛觉存在；2级，触觉及浅层痛觉或二者之一存在；3级，能分辨锐性和钝性感觉；4级，能分辨触觉部位；5级，两触点感觉与体形感觉正常。皮肤感觉由神经呈节段性供应，故根据细致检查确定感觉障碍范围，可以帮助诊断。正常节段感觉分布为：$C_1 \sim C_3$：枕部、颈部；C_4：肩胛部；$C_5 \sim C_7$：手、前臂及上臂桡侧；$C_8 \sim T_2$：手、前臂及上臂尺侧；T_5：乳腺；T_7：肋弓下缘；T_{10}：脐水平；$T_{12} \sim L_1$：腹股沟韧带；$L_1 \sim L_5$：下肢前面；$S_1 \sim S_3$：下肢后面；$S_4 \sim S_5$：臀内侧面、会阴部、肛门、生殖器。

二、反射检查

反射检查用以检查感觉刺激引起的不自主运动反应。一般分为腱反射、浅反射及病理反射，前两种反射均有节段性，根据其分布，有助于诊断。反射与神经节段的关系如下。

1. 腱反射

腱反射主要为：肱二头肌反射：肌皮神经，$C_5 \sim C_6$；肱三头肌反射：桡神经，$C_6 \sim C_8$；桡骨膜（肱桡）反射：桡神经，$C_5 \sim C_6$；尺骨膜反射：尺神经，$C_8 \sim T_1$。股四头肌（膝）反射：股神经，$L_2 \sim L_4$；跟腱反射：胫神经，L_5、$S_1 \sim S_2$；内侧腘绳肌反射：坐骨神经，$L_4 \sim L_5$、$S_1 \sim S_2$；外侧腘绳肌反射：坐骨神经，L_5、$S_1 \sim S_2$；趾反射：胫神经，L_5、$S_1 \sim S_2$；指反射：正中神经，$C_6 \sim C_8$、T_1。

检查腱反射时应注意：①检查时，嘱患者取舒适姿势并完全放松；②被动放置肢体于适当位置，使肌肉保持适当张力；③检查时可给适当刺激；④如不能检查出腱反射，可用适当方法强化（一般让未检查的肌肉同时收缩），如检查上肢反射，可嘱患者同时咬牙、夹紧双膝或另一只手握拳，如检查下肢，则嘱患者双手勾紧。

2. 浅反射

浅发射主要为：角膜反射：脑神经Ⅴ、Ⅶ；唇（吸）反射：脑神经Ⅴ、Ⅶ；咽反射：脑神经Ⅸ、Ⅹ；腹壁反射：上部为 $T_6 \sim T_9$，中部为 $T_9 \sim T_{11}$，下部为 $T_{11} \sim L_1$；提睾反射：$L_1 \sim L_2$；肛门反射：$S_3 \sim S_5$；球海绵体反射：$S_3 \sim S_4$；跖反射：L_5，$S_1 \sim S_2$。

腱反射和浅反射的结果根据肌肉收缩和松弛速度、肌肉收缩力量、肌肉短缩程度及范

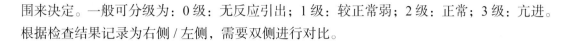

围来决定。一般可分级为：0 级：无反应引出；1 级：较正常弱；2 级：正常；3 级：亢进。根据检查结果记录为右侧 / 左侧，需要双侧进行对比。

三、自主神经功能检查

自主神经功能主要表现在营养性、血管舒张及其他改变。

1. 皮肤

皮肤方面主要为：①毛细血管循环情况；②指甲生长速度、厚度及光彩；③皮肤干湿度及出汗情况；④毛发情况，有无脱落；⑤发汗试验，通过喝热茶或服 2g 阿司匹林做淀粉 – 碘反应、印山红试验，潮湿皮肤电阻低，也可以通过测定皮肤电阻。

2. 血管

自主神经功能发生改变时，表现为毛细血管充盈、血流迟缓。

第四节　周围血管功能评估

血管功能检查评估在肌骨疾病中也应该引起重视，一些疼痛疾病有可能是血管栓塞或者损伤引起的。

（一）观察皮肤颜色和温度

（1）动脉循环不足，如肢体上举时发白、发凉，下垂时变暗红、发凉。

（2）静脉回流不佳，如栓塞后、雷诺病会出现皮肤发绀和发凉。

（3）心肺因素引起的局部静脉阻塞会出现皮肤发绀、发热。

（4）肢端红痛症和炎症会出现皮肤暗红、发热及发硬。

（二）营养变化

（1）动脉血不足会出现皮肤萎缩、毛发消失，以及指甲厚、畸形、指端坏死。

（2）淋巴水肿会出现皮肤增厚、增生。

（3）静脉阻塞会出现湿疹性发绀、色素增多、溃疡、不全角化等。

（三）表浅静脉

有无静脉曲张、水肿、色素沉着和溃疡。

（四）脉搏

触诊脉搏是否有波动及波动幅度等。

（五）功能检查

1. 位置试验

通过体位和下肢位置变化，观察下肢血管循环情况。仰卧，抬高下肢 2 分钟，足向上或向下活动踝关节。正常时，皮肤无改变。如动脉病变，则皮肤呈斑点或变白。2 分钟后，足放下改成坐位，如正常，则 5 秒后皮肤发红，5 ~ 12 秒静脉充盈，20 ~ 60 秒反应性充血。根据皮肤颜色变化时间、静脉充盈时间及反应性充血情况将循环障碍分为轻、中、重三度，具体分级见表8-4-1。

2. 紧握试验

表8-4-1　循环障碍分度表

循环障碍程度	皮肤改变		静脉充盈（秒）	反应性充血
	发白（秒）	发红（秒）		
0	0	5	< 15	0
轻度	> 60	10 ~ 30	20 ~ 30	+
中度	< 60	30 ~ 60	30 ~ 60	++
重度	水平位	> 60	> 60	+++

患者腕部上用止血带固定，上肢上举，握紧及放松拳头60次/分，1分钟后伸开手，松解止血带后血流即恢复，1 ~ 2秒内手及指发红。如皮肤延迟发红或呈斑点，则为动脉阻塞。

3. 行走试验

患者踏固定自行车3分钟，120次/分。如< 60秒内即叫痛而停止，说明肌肉血运很差；60 ~ 180秒停止，则属中等血运障碍；> 3分钟停止为正常或轻度障碍。

（宓士军　李国华　姚滔涛）

第九章　超声影像结构与功能评估

　　影像学检查可以排除肿瘤、骨折、感染、全身系统性疾病，在肌骨疾病的诊断中至关重要，对每个患者除了整体评估外均需进行相关的影像学检查。本书重点阐述超声的应用，其他影像学知识在此不做介绍。

第一节　超声影像结构评估

　　超声具有高分辨率、实时成像、价格相对低廉等优势，逐渐成为评估肌骨系统疾病的一线手段。超声扫查的实时性使超声医师可以对肌骨系统疾病进行动态评估、双侧对比评估及压痛部位的重点评估。近年来，随着新技术的发展，超声对功能的评估逐渐得到重视。

一、静态结构评估

　　肌肉、肌腱、筋膜、韧带及脂肪组织间存在着多种声阻差界面，超声能顺利穿透、具有较高的分辨率，已成为疾病诊断的首选方法。通过超声二维观察组织的形态改变，如筋膜的薄厚、肌腱的粗细、内部回声的变化（图9-1-1）、是否有积液（图9-1-2）和钙化（图9-1-3）等超声医师可以对四肢部位进行双侧对比和实时动态观察。

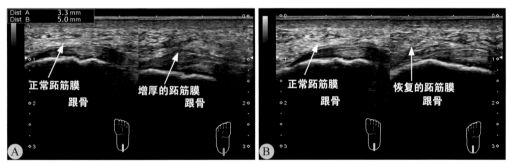

A. 治疗前双侧对比显示跖筋膜增厚，回声低；B. 治疗后双侧对比显示恢复基本正常

图9-1-1　足底跖筋膜炎患者治疗前后评估声像图

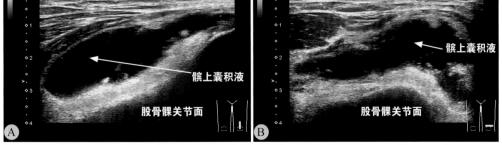

A. 长轴显示积液情况；B. 短轴显示积液情况

图9-1-2　膝关节髌上囊积液声像图

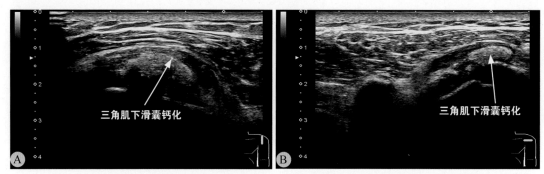

A. 长轴显示三角肌下滑囊内钙化灶情况；B. 短轴显示三角肌下滑囊内钙化灶情况

图9-1-3　肩关节三角肌下滑囊钙化声像图

二、动态结构评估

超声动态成像相比 X 线、CT 和 MRI 检查具有很大的优势。超声动态检查的主要功能包括以下几个方面。

1. 超声探头动态加压检查判断疾病的性质

在病变处加压而引起局部疼痛时，患者可立即反馈给检查者。对于患者可触及的病变，可直接在病变处检查。探头加压时对病变形态的变化进行分析，可提供关于软组织肿瘤更多的信息，如脂肪瘤常较软且柔韧。检查肩袖撕裂时，探头局部加压有助于了解全层撕裂时肩袖体积的减少程度。检查周围神经时，探头在神经卡压的部位进行加压可引起患者疼痛而有助于病变的确定。探头在断端神经瘤处加压时也有助于判断该神经瘤是否为引起患者症状的神经瘤。判断混杂性积液较为困难时，探头可在病变处进行不同程度的加压，如显示病变内碎屑的振荡或流动征象，则提示病变为液性（图 9-1-4）。相反，增生的滑膜常不能被按压，其内也无回声流动征象，彩色或能量多普勒检查时于其内可见血流信号。

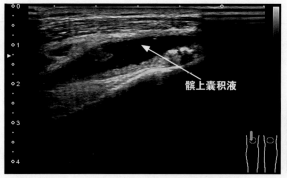

图9-1-4　髌上囊积液声像图

2. 超声动态检查亦有助于判断肌肉、肌腱或韧带是否损伤

在怀疑患者肌肉、肌腱完全撕裂时，可在长轴切面上实时观察肌腱系统的主动收缩或被动拉伸情况：如于撕裂部位显示肌肉或肌腱的血断端在动态活动中相互分开，则提示为完全撕裂；对于韧带撕裂，于韧带的长轴切面上对韧带所连接的关节进行牵拉，可有助于

判断韧带是否撕裂及关节间隙有无异常增宽；如检查膝关节内侧副韧带损伤时，可对膝关节进行外翻加压以判断该韧带有无撕裂。

3. 超声动态检查特殊体位或者特殊动作时才出现的病变

这是超声动态检查确诊疾病最常用的方法：如在肩关节外旋时判断肱二头肌长头肌腱有无半脱位或脱位，踝背屈和外翻时判断腓骨肌腱有无脱位，肘部屈曲时判断尺神经有无脱位（图 9-1-5A），伸屈髋部时局部有无弹响，肩关节外展观察肩峰撞击（图 9-1-5B），手指屈指肌腱狭窄性卡压部位等（图 9-1-5C）。患者主诉在某一动作或体位出现不适时，应将探头放置在患处，嘱患者重复该动作或体位以引发症状。

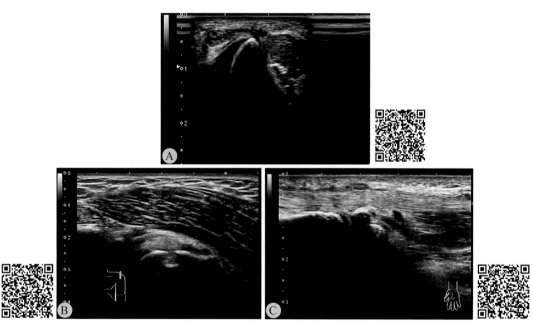

A. 尺神经滑脱；B. 肩峰撞击；C. 屈指肌腱狭窄性腱鞘炎

图9-1-5　超声动态检查特殊体位

第二节　超声影像功能评估

目前超声的应用更多的是结构评估，缺乏功能评估指标。随着临床对肌骨系统疾病的认识，越来越重视功能的评估，将治疗提前到功能阶段，防止造成结构改变而出现残疾。因此，超声的功能评估至关重要。近几年来，随着超声弹性成像和血流技术的发展，为临床功能评估提供了指标，但是还受很多人为因素的影响，稳定性差。

一、剪切波弹性成像评估

近年来，弹性成像这一新型超声手段逐渐受到认可。弹性成像因其可评估组织生理功能从而为肌骨系统疾病功能评估增加了一个新的指标。肌腱属人体较硬的组织，当肌腱和韧带受损（扭伤、过度牵拉及撕裂）或者变性，其硬度随之减小。肌肉收缩后，相应组织硬度增加，弹性成像则可检测这种功能的改变。当入射角偏离 90° 将会由于声波的折射而没有回波信号，表现为类似于病理状态的低回声。弹性成像分为应变式弹性成像和剪切波弹性成像，均应用于肌骨系统，也产生了多种独有的征象。疾病改变了肌肉和肌腱的生理学特性。肌骨组织的肿瘤样病变和外伤性改变，如挫伤、牵拉和（或）扭伤、组织撕裂等会引起组织的弹性变化。随着超声技术的发展，弹性成像的稳定性和临床价值逐渐提高，剪切波弹性成像技术得到了临床认可。这里只介绍剪切波弹性成像技术。

1. 剪切波弹性成像的概述

在剪切波弹性成像中，使用低频脉冲作用于介质而产生横向剪切波，这种低频脉冲称为声辐射力脉冲。B 型超声用于检测由剪切波在组织中传播而产生的组织位移，从而计算剪切波在相应组织中的传播速度，在较硬的组织中剪切波传播速度较快，较软的组织则传播速度较慢。因此，剪切波弹性成像可以对组织硬度进行定量测量。这种硬度的测量可以用剪切波速（m/s）来表示，也可以通过杨氏模量（kPa）来表示。剪切波弹性成像分为点剪切波弹性成像和二维剪切波弹性成像。

2. 剪切波弹性成像的临床意义

剪切波弹性成像可以给出组织硬度的定量值。这些值可以协助判断组织是否处于正常或异常状态，而目标组织与正常组织之间的硬度比值也可通过应变弹性成像测得。对于普通的肿瘤，可以计算良恶性肿瘤的硬度截点。截点值和通过与正常组织的硬度对比常可用于诊断损伤及监测愈合，可以根据肌肉的硬度分析损伤的程度，并对治疗进行客观评估。

3. 剪切波弹性成像的注意事项

剪切波弹性成像受人为因素影响较大，要想取得理想的结果，需要注意：①当运用实时二维剪切波弹性成像时，探头需要在特定位置保持静止数秒，从而得到稳定的图像以便于准确测量；②调整量程中最大硬度从而适应病变区内组织的不同硬度；③检查时不要对探头施加压力；④患者及超声医师在检查时尽量避免移动。

4. 剪切波弹性成像的临床应用

弹性成像技术应用于乳腺、甲状腺等方面报道较多，但在肌骨系统方面的应用报道却少见。主要应用于肌腱和筋膜损伤（图 9-2-1）、肌腱炎（图 9-2-2）、软组织肿瘤（图 9-2-3）及风湿性关节炎等方面。在肌肉、筋膜和肌腱损伤的治疗评估中有一定的作用。

二、血流评估

超微血管成像技术是自适应的计算方法，将低流速的多普勒信号同组织运动产生的多普勒信号区别开来，可高帧频、高分辨率检测微血管内的低血流信号，有弥补彩色多普勒超声技术的不足，主要用于评价组织器官的微血流灌注。慢性肌腱损伤可造成不同程度的局部充血水肿，血流的程度反映局部病变程度，超微血管成像技术能够清晰显示血流，并通过自动计算取样容积内血管所占的面积/像素比，即血管指数，确定损伤程度，并客观地评估治疗前后的效果。超微血管成像技术主要应用于肌腱末端病（图9-2-4）、腱鞘炎（图9-2-5）、软组织肿瘤（图9-2-6）等方面。超微血管成像技术的临床应用价值尚需要多中心、大样本的对照研究进行验证。血流评估能够反映局部炎症的部位及程度，有利于临床诊断和治疗。

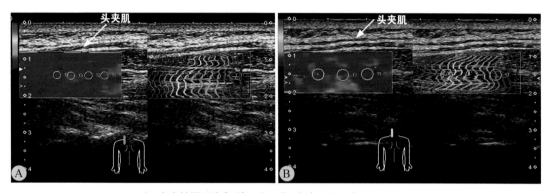

A. 治疗前显示为2.43 m/s；B. 治疗后显示为1.59 m/s

图9-2-1　头夹肌慢性损伤治疗前后剪切波弹性成像对比图

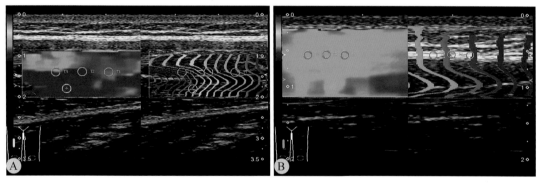

A. 股直肌剪切波弹性成像；B. 大腿前侧深筋膜剪切波弹性成像

图9-2-2　髌韧带炎患者股四头肌及筋膜剪切波弹性成像

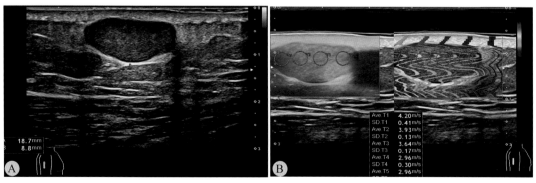

A. 血管球瘤二维灰阶图像；B. 血管球瘤剪切波弹性成像

图9-2-3　右上臂血管球瘤剪切波弹性成像

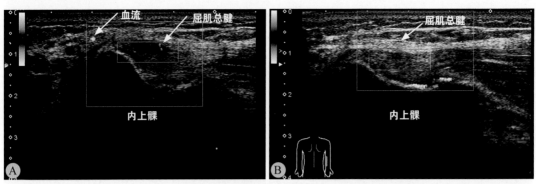

A. 治疗前显示为1.1；B. 治疗后显示为0.1

图9-2-4 肱骨内上髁炎治疗前后血管指数对比声像图

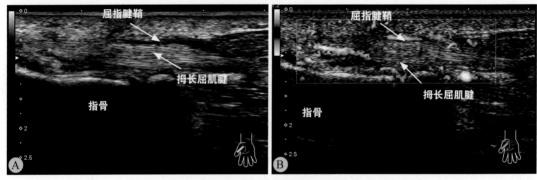

A. 腱鞘炎二维灰阶图像；B. 超微血管成像显示丰富血流

图9-2-5 右手拇指腱鞘炎声像图

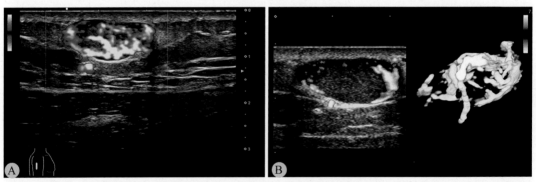

A. 超微血管成像显示血管球瘤的血流；B. 三维超声显示血管球瘤的血瘤

图9-2-6 右上臂血管球瘤声像图

三、动态功能评估

　　动态功能评估主要用于评估没有结构改变的肌肉和筋膜，目前超声可靠指标较少。肌肉或者筋膜在没有结构改变之前主要是功能变化，表现为肌肉的运动和筋膜的滑动幅度减少。超声可以动态观察健侧与患侧的变化（图 9-2-7），但很难进行量化评估，M 型超声测量运动幅度有助于临床诊断。

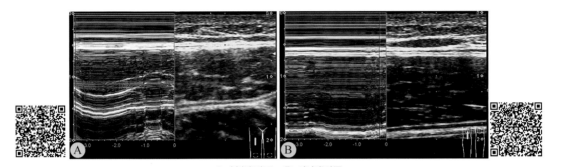

A. 健侧测量；B. 患侧测量

图9-2-7　大腿前侧筋膜健侧与患侧等长运动M型超声测量滑动幅度图

超声具有无创、分辨率高、诊断符合率高等诸多优势，越来越受到临床医师的认可，在超声引导下进行治疗，能够达到精准、微创、高效的目的。剪切波弹性成像、超微血管成像等新技术的应用，为诊断和治疗效果的评估提供了更加准确的信息，将在未来临床应用中发挥更大的作用。

（宓士军　郭壮丽　沙仁高娃）

第十章　整体思路下超声可视化针刀精准治疗肌骨疾病的策略

目前，肌骨系统疾病的介入诊断与治疗通常在 X 线及 CT 引导下进行。然而，X 线在显示软组织病变上有较大的局限性，CT 不能实时观察穿刺过程和针尖到达位置，同时两者还存在辐射隐患。随着超声技术的发展，介入性超声在肌骨系统疾病的临床应用已显示出其潜在的应用价值。超声技术与针刀疗法相结合不仅能清晰地观察解剖，可以进行多模态的治疗前评估，还可以在治疗后进行客观疗效评价。因此，超声可视化针刀治疗实现了可视化、精准化，拓展了传统医学的应用范围，做到了安全、有效。但是，这样的治疗更多的还是针对局部结构，不能够达到理想的临床需求。例如，对顽固性网球肘的治疗，超声能够观察到肱骨外上髁局部伸指总腱的增厚、血流增加，临床医师查体也可以发现局部的肿胀、压痛，因此往往将治疗放在肱骨外上髁的局部，多采用局部药物注射、针刀、冲击波等治疗，但是大部分患者治疗效果不佳，而且容易复发，因为治疗的是结果，并没有寻找到发生局部改变的原因。这就需要对引起局部病变的桡侧腕伸肌、肘肌、旋后肌等责任肌进行——评估处理，有针对性的治疗才能从根本上治愈。因此，整体评估、多种手段整合治疗、标本兼治才是未来的发展方向，把结构与功能相结合、局部与整体相结合、临床与影像相结合、中医与西医相结合、共性与个性相结合、生理与心理相结合、治疗与保健相结合，才会解决更多复杂的临床问题。这也是整体思路下超声可视化针刀治疗肌骨疾病的核心理念，评估治疗中加入筋膜链理论，从一个全新的角度对每一种疾病进行整体评估，除了对疼痛局部结构改变应用针刀治疗外，还对引起局部疼痛和结构变化的肌肉进行评估及对激痛点进行灭活处理，同时注意对长期的动力不平衡导致的周围神经和血管变化、交感神经失调，甚至心理因素进行相应治疗。整体评估是疾病治疗的前提，可以确定病变的部位及性质。没有评估就没有诊断，诊断过程中除了整体评估外，还需进行必要的辅助检查，包括影像学和实验室检查。诊断为选择治疗方法提供信息，而治疗理念是疾病治疗的保证。在疾病治疗的过程中，治疗理念很重要，即医师要更多的思考应该用什么方法、用什么思路去治疗。疼痛的原因不明确用什么方法也是无济于事，原因明确了用什么方法都有效。另外，对于肌骨疼痛的治疗，不要忽视最基础的药物治疗。

第一节　基础药物治疗

慢性肌骨疼痛多发生在肌肉、骨骼、关节、肌腱或软组织等部位，可分为慢性原发性非手术肌骨疼痛、慢性继发性非手术肌骨疼痛和慢性手术后肌骨疼痛（其可致自主神经系统功能紊乱、心理障碍、消化系统功能紊乱、肢体活动受限、血小板黏附功能增强、纤溶功能增强等），可能的发生机制包括炎性反应、纤维化、外周敏化和中枢敏化。治疗慢性肌骨疼痛，除治疗技术外，还有药物治疗止痛。药物治疗是疼痛的基础治疗，医师应该合理选择应用。肌骨疼痛包括创伤后、疾病相关性或特发性疼痛。

一、肌肉骨骼疼痛的常用药物作用及不良反应

常用药物类型有非甾体抗炎药、阿片类镇痛药、抗癫痫药、抗抑郁药、肌肉松弛药、抗骨质疏松药、可改善骨关节炎病情类药物、糖皮质激素类药物及外用止痛药等。

1. 非甾体抗炎药

非甾体抗炎药主要有布洛芬、对乙酰氨基酚、吲哚美辛、萘普生、双氯芬酸、氟比洛芬酯、塞来昔布、艾瑞昔布、帕瑞昔布等。非甾体抗炎药是慢性原发性非手术肌骨疼痛（如慢性原发性腰痛、慢性原发性肢体痛）、持续炎症机制所致的慢性继发性肌骨疼痛（如骨关节炎、类风湿性关节炎、强直性脊柱炎）及关节成形术后慢性疼痛的首选药物。长期使用可能会增加胃肠道溃疡、出血和心血管不良事件等风险，有胃肠道溃疡病史、凝血障碍及肾衰竭者慎用。对乙酰氨基酚主要用于轻中度疼痛，是骨关节炎、腰背痛的一线药物，有肝毒性，长期使用可致肝损害，剂量不宜超过 4 g/d，可与其他非同类的非甾体抗炎药联用，而其他非甾体抗炎药之间通常不能联用。

2. 阿片类镇痛药

阿片类镇痛药分为强阿片类和弱阿片类两种。强阿片类包括吗啡、羟考酮、芬太尼、丁丙诺啡等，弱阿片类包括可待因、曲马多等。主要是通过作用于中枢或外周的阿片类受体而镇痛，又不引起器质性病变等优点。主要适用于非甾体抗炎药治疗效果较差或无法耐受非甾体抗炎药的中、重度慢性疼痛者，各种慢性手术后肌骨疼痛者等。不良反应有恶心、呕吐、嗜睡、呼吸抑制、便秘等，长期使用可能成瘾，但老年人对阿片类药物成瘾概率显著低于年轻人。

曲马多为人工合成的中枢性强效镇痛药物，通过与阿片受体结合、抑制神经元突触对去甲肾上腺素的再摄取及增加神经元外 5-羟色胺的浓度而起到镇痛、抗抑郁和焦虑的作用。临床可用于慢性腰痛、骨关节炎等，还可作为慢性疼痛急性发作的控制药物，但无抗炎效果。因有 μ 受体激动作用，有恶心、呕吐、头晕、嗜睡、多汗、镇静、成瘾等不良反应，大多与剂量相关。与血清素药物如三环类抗抑郁药物、5-羟色胺再摄取抑制剂、去甲肾上腺素再摄取抑制剂联用，有可能导致 5-羟色胺综合征，严重时可致神经肌肉疾病、精神状态改变、胃肠道症状，甚至死亡，应引起高度重视。

3. 抗癫痫药

抗癫痫药主要有普瑞巴林、卡马西平、加巴喷丁、托吡酯、唑尼沙胺、拉莫三嗪、奥卡西平、左乙拉西坦等，主要药理作用为抑制神经元的异常放电，主要用于治疗慢性神经病理性疼痛和纤维肌痛，尤其是烧灼样、撕裂样和麻木样疼痛的神经病理性疼痛。普瑞巴

林用于糖尿病周围神经病变和带状疱疹后遗神经痛，卡马西平对带状疱疹后遗神经痛、糖尿病周围神经病变、脊柱结核引起的疼痛有镇痛作用，拉莫三嗪可用于三叉神经痛和中枢神经病理性疼痛。加巴喷丁、普瑞巴林不良反应均为嗜睡、头晕，应遵循夜间起始、逐渐加量和缓慢减量的原则。

4. 抗抑郁药

抗抑郁药主要有丙米嗪、阿米替林、度洛西汀、氟西汀、帕罗西汀、舍曲林、西酞普兰等。主要是通过作用于脑干-脊髓背角疼痛抑制系统和蓝斑核的去甲肾上腺素镇痛系统，直接或间接影响内源性阿片系统等发挥作用。三环抗抑郁药物可用于神经疼痛，如三叉神经痛、带状疱疹后神经痛、糖尿病性周围神经痛及脊髓损伤导致的神经病理疼痛等。选择性 5- 羟色胺再摄取抑制剂如氟西汀、帕罗西汀，镇痛作用弱于三环类抗抑郁药物。度洛西汀用于糖尿病周围神经病变，其不良反应有恶心、口干、出汗、乏力、焦虑、震颤等。三环类抗抑郁药物不良反应有心脏传导功能紊乱、嗜睡、眩晕、尿潴留等。

5. 肌肉松弛药

肌肉松弛药主要有乙哌立松、替扎尼定等。肌肉疼痛可反射性引起肌紧张，造成循环障碍，使代谢产物在软组织局部潴留而加重肌肉疼痛，并引起局部软组织纤维化，局部软组织纤维化又导致局部张力增高而加重循环障碍。肌肉松弛药物可缓解骨骼肌痉挛、改善血液循环，适用于原发性非手术肌骨疼痛（如慢性原发性颈痛、胸痛、腰痛、肢体痛）、神经系统疾病关联的慢性继发性肌骨疼痛（如脑和脊髓相关疾病引起的肌肉紧张麻痹）及手术后肌骨慢性疼痛（如术后肌肉紧张）等。替扎尼定还有一定的镇静及降压作用，不良反应有头晕、低血压等。乙哌立松最常见的不良反应为恶心、厌食等。

6. 抗骨质疏松药物

抗骨质疏松药物主要包括钙剂、活性维生素 D、双膦酸盐、降钙素类等。部分骨质疏松者如原发性骨质疏松、绝经期女性及老年人群，临床症状主要表现为慢性腰背痛或全身骨痛，可选用抗骨质疏松药物。长期口服双膦酸盐可能会出现胃肠道刺激症状，长期使用抗骨质疏松药物可能增加发生非典型性骨折的风险。

7. 可改善骨关节炎病情类药

骨关节炎改善病情类药主要有双醋瑞因、氨基葡萄糖、葡糖胺聚糖、硫酸软骨素等，主要作用为抗炎、止痛、降低基质金属蛋白酶和胶原酶活性、保护关节软骨、延缓骨关节炎发展。氨基葡萄糖服用期间有轻度胃肠道不适，症状轻微而短暂，多为一过性，偶有心悸、心动过速和周围性水肿等不良反应。对螺类、贝壳类和虾蟹等有壳水生动物过敏者禁用。

8. 糖皮质激素类药物

糖皮质激素类药物是临床常用药物，主要药理作用为缓解疼痛、减少渗出、改善局部血液循环、促进炎性物质的吸收、减轻滑膜和关节囊的充血水肿、松弛痉挛或挛缩的肌肉等。对骨关节炎和关节腔伴有积液的患者，可进行关节腔内注射。此外，伴神经压迫症状或炎症疼痛的患者应慎重选用糖皮质激素类药物。同一关节不应反复注射，注射间隔时间不应短于 3 ~ 6 个月，每年应用最多不超过 2 次。

9. 外用止痛药

外用止痛药主要包括外用非甾体抗炎药、丁丙诺啡透皮贴、芬太尼透皮贴等。外用制剂直接用于病变部位，经皮肤渗透直达病变组织而发挥镇痛作用，有起效快、局部浓度高、系统暴露量少、全身不良反应少等优势。丁丙诺啡为阿片类受体部分激动剂，其透皮贴剂可 7 天持续释放，老年人、肾功能不全者无须调剂量，注意药物依赖、呼吸抑制等风险。

二、肌骨疼痛治疗药物的合理应用

肌骨疼痛的治疗药物种类繁多，合理应用能够提高疗效、降低不良反应。

1. 神经病理性疼痛的药物选择

抗惊厥药物如加巴喷丁和普瑞巴林可用于放电样疼痛或电击样疼痛、烧灼痛、撕裂痛、枪击样疼痛或针刺样剧痛等。抗抑郁药物如阿米替林、度洛西汀及文拉法辛可用于麻木样痛、灼痛、坠胀痛等，也可改善心情和睡眠，且阿米替林对胃肠道功能有推动作用。

2. 肌骨炎性疼痛的药物选择

机体受到伤害刺激后，局部和全身促炎症因子水平升高可致外周疼痛感受器敏化，激活初级传入神经纤维合并异常放电增加而致疼痛。治疗药物可选用非甾体抗炎药、糖皮质激素类药物等。

3. 骨质疏松性疼痛的药物选择

骨质疏松性疼痛可选用抗骨质疏松药物等。

4. 类风湿性关节炎所致的肌骨疼痛药物选择

类风湿性关节炎所致的肌骨疼痛需加用抗类风湿类药物，如甲氨蝶呤、柳氮磺吡啶、TNF 抑制剂等。

第二节　整体思路下超声可视化针刀精准治疗肌骨疾病策略的实施

整体评估是治疗的基础，评估是为了明确诊断、明确病因。肌骨疾病病因复杂，诊断困难，治疗效果也不一。肌骨疾病的治疗目的是缓解疼痛和恢复功能。治疗肌骨疾病任何时候理念、思路都比方法重要，只有明确诊断，明确治疗部位，才能有的放矢，达到良好的效果。在疾病的不同时期，根据适应证选择合理的治疗方法。本书介绍的是针刀治疗，提出了针刀治疗原则，即"针刀为主、手法为辅、药物配合、器械辅助"，肌骨疾病的治疗要根据疾病的发病机制、病理去制定合理的治疗方案。

整体思路下超声可视化针刀治疗可按照以下路径实施。

（1）确定疼痛部位和性质：应用整体评估和影像学、实验室检查等方法明确疾病诊断，确定疼痛部位和性质，并评估是否有结构改变和程度。

（2）疼痛局部治疗：确定适应针刀治疗的患者，根据评估结果对局部进行处理，再根据疾病的不同时期和分级选用针刀、药物注射、针灸等治疗。

（3）对引起疼痛的直接原因进行治疗：多与力学直接相关。判断引起疼痛的直接原因，如网球肘的直接原因为桡侧腕短伸肌张力变化，多能在肌肉上找到激痛点，再应用微针刀对激痛点进行灭活。

（4）对相关的间接因素进行治疗：即间接因素，并不是力学直接相关的肌肉，但往往有可能是主要病因。直接相关肌肉有可能是继发间接肌肉或筋膜的激痛点，即卫星激痛点。这些间接相关因素按照点（激痛点）、线（筋膜链或筋膜序列）、面（筋膜协调中心、融合中心）在相关的筋膜链上寻找，或按照引传痛规律寻找，找到激痛点后通过微针刀、药物注射等方法进行治疗。协调中心和融合中心是肌肉力量的向量在深筋膜汇聚的点，也可以认为是协调完成一个方向动作，如伸或屈一组肌肉的中心。一块肌肉不能够完成动作，因此关节一个运动方向受限，往往需要通过协调中心来解决。如果是附着点粘连、挛缩，则需要用针刀剥离松解。

（5）韧带和骨关节结构治疗：肌骨疼痛一般发病规律为先有动力变化，然后继发韧带、关节囊等静态稳定结构变化，最后是骨关节改变。因此，静态稳定结构和骨关节结构放在后面处理，多采用针刀松解、关节内注射等方法。

（6）神经因素治疗：肌肉紧张和骨关节结构异常可引起神经卡压，也可能是互为因果，评估出现神经症状，应及时进行处理。周围神经多采用针刀松解和药物的液压松解治疗，交感神经可采用阻滞治疗。

（7）康复训练：治疗的最终目的是恢复劳动能力，治疗虽然缓解了疼痛、恢复了功能，但完全恢复需要康复来完成，康复治疗还可以巩固疗效、减少复发。

在用整体治疗思路治疗时，应根据治疗前评估诊断的结果，然后按照设计步骤进行，并不是所有患者都存在上述因素，都需要去进行上述 7 项治疗，应该根据评估情况，有的患者进行 2 项，有的进行 3 项，需要因病施治。治疗也不是按部就班进行，大多数是同时进行几个部位的治疗，可以缩短疗程。治疗时，药物治疗仍然是基础治疗，应加以重视。

一、疼痛局部结构变化的治疗

局部治疗是目前治疗肌骨疾病的主要方法。大多数医师把诊断和治疗的点放在疼痛局部，另一部分医师只调解功能，不处理局部疼痛点。这两种治疗方法各有千秋，也都存在问题。局部的疼痛和结构改变是疾病的结果，不应该被忽视，应该积极去治疗。足底跖筋膜炎是临床常见疾病，主要症状是足底靠近足跟或足中央部位有疼痛感，查体时可见足跟部前内侧肿胀。跟骨内侧结节及跖腱膜起点 2 ~ 3 cm 处有明显压痛。超声检查发现足底筋膜炎患者的足底筋膜增厚超过 4 mm（正常厚度在 1.5 ~ 2.5 mm），最厚处达5.2 mm（图 10-2-1），低能量血流检查可以显示血流增加（图 10-2-2）。超声结合临床可以明确诊断。局部疼痛结构改变及血流增多，说明足底筋膜局部发生了撕裂、粘连、瘢痕、阻塞，是产生疼痛的主要原因，可通过无创和有创治疗。无创治疗主要有手法按摩、理疗、冲击波等方法，应该作为病变早期首选方法，但疗效欠佳。有创治疗包括局部注射激素药物、自体血清干细胞（platelet rich plasma，PRP）注射、臭氧注射等，或者针刀松解。针刀松解治疗适用于足底筋膜炎的各个时期且效果好（图 10-2-3）。

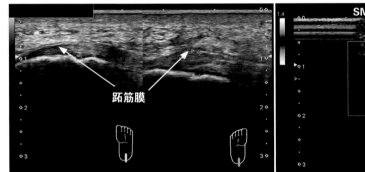

图10-2-1 足底筋膜炎声像图

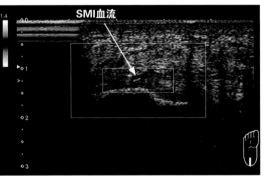

图10-2-2 低能量血流检查声像图

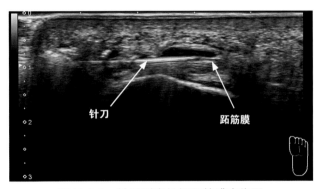

图10-2-3 针刀剥离松解跖筋膜声像图

二、引起疼痛的直接因素治疗

局部治疗可以有效缓解部分疼痛，但容易复发。因为局部疼痛和结构改变是疾病的结果，并不是原因。有学者提出 2 种治疗思路：偏结构性和偏功能性。偏结构性建立在解剖学和生物力学基础之上，关注焦点在解剖结构的改变。偏功能性注重功能变化，很难应用现代检查手段进行诊断，只是依靠查体评估进行诊断，重视功能的调整，忽略结构变化。实际上，功能紊乱是导致局部结构改变和疼痛的真正原因。然而，引起功能改变的原因众多，如运动感知觉学说、生物力学学说等。多数专家倾向于综合因素，因为骨骼肌内的激痛点被激活，肌肉张力发生变化，不正常的生物力学导致止点结构的损伤，出现临床症状。因此，结构和功能同样重要，结构与功能相结合，做到标本兼治。足底筋膜炎复发的原因是没有找到引起跖筋膜功能性改变的结构。跟腱与跖筋膜在解剖上有筋膜相延续（图10-2-4），这种结构超声也能够清晰显示（图10-2-5）。跟腱的功能改变会影响力学传递，导致跖筋膜损伤，引起结构改变。而跟腱内起主要作用的是比目鱼肌，足底筋膜炎患者在同侧的比目鱼肌上会寻找到激痛点。超声应用剪切波测量也发现弹性有明显变化（图10-2-6）。对比目鱼肌激痛点进行灭活联合足底筋膜针刀松解结构与功能相结合的治疗（图10-2-7），做到了标本兼治，治疗后症状缓解，超声复诊跖筋膜厚度及血流恢复正常（图10-2-8）。

另外，一些关节外弹性髋患者临床查体为髂胫束在大粗隆部位有弹响，大多数医师认为是髂胫束挛缩所致而去治疗髂胫束，甚至用手术切断松解，实际上是臀中肌后束的弱化和力量不足导致大转子旋前，造成髂胫束相对短缩，属于臀中肌功能问题，强化臀中肌就能很好地缓解症状，而不是处理髂胫束。

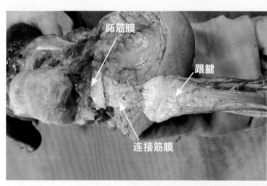

图10-2-4　跟腱与跖筋膜在解剖上有筋膜相延续
来源：由唐山市第二医院临床解剖室提供

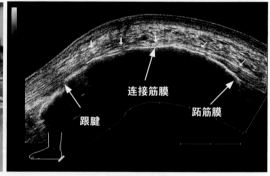

图10-2-5　超声显示跟腱与跖筋膜有筋膜连接

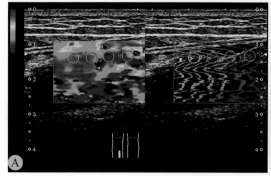
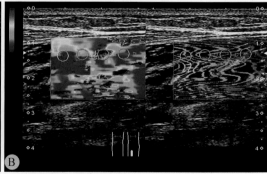

A. 患侧剪切波弹性成像；B. 健侧剪切波弹性成像
图10-2-6　双侧比目鱼肌剪切波弹性成像对比图

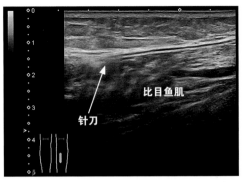

图10-2-7 比目鱼肌刃针激痛点灭活声像图

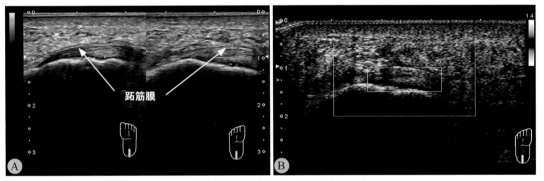

A. 跖筋膜厚度恢复；B. 低能量血流消失

图10-2-8 治疗后超声复诊跖筋膜厚度及血流声像图

三、引起疼痛的间接因素治疗

虽然直接因素有可能是引起疼痛和结构改变的最主要因素，但在很多肌骨系统疾病中并不如此，有治疗效果不佳或短期内复发的，这需要整体评估分析，寻找真正的病因。一些间接相关肌肉，并不一定是直接力学相关的肌肉，但有可能是主要病因。直接相关肌肉可能是间接肌肉或筋膜的卫星激痛点。这些间接相关因素按照点（激痛点）、线（筋膜链或筋膜序列）、面（筋膜协调中心、融合中心）在相关的筋膜链上寻找，或按照引传痛规律寻找，找到激痛点后通过微针刀、注射等方法进行治疗。

1. 激痛点引传痛相关因素治疗（点治疗）

一些疾病通过直接或间接处理可以就得到很好的效果，但是一部分患者仍有疼痛不适，疼痛可能不在筋膜链上，而是其他肌肉激痛点的引传痛。腕管综合征在臂前表线，但有时不在这条筋膜链上的肩胛下肌的引传痛也可以放射到腕管部位，也是局部疼痛不适的原因，必要时也需要处理（图 10-2-9，图 10-2-10）。

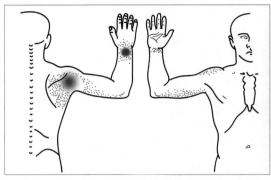

图10-2-9 肩胛下肌激痛点引传痛范围示意图

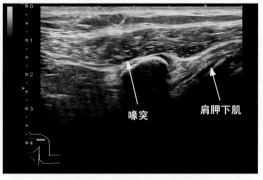

图10-2-10 肩胛下肌声像图

2. 筋膜链相关因素治疗（线治疗）

足底筋膜是解剖列车筋膜链后表线的起点，上行与小腿三头肌、腘绳肌、骶结节韧带、竖脊肌、枕后肌群和帽状筋膜相连，这条筋膜链上的任何一处出现问题都会受到影响，同时足底筋膜炎也会影响其他肌肉和筋膜。如果处理足底筋膜的局部和比目鱼肌治疗效果不好，可以考虑后表线上的肌筋膜，如竖脊肌甚至枕后肌群的问题，并对存在的激痛点进行灭活（图 10-2-11），还可以用微针刀、针灸或者湿针等治疗。

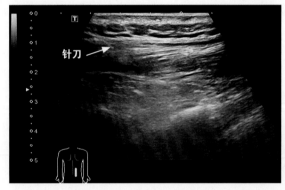

图10-2-11 竖脊肌激痛点针刀灭活声像图

3. 协调中心或融合中心处理（面治疗）

协调中心是肌肉力量的向量在深筋膜汇聚的点，是协调一组肌肉完成一个方向运动的筋膜聚集点。关节的运动障碍往往是一组肌肉的协调出现问题，因此单纯处理一块肌肉的激痛点难以解决问题，需要处理协调中心。如肩胛骨的前屈肌群主要有胸大肌、胸小肌，协调中心位于胸小肌喙突止点的远端 1.5 cm 处，因此出现肩关节的后伸受限说明内旋肌群短缩，在处理主要内旋肌的同时需要处理胸小肌上的协调中心（图 10-2-12）。融合中心是完成复杂动作的筋膜聚集点，一般位于两个单平面筋膜序列汇聚的位置，协调或平衡在两个平面的肌筋膜激痛点之间运动过程中被激活的中间肌纤维。协调中心大多位于肌腹上，它们与肌梭相互作用、同步单向运动。融合中心位于支持带和关节周围的结构、关节附近

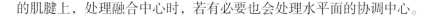
的肌腱上，处理融合中心时，若有必要也会处理水平面的协调中心。

四、引起疼痛的韧带及骨关节结构因素治疗

肌肉的动力平衡失调后，如果不及时调整就会出现关节及周围的静态结构变化。韧带和关节囊是关节的静态稳定结构，动态平衡失调后韧带就会代偿，出现应力的不平衡，应力高的一侧就会出现损伤，产生疼痛。与此同时，关节结构也会出现改变，特别是负重关节会出现间隙的不等宽、压力不均等，造成软骨过度磨损和脱落、骨赘形成等病理改变，出现功能受限。韧带病变早期可以采用药物注射治疗，出现瘢痕、粘连等，主要应用针刀松解治疗（图10-2-13）。关节囊病变在不同关节的病理变化不同，负重关节如膝、髋，主要以关节内积液为主，而肩关节以粘连为主，因此处理方法不同。以积液为主的治疗，主要处理动力学的病因，调整肌肉的动力平衡，往往可以减少积液，处理后积液仍较多时，采取抽吸（图10-2-14），或注射激素、玻璃酸钠、PRP等药物（图10-2-15）。以关节囊为主的则以囊内液压松解注射为主（图10-2-16），治疗顺序也有所不同，负重关节多放在其他因素治疗后进行，而以粘连为主的肩关节，往往需要首先处理。因为关节囊粘连是肩关节疼痛和功能受限的主要病理因素。如何治疗及治疗顺序需要根据评估的结果进行计划。

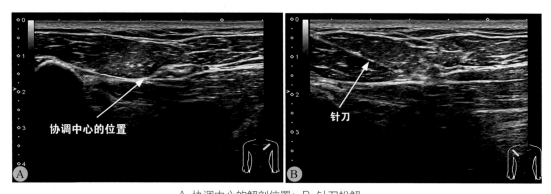

A. 协调中心的解剖位置；B. 针刀松解

图10-2-12　针刀松解肩胛骨的前屈肌群协调中心声像图

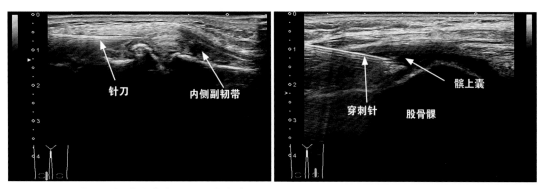

图10-2-13　针刀松解膝关节内侧副韧带声像图　　**图10-2-14　膝关节髌上囊积液抽吸治疗声像图**

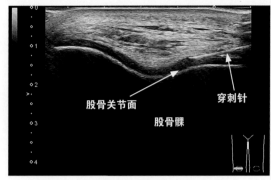
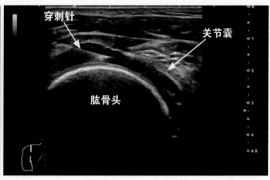

| 图10-2-15　膝关节内PRP注射声像图 | 图10-2-16　肩关节囊内液压扩张松解声像图 |

五、引起疼痛的神经因素治疗

肌肉功能长期失调或肌肉张力持续增高，会导致相关的周围神经卡压，卡压的神经也会引起肌肉疼痛，彼此相互影响。神经因素包括周围神经和交感神经。

1. 周围神经卡压因素治疗

关节和脊柱长时间的动力平衡失调，会导致周围神经的卡压。冻结肩容易造成肩胛上神经的卡压（图10-2-17），膝关节骨性关节炎容易造成隐神经的髌下支卡压，腰椎疾病容易造成脊神经后侧支卡压等，因此，在处理肌肉、筋膜、骨关节的同时也要注意相关神经的处理，主要方法为神经液压松解或者针刀松解。

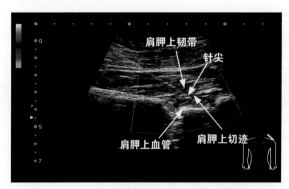

图10-2-17　肩胛上神经液压松解治疗声像图

2. 交感神经因素治疗

很多慢性疼痛患者长期的肌肉功能失衡会影响交感神经，并出现一系列症状。一般认为是局部长期处于能量危机状态时，从微血管内释放的神经血管反应物使局部的自主神经致敏，通过脊髓传导而引起交感神经症状。临床上，颈肩部的疼痛往往出现颈交感神经、腰骶部及下肢出现腰交感神经症状。上交叉综合征是颈部的前后肌肉不平衡导致的慢性疼痛，患者除了颈肩部位的疼痛外，往往出现失眠、焦虑、心慌、气短、耳鸣等一系列颈部交感神经症状。临床医师在处理这类患者的时候，往往只注意疼痛肌肉如斜方肌、胸锁乳突肌、胸小肌等，而忽略更重要的星状神经节问题，治疗效果往往不是很满意。如果先在超声引导下进行星状神经节阻滞治疗（图 10-2-18），降低交感神经兴奋，把一些症状缓解后再去处理局部，更精准有效。腰椎疾病也是如此，有时即使做了腰椎手术，下肢仍然发凉和麻木，可能是腰交感神经的问题。除了处理相关肌肉以外，需要对腰交感神经节进行阻滞处理（图 10-2-19）。

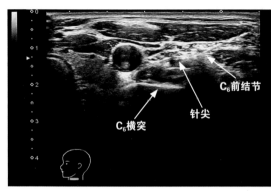
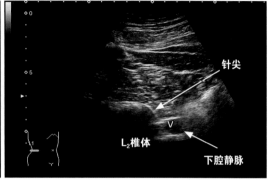

图10-2-18　超声引导下颈交感神经阻滞声像图　　图10-2-19　超声引导下腰交感神经节阻滞声像图

六、治疗后的康复训练

肌筋膜的疼痛多由激痛点引起，激痛点可因生物力学和运动控制失调造成，也可由所形成的触发点造成生物力学和运动控制紊乱导致，且这种运动神经肌系统的障碍最可能的问题是本体感受器的错误感受，导致脊髓的后角感觉冲动抑制，继而抑制了骨骼肌的活动。所以，治疗后的康复训练是必不可少的步骤。其目的是恢复本体感受器的正常感受及纠正运动功能单位受抑制的薄弱环节，使运动单位的各个骨骼肌的功能恢复正常，达到彻底治愈肌筋膜激痛点的疼痛。通过康复锻炼拉长受累肌肉是肌筋膜疼痛得以持续缓解的关键，锻炼可以改善肌肉状况（运动耐力）、增强肌群力量、降低生成激痛点的可能性。医师应向患者解释清楚锻炼的确切内容，然后让患者演示，以确保对医师的指导理解正确。锻炼的速度、频率及在何种病情下可以进行锻炼（如肌肉受寒和疲劳时不宜进行）等细节必须交代清楚。每个动作的重复次数不宜超过 6～7 次，并适当暂停，让肌肉得到休息。牵拉锻炼对从激痛点活化造成的功能障碍和疼痛中恢复至关重要，也是患者在激痛点过度应激时难以忍受的运动。患者可每天进行使肌肉达到全部活动范围的被动牵拉运动，以确保症状的逐渐缓解。

（宓士军　王立娜）

第十一章　超声可视化针刀精准治疗肌骨疾病的可行性与技术要求

随着超声技术的改进，高分辨率、实时动态监测使得超声在肌骨疾病的诊断和治疗的应用越来越广泛，与触诊盲穿相比，超声引导能够确定疾病部位，准确地识别靶目标，实现精准地抽吸、注射，甚至手术治疗。超声引导介入操作需要医师熟悉或掌握相关的解剖知识、超声仪器的熟练操作等。人体内不同部位软组织或骨结构都需要相应的技术、可视化方法和针型选择，这些具体的细节都需要去掌握，真正实现可视化、精准化，达到安全、便捷、有效的目的。

第一节　超声可视化针刀精准治疗肌骨疾病的可行性

目前，超声引导下药物注射已被常规用于多种疾病的治疗，包括关节腔、滑囊、腱鞘鞘或神经周围的注射。传统的穿刺大多是在触诊下进行，运用体表触诊在可疑病变区域直接进针，不能确保穿刺到治疗位置，不能有效避开重要的神经和血管。有些部位在透视引导下能提高注射的有效性和精准性，但是存在辐射、费用较高及不能显示软组织结构等缺点。近年来，随着超声的发展，临床医师已经能够完成各种类型的肌骨介入治疗，并直视穿刺针进入治疗靶点，且取得了良好的临床疗效。超声具有便携性、无辐射、廉价、可动态评估、操作简便及可显示软组织结构等优势，在康复科、疼痛科、骨科、麻醉科等应用越来越广泛。

一、准确性

目前已有多项研究表明，与标准触诊引导或透视引导的注射相比，超声引导下多种肌骨疾病和外周神经疾病注射治疗的准确率明显提高。

1. 骨关节疾病

肩锁关节是表浅关节，常因扭伤、骨关节炎及骨质溶解导致肩锁关节疼痛，关节内药物注射能有效缓解症状。有学者发现超声引导下肩锁关节注射的准确率为100%，而触诊引导下肩锁关节注射的准确率只有40%。对于冻结肩，盂肱关节注射松解是核心治疗。此关节位置较深，触诊困难，超声引导会增加盂肱关节注射的准确性。另一学者指出，超声引导下盂肱关节腔注射的准确率为95%，而触诊引导的准确率为79%，而透视引导的一次准确率为72%。有研究表明，超声引导下肩峰下-三角肌下滑囊注射的准确率为100%，而触诊引导只有63%，透视引导准确率仅为60%。另有研究表明，触诊引导下膝关节腔注射的准确率为55%，而超声引导的准确率为100%。还有研究显示，透视引导下髋关节腔注射的准确率只有 51%，而超声引导下髋关节腔注射的成功率为 97%。

2. 肌筋膜、肌腱炎和腱鞘炎

肌筋膜炎、肌腱炎和腱鞘炎是临床常见的软组织疼痛疾病，肌筋膜、肌腱表面和腱鞘内注射被认为是有效的治疗手段，可以减轻炎症反应，缓解疼痛症状，但类固醇药物注入肌腱内部可能会有肌腱断裂的风险，因此药物注射的准确率越高，临床疗效就越显著。有学者发现，超声引导下肱二头肌长头腱鞘注射的准确率为 100%，而触诊盲穿引导的准确率为 66%。有学者发现，超声引导下腓骨肌腱注射的准确率为 100%，而触诊引导的准确率仅为 60%。另有学者通过对比超声引导和透视引导注射发现，梨状肌超声引导下的准确率为 95%，而透视引导的准确率仅为 30%。

二、有效性

治疗的主要目的是缓解疼痛和改善功能。因此，评价注射治疗除了准确外，还要关注有效性，而疗效主要受准确率的影响。超声引导下可对肩关节、膝关节和跖筋膜进行精准的注射治疗，能明显改善疼痛，并延长疼痛缓解的时间。对肩下峰-三角肌下滑囊进行超声引导和触诊引导的注射比较研究，发现患者肩关节活动度明显增加，1 周后进行随访，发现接受触诊引导下注射的一组患者，其平均外展活动度从 71° 增加到 100°，没有统计学意义（$P > 0.05$）；接受超声引导下注射的一组患者，其平均外展活动度从 69° 增加到 139°，有统计学意义（$P < 0.05$）。有学者发现，超声引导下肩峰下滑囊注射与触诊引导相比，治疗 2 周和 6 周后患者疼痛减轻更显著，治疗 2 周后患者的好转率为 81%，而触诊引导组仅为 54%。也有研究表明，超声引导能提高足底筋膜注射的疗效，通过对比超声和触诊引导下近端跖腱膜注射治疗的效果，发现两组患者疼痛均明显减轻，然而超声引导组的复发率为 8%，而触诊引导组的复发率则高达 46%。风湿、类风湿性关节炎，因关节的破坏可能导致关节腔变小而难以直接注射，超声引导可以帮助找到合适的注射位置，从而达到精准注射。有学者比较了超声引导和触诊引导下对炎性关节病患者受累关节（肩、肘、腕、手指、膝关节、踝关节）注射的疗效，与触诊引导下注射相比，超声引导下注射可使患者疼痛减轻 35%、注射过程中的疼痛减少 81%、无反应率降低 34% 及注射周期延长 32%。

三、安全性

超声能够有效分辨治疗靶点周围的神经和血管，特别是一些变异的血管，可避免神经和血管的损伤，确保安全。星状神经节位于 C_7 和 T_1 之间，但是 C_7 水平有椎动脉存在，容易误穿造成危险，因此临床医师选择在 C_6 水平注射，此时椎动脉进入了横突，穿刺是安全的，但是也有一部分患者椎动脉在 C_5 进入横突（图 11-1-1），影响穿刺路线，如果没有超声引导很容易穿刺到椎动脉或颈静脉（颈静脉扩张）。桡神经浅支在桡骨茎突腱鞘背侧走行，桡骨茎突狭窄性腱鞘炎患者在进行针刀松解治疗时，容易造成该神经的损伤，因此，超声引导下针刀松解可以很好地避开神经（图 11-1-2），使治疗安全、可靠。

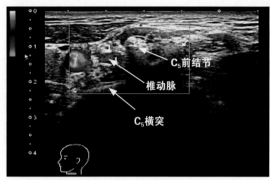

椎动脉正常由C$_6$进入横突，该患者椎动脉由C$_5$进入横突

图11-1-1　超声引导下星状神经节治疗声像图

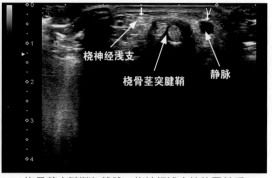

桡骨茎突腱鞘与静脉、桡神经浅支的位置关系

图11-1-2　超声引导下针刀松解桡骨茎突狭窄性腱鞘炎声像图

四、经济性

看病难、看病贵是患者最关注的问题，也是社会问题，医疗卫生事业的改革也是要解决这些问题。超声引导能提高准确率和有效率，可能会降低总的治疗成本，并提高患者满意度。例如，有学者对比了触诊引导和超声引导下关节腔注射的临床疗效，超声引导组能使患者在治疗 2 周后绝对疼痛值降低 58.8%、使积液的检出率提高 200%、使抽液量增加 337%。这表明超声引导能减少不必要的随访次数和注射次数，全面提升临床疗效。透明质酸是一种需要准确注入关节腔才能起效的注射剂，临床上大部分的透明质酸注射是在触诊引导下完成的，但在某些情况下，如患者体形阻碍进针，导致将药物注射到周围软组织中，超声引导下注射不仅可以提高注射的准确性，而且可能使疗效因准确率的提高而提高，从而降低成本，同时减少将药物注入非病变关节的软组织而引起的并发症等问题。

总之，超声引导能提高治疗各种肌肉和骨关节的准确性，更有效地缓解疼痛和提高临床疗效，并且便捷、安全、并发症少，值得推广应用。

第二节　超声可视化针刀精准治疗肌骨疾病的技术要求

一、超声可视化针刀精准治疗的技术原则

超声引导下可视化针刀治疗技术有别于传统的针刀技术，总结起来为定点、定位、定线和定量 4 个技术原则。

（1）定点，即确定穿刺点。传统的穿刺点是疼痛部位和病变部位，超声引导时将探头放置在病变部位，针刀的穿刺点往往不在疼痛部位和病变部位，因此治疗前需要确定穿刺点。穿刺点一般以"距离最近，穿刺最直接、最安全"原则。

（2）定位，即确定病变部位，也就是治疗位置。结合临床查体，根据超声扫查结果确定。软组织疾病要根据组织的形态学变化，如肌肉增厚、回声不均匀、弹性增高、有血流等确定；卡压性疾病如腱鞘炎要动态观察准确的卡压部位，进行扫查。

（3）定线，以"最近、最直接、最安全"为原则确定穿刺路线。根据穿刺点和病变部位确定穿刺路线，避开重要的肌肉、肌腱、神经和血管。

（4）定量，即确定剥离次数。根据病变程度确定剥离次数，一般3～5次为宜。卡压性疾病一般是根据松解程度，动态观察卡压是否松解彻底。

二、治疗前准备

患者接受介入治疗前必须检验血常规、出血时间、凝血时间，必要时进行肝肾功能、乙型肝炎、胸部X线及心电图等检查，必须与患者及其家属进行术前谈话，并签署手术同意书。

介入治疗前，治疗医师和超声医师要进行会诊，复习患者病史和影像学资料，会诊确定患者的最佳体位、最佳穿刺路径和手术注意问题等。

三、穿刺器具准备

穿刺前应准备消毒用具、无菌包、穿刺针和应用药物。根据穿刺治疗部位选用不同型号的穿刺针，药物主要为局部麻醉药和糖皮质激素药等。

四、穿刺操作

穿刺时一般不需要使用穿刺架，在超声引导下用普通探头徒手穿刺即可。穿刺分为平面内进针和平面外进针。平面内进针时，针刀与探头长轴平行，针刀在声束平面内，实时显示整个针刀特别是刀尖（图11-2-1），因此在操作时可根据靶点随时调整针刀的角度和深度，从而提高准确率、降低并发症，一般多采用此方法穿刺。平面外进针时，穿刺针的方向与探头长轴垂直，超声显示的是针刀的一个点（图11-2-2），操作过程难以判定刀尖的位置，因此穿刺到位率低和并发症相对较多，一般不建议采用，除非一些特殊部位，难以实现平面内操作。整个过程中要求穿刺针与探头声束垂直或基本垂直，穿刺针成为镜面反射体，呈振铃伪像，此时能清晰地显示穿刺针的针尖。徒手穿刺的主要优势在于灵活、方便，可以单独移动穿刺针或探头，方便选择合理的穿刺路径。

提高针尖的显示率可以缩短穿刺时间，减少损伤。主要方法有：①注射少量的空气微泡、局部麻醉药物或生理盐水；②上下移动穿刺针，利用彩色多普勒超声的运动伪像发现和确定针尖；③穿刺过程中注意避开重要的神经和血管。

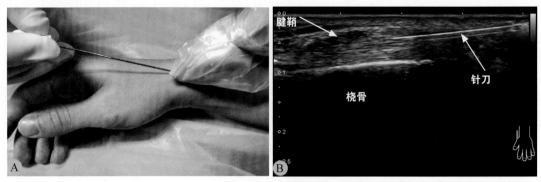

A. 穿刺针与探头平行，并位于声束平面内；B. 超声引导下，切割过程显示针刀体及刀尖

图11-2-1　针刀平面内切割操作

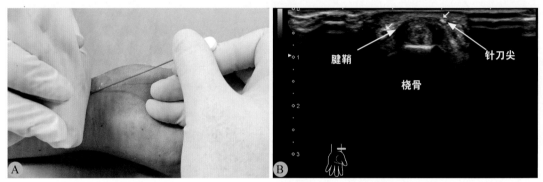

A. 穿刺针与探头垂直操作图；B. 超声引下切割过程只显示针刀的刀尖

图11-2-2　针刀平面外切割操作图和声像图

第三节　超声可视化针刀精准治疗肌骨疾病适应证与禁忌证

一、适应证

超声引导下的介入治疗适应证主要有以下几点。

（1）患者有明确的疼痛，疼痛来自肌肉、肌腱、腱鞘、滑囊等，介入治疗有助于疾病的诊断与治疗。

（2）超声能够清晰显示病灶。

（3）介入治疗能够安全实施。

（4）患者能够耐受，术中能够配合医师操作。

（5）患者凝血机制正常。

二、禁忌证

（1）有严重内脏疾病，且处于发作期。

（2）施术部位有皮肤感染、红肿热痛或皮肤深部有脓肿者。

（3）施术部位有重要神经、血管或重要脏器而无法避开者。

（4）凝血机制不良或有其他出血倾向者。

（5）体质极度虚弱不能耐受手术者。

（6）血压较高且情绪紧张者。

第四节　超声可视化针刀精准治疗肌骨疾病的超声设备及扫查技术

一、超声设备要求

超声设备：一般选用高频彩色超声仪。探头选择：对于表浅部位如腕关节、踝关节，宜选择宽频线阵探头，频率为 7 ~ 14 MHz；对于深部组织结构如髋部肌腱，选择相控阵较好的探头，频率为 3.5 ~ 7.5 MHz。探头的选择原则是尽可能选用高频线阵探头。如果高频探头穿透性不够，不要轻易换成低频探头。声像图的优化在肌骨介入超声中有十分重要的意义。如果使用不当，即使是高档的超声仪也可能产生差的图像。图像优化一般遵循如下基本原则：①动态范围尽可能大，以便显示组织结构的细节，动态范围一般设置为 60 dB 以上；②适当调节灰阶水平，以不产生背景噪音又能显示低回声结构为佳，过度使用后处理来增加对比度会丢失低回声信号；③合理调整仪器的各种参数，如输出功率、增益等，输出功率太大会增加混响伪像，最好开始将输出功率设置为 50%，然后再根据情况进行微调。

二、超声扫查技术

（1）一般病灶通过直接扫查即可获得满意的效果，如果病灶表浅，可多涂抹耦合剂或加导声垫。

（2）扫查过程中，医师通过多断面显示，建立立体病灶的概念，使得局部结构显示清晰，便于引导治疗。

（3）彩色多普勒或能量多普勒超声可以提供更多信息，如血流增加提示炎症部位，肌腱血流增加提示腱鞘炎，而不是单纯的腱鞘积液，有助于医师准确定位治疗。

（4）选择正确的体位，同时保证患者和操作者舒适。

（5）双侧对比检查十分重要，检查时要求患者处于相同的体位，避免误差，并且扫查平面和探头按压力度要一致。

第五节　超声可视化针刀精准治疗肌骨疾病的规范

一、术前基本规范

（1）医师在治疗前应该详细了解患者的病情，超声医师和操作医师要集体会诊，阅读相关的医学影像资料，了解药物过敏史、异常出血史，了解患者是否服用影响凝血功能和扩张血管的药物。

（2）医师必须明确实施超声可视化针刀治疗的临床原因和预期结果，严格掌握治疗的适应证。

（3）医师在操作前必须征得患者的同意，并请患者在知情同意书上签字，应对患者详细解释操作过程，使患者了解操作所需要配合的体位、时间及可能出现的不适反应。

（4）患者治疗前必须检查血常规、凝血五项，老年患者要检查血糖、心电图等。

（5）治疗前，医师先行进行超声检查，了解解剖位置及病灶周围重要的脏器、血管和神经的关系，以避免严重的并发症。与操作医师共同分析制定合理的最佳穿刺点和穿刺路径，以尽量避开血管和神经，缩短穿刺距离。

二、治疗中的基本规范

（1）操作中必须严格遵守无菌操作规范。

（2）超声医师和操作医师要紧密配合，针刀和超声探头声束垂直或者基本垂直，可以提高穿刺刀尖的显示率。

（3）穿刺过程中应对穿刺针具体位置进行有效、实时监视，避免损伤周围的重要神经和血管。

（4）穿刺过程要保留图像，记录病灶图像特征及术中、术后的声像图变化。

（5）对感染病灶或免疫功能低下的患者，治疗时应常规使用抗生素；对黄疸患者，应于术前3天使用维生素K。

三、治疗后基本规范

（1）针刀术后根据穿刺部位的深浅，在穿刺点局部加压5～10分钟，尤其是在浅表器官、病灶血液运行较丰富的部位。

（2）门诊患者在治疗结束后应该留下观察1～2小时，如局部穿刺点无渗血，血压、脉搏情况无异常，无不适感方可离开。一旦出现心慌、头晕、伤口出血、局部突然肿胀、胸闷、胸痛等情况立即请相关科室处理。

（3）针刀术后注意及时随访，观察疗效，必要时再次进行治疗。

（宓士军　贾俊峰　张岩）

[1] 朱汉章 . 小针刀疗法 [M]. 北京：中国中医药出版社，1992.

[2] 郭长青 . 中医微创针刀治疗学 [M]. 北京：中国中医药出版社，2019.

[3] 菲尔·佩治，克莱尔·弗兰克，罗伯特·拉德纳 . 肌肉失衡的评估与治疗（扬达治疗法）[M]. 焦颖，主译 . 北京：人民体育出版社，2016.

[4] 王永莉，张树剑 . 针刀医学理论回顾及与传统针灸理论之关系初探 [J]. 辽宁中医杂志，2017，44（4）：831-834.

[5] 刘巧媚，周丹，徐芸，等 . 借助超声辅助手段促进针刀治疗可视化发展 [J]. 湖北中医药大学学报，2016，18（4）：117-120.

[6] 曹晔，王月秋，王静霞，等 . CT 引导下颈椎横突后结节小针刀松解与非直视法进针松解治疗神经根型颈椎病的对照研究 [J]. 广州中医药大学学报，2017，34（5）：672-676.

[7] 邓芳，李庆华，罗颖，等 . 超声引导下针刀松解治疗神经根型颈椎病的疗效观察 [J]. 浙江创伤外科，2016，21（2）：206-208.

[8] 王琳玲，王月爱 . 超声引导下针刀治疗神经根型颈椎病的疗效观察 [J]. 中医药导报，2017，23（15）：65-67.

[9] 申毅锋，周俏吟，李石良 . 超声引导下针刀治疗研究进展 [J]. 中国医药导报，2017，14（33）：55-58.

[10] 康鹏德，黄泽宇，李庭，等 . 肌肉骨骼系统慢性疼痛管理专家共识 [J]. 中华骨与关节外科杂志，2020，13（1）：9-15.

[11] 纪泉，易端，王建业，等 . 老年患者慢性肌肉骨骼疼痛管理中国专家共识（2019）[J]. 中华老年医学杂志，2019，38（5）：500-507.

[12] 中华医学疼痛学分会 . 骨代谢异常相关疼痛病诊疗中国专家共识 [J]. 中华医学杂志，2020，100（1）：15-21.

[13] 尹莉，邱逦，张华斌，等 . 可视化诊疗技术（超声）在肌肉骨骼及关节康复中的应用专家共识 [J/OL]. 中华医学超声杂志（电子版），2019，16（11）：801-805.

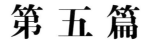

第 五 篇

整体思路下
超声可视化针刀
精准治疗临床应用

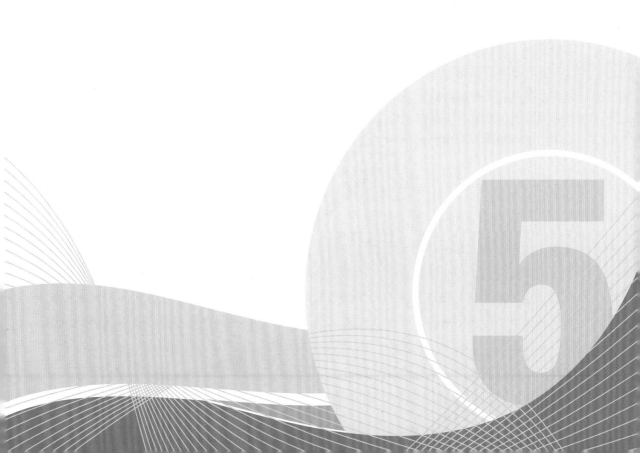

第十二章　肩部疾病

肩关节是一个非常精细且复杂的关节，是人体最灵活也是最不稳定的关节，其包含6个方向的运动，有6个关节和近20块肌肉参与肩部活动，因此，肩部疼痛病因复杂，诊断困难，治疗难度大，主要涉及关节、肌肉、滑囊、神经等。

第一节　冻结肩

冻结肩又称肩关节周围炎、粘连性关节囊炎、"五十肩"，简称肩周炎，是指肩关节疼痛和活动受限，但并无结构上改变的病变。根据发病机制分为原发性冻结肩和继发性冻结肩。临床所见冻结肩多为原发，主要表现为疼痛和肩关节多方向功能受限，严重影响生活质量，整体思路下的超声可视化针刀治疗能够有效缓解疼痛、改善功能。

一、局部解剖

肩关节是人体最灵活的关节。解剖分为骨关节结构、静态结构、动态结构、血供及神经支配。

1. 骨关节结构

肩关节是一个复合关节结构，主要包括盂肱关节、肩锁关节、胸锁关节、肩胛胸壁关节和肩峰下关节（第二肩关节）5个相关关节结构（图12-1-1）。有学者把喙肱关节即喙突与肱骨头之间的运动关节也加入肩关节。

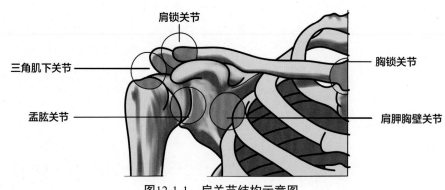

图12-1-1　肩关节结构示意图

2. 静态结构

静态结构包括关节囊、滑囊和韧带。滑囊包括三角肌下滑囊、肩峰下滑囊及喙突下滑囊，可与相邻三角肌、冈上肌腱、肱二头肌短头相互影响。韧带主要包括盂肱韧带（上、中、下）、喙肱韧带、喙肩韧带（图 12-1-2）。

3. 动态结构

动态结构主要为肌肉和肌腱，可分2层，外层为三角肌，内层为肩胛下肌、冈上肌、冈下肌、小圆肌4个短肌及其联合肌腱。联合肌腱与关节囊紧密相连，附着于肱骨上端，称为肩袖。肩袖是肩关节活动时受力最大的结构之一，易于损伤。肱二头肌长头起于关节盂上结节，经肱骨结节间沟的骨纤维隧道，此段是炎症好发部位，肱二头肌短头起于喙突。另外，胸大肌、胸小肌、前锯肌、喙肱肌、斜方肌、大菱形肌、小菱形肌、三角肌、大圆肌、胸锁乳突肌、锁骨下肌、肩胛舌骨肌等都与肩关节相关（图12-1-3）。

肱骨头与关节盂的关节面之比为4∶1，头和盂比例不相称，所以，肩关节是最不稳定的关节。关节囊的负压结构、肩袖核心肌群和关节周围韧带对肩关节的稳定性起主要作用。

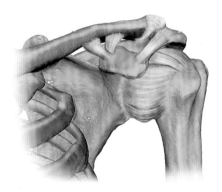 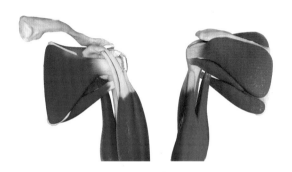

图12-1-2 肩关节周围韧带解剖示意图
来源：由唐山市第二医院霍永鑫医师手绘

图12-1-3 肩关节周围主要肌肉解剖示意图
来源：由唐山市第二医院霍永鑫医师手绘

4. 血供及神经支配

肩关节的血供主要来自2部分：一部分为锁骨下动脉的肩胛上动脉的冈上肌支、冈下肌支、肩胛下肌支各分支，另一部分为腋动脉分出的旋肱前动脉、旋肱后动脉、肩胛下动脉和旋肩胛动脉的分支。这些血管分支与肱深动脉的分支形成动脉吻合网，确保盂肱关节的血液供应。肩关节为多神经支配，主要来源于$C_3 \sim C_6$神经。前方关节囊主要神经为肩胛下神经的关节支（3~4支）和肌皮神经的关节支（2支），上方关节囊主要为胸外侧神经的关节支（2支），后方关节囊为肩胛上神经的关节支（2~3支），下方关节囊为腋神经的关节支（2~3支）。这些关节支神经都由止于关节周围肌的神经支所发出，并伴随肌纤维走向相邻部位的关节囊。因此，肩关节的疼痛与肩周肌腱附着部的疼痛很难鉴别，冻结肩还常见腋神经和肩胛上神经卡压。

二、病因和病理

盂肱关节囊大而松弛，肩部活动范围大，不稳定，因此易受损伤。冻结肩又分为原发性冻结肩和继发性冻结肩。原发性冻结肩是关节直接发病，继发性冻结肩是由外伤（关节脱位、关节固定、手术）等原因造成的肩关节僵硬。原发性冻结肩具体病因目前还不清楚，有学者认为是一种自身免疫性疾病，也有学者认为其与全身性代谢障碍有关。易感因素主要为：糖尿病（29%~35%冻结肩患者有糖尿病，使用胰岛素时间越长，患冻结肩的风险越大，治疗效果越差）、甲状腺功能紊乱、心脏疾病、肺部疾病、肿瘤、神经问题等。一些长期以肩关节轻度外展、旋前位置姿势为主的职业，如司机、教师也是易感因素。病变主要在关节囊上，逐渐累及滑膜、筋膜、肌腱及肩峰下滑囊等。病变早期，关节囊挛缩、关节间隙减少、胶原纤维退变、血管增生、囊壁增厚、滑膜纤维化，肱骨头外展或旋转时，发生粘连撕裂，产生疼痛。病变后期，喙肱韧带增厚，外旋受限，冈上肌和冈下肌挛缩、纤维化，将肱骨头拉高，使肩关节活动进一步受限。挛缩的关节囊包围肱骨头，滑膜增厚，滑膜隐窝被填塞。肩峰下滑膜囊壁增厚，囊内被致密的粘连滑膜充满，将肩袖束缚在肩峰上。病理特点：盂肱关节容积减小是主要特征，正常关节容积为15~18 mL，冻结肩患者减少到10 mL，甚至减少到5 mL；关节囊增厚；肩关节外旋活动受限。

三、临床表现

本病常见于中老年群体，女性多于男性，左侧多于右侧，也可两侧先后发病，肩部渐进性疼痛。发病初期，常因某种过大的动作，或因睡眠时翻身而引起肩关节某部位疼痛，之后逐渐发展为阵发性痛，再发展则为持续性疼痛。疼痛性质可为阵发性钝痛、持续性隐痛、刺痛、刀割样。疼痛的时间多为昼轻夜重，难以入睡。疼痛多向肩胛部、肘部和前臂部放射。疼痛的程度则轻重不等，也可时轻时重，多以进展期为著。重者，尤以夜间为重，平时多采取患肢紧贴体侧而健肢用手部托住患肘的姿态。肩关节完全冻结时，有部分患者可全无疼痛表现，只是活动障碍严重。肩部主、被动活动受限，为多方向功能受限，以外旋外展和内旋后伸为著，疼痛和肩关节的严重粘连导致肩关节活动受限。

临床分为3期。

（1）急性期，又称疼痛期或冻结前期。起病急骤，疼痛剧烈，肌痉挛，以三角肌区疼痛为主，关节活动受限，夜间剧痛。肩周压痛广泛，包括喙突、喙肱韧带、肩峰下、冈上肌、肱二头肌长头腱、四边孔等部位，均可出现压痛。X线检查一般呈阴性，病程为2~9个月。

（2）慢性期，又称冻结期。此时疼痛相对减轻，但压痛范围仍较广泛，关节功能从受限发展到关节挛缩，功能严重受限。此时，关节僵硬，梳头、穿衣、举臂托物、背后解带、摸背等动作均不能完成。肩关节周围软组织呈冻结状态，病程为3~12个月。

（3）恢复期，即解冻期。肩关节腔、肩周围滑囊、腱鞘等炎症逐渐吸收，血供恢复正常，粘连吸收，关节容积逐渐恢复正常。在运动功能逐渐恢复的过程中，肌肉的血供及神经营养得到改善，大多数患者的肩关节功能可恢复到正常或接近正常，病程为5~26个月。

冻结肩多认为是自限性疾病，不治疗也会在30个月内康复，但也有长达20年不愈的患者。部分患者症状持续无改善或轻微改善，有学者随访3年发现，23%患者有持续疼痛及功能障碍；有学者随访4年发现，60%患者有残存僵硬，12%患者有严重功能受限；还有学者随访4.4年发现，59%患者恢复正常或者接近正常，起病时症状重者预后差，并发症越多，预后越差，优势侧发病者预后稍好。

四、辅助检查

X线检查多表现正常，个别表现为关节间隙变窄。骨扫描显示96%患者呈阳性，与疾病严重程度、预后无关。MRI可用于诊断是否合并损伤和整体评估肩关节。超声局部和动态扫查是评估冻结肩的最佳手段。

五、超声影像学表现

选用10~14 MHz的线阵探头，肥胖患者可以选择9 MHz以下频率的探头。

检查体位：先采用坐位，医师坐在患者对面或者站在患者身后，先检查肩周肌肉和韧带，甚至肩锁关节、胸锁关节等结构，然后采用平卧位，肩关节外展上举，在腋下检查关节囊的情况。冻结肩患者腋下关节囊不随关节的伸展改变，所以超声检查是以腋下关节囊扫查为准（图12-1-4）。正常关节囊平均厚度为2.9 mm，关节囊结构清晰（图12-1-5）。

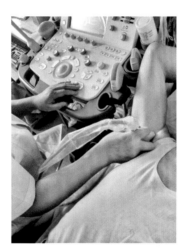

图12-1-4 超声测量肩关节腋下关节囊演示图

超声对于诊断冻结肩有95%的特异度和70%的敏感度。超声显示冻结肩患者腋下关节囊增厚，厚度>4 mm，回声减低，结构显示不清晰，关节囊与关节软骨之间无间隙（图12-1-6）。肱二头肌腱鞘有时可见少量积液，可能是关节内容积减小，压力增加，关节内的液体挤压流入腱鞘内所致。

六、整体治疗思路

冻结肩的疼痛和功能障碍主要来自关节囊的水肿、粘连和关节间隙的变窄。治疗的核心在于松解关节囊的粘连。总的治疗原则是"由内而外，先静后动"。

整体治疗思路主要为以下方面。

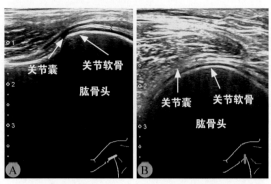

A. 长轴显示关节囊厚度<4 mm，关节囊结构清晰，回声均匀；B. 短轴显示关节面光滑，软骨均匀一致，关节囊回声均匀

图12-1-5 正常腋下肩关节囊声像图

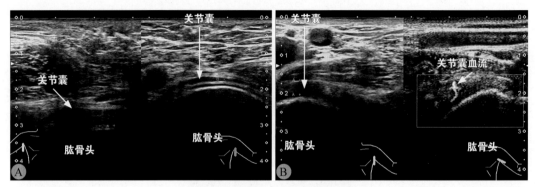

A. 长轴显示关节囊厚度<4 mm，关节囊结构清晰，回声均匀；B. 低能量血流显示增厚的关节囊内有丰富的血流信号

图12-1-6 冻结肩声像图

（1）局部治疗：通过药物注射液压松解方法，松解粘连的关节囊，同时对三角肌下滑囊进行注射治疗。

（2）静态结构治疗：根据查体和超声检查，最主要的静态结构包括喙肱韧带和喙肩韧带。喙肱韧带是第二肩关节上界喙肩弓的组成部分，是关节上部强有力的屏障，肩关节外展时肱骨大结节位于喙肩弓之下，作为肱骨头外展时的支点。肩关节外展受限与喙肩韧带挛缩有关，必要时可进行松解。喙肱韧带为一坚强的纤维束贴于关节囊上，可视作胸小肌的游离部。肩肱关节的外展外旋受限与其挛缩相关，大多需要松解。

（3）动态结构治疗：根据肩关节的运动功能评价，对相关动态结构即周围粘连的肌肉进行处理，如外展受限主要处理冈上肌、中三角肌，后伸受限主要处理胸大肌、前三角肌、背阔肌、肱二头肌，外旋受限主要处理肩胛下肌，内旋受限主要处理冈下肌、小圆肌、旋后肌、大圆肌等。

（4）相关激痛点治疗：涉及臂前、后线，功能线和螺旋线。这些激痛点引起肌肉改变，有可能是引起冻结肩的主要病因，需对激痛点进行灭活。

（5）相关神经卡压治疗：冻结肩最多受累的神经为腋神经和肩胛上神经，可通过药物注射液压松解治疗。

七、治疗方法

治疗方法主要是关节囊、滑囊的松解，韧带和肌肉的粘连及激痛点的灭活治疗，最后配合康复训练。

1. 盂肱关节囊液压松解治疗

患者取侧卧位，患侧朝上，肩略前倾，屈肘，手、臂放松，自然放在胸前，选肩峰后下方入路（图12-1-7）。局部常规消毒，铺无菌洞巾，超声探头放置充足的耦合剂后用一次性使用灭菌橡胶外科手套包裹扫描病灶，超声频率一般为7～14 MHz。探头置于患肩背侧，探头长轴与身体平行放置在肩峰后下方，纵行扫查，清楚显示圆滑弧形肱骨头及软骨回声，下方显示盂肱关节囊下隐窝（图12-1-8）。选用5 mL一次性口腔麻醉注射器，平面内进针，穿刺针由探头近端进针，针体倾斜约45°，针尖沿探头所引可视下进入关节囊（图12-1-9），边进针边注入1%利多卡因2 mL（2%利多卡因1 mL+注射用生理盐水1 mL配制）行局部麻醉，留置针头，更换20 mL一次性无菌溶液注射器，抽取生理盐水15 mL+曲安奈德40 mg+2%利多卡因5 mL共20 mL液体加压注射入关节腔内，超声可以观察到关节囊逐渐扩张，与肱骨头分离，达到松解目的（图12-1-10）。

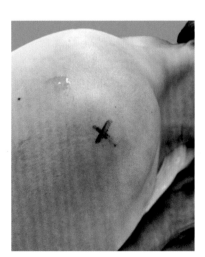

图12-1-7　关节囊后侧穿刺入路松解治疗患者体位图

2. 肩峰下 – 三角肌下滑囊药物注射治疗

对疼痛症状严重的患者可进行三角肌下滑囊药物注射。注射时长轴显示三角肌滑囊，由远端向近端穿刺，抽取1%利多卡因5 mL（2%利多卡因2.5 mL+注射用生理盐水2.5 mL配制）5 mL+曲安奈德10 mg，注入滑囊内（图12-1-11）。注射完毕，拔针后局部压迫2分钟，最后用无菌创可贴覆盖。

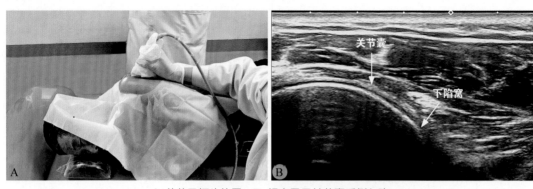

A. 体位及探头位置；B. 超声显示关节囊后侧入路

图12-1-8 关节囊液压松解后侧穿刺入路体位图及声像图

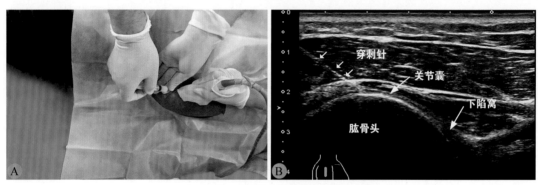

A. 操作图；B. 超声显示穿刺针头的位置

图12-1-9 肩关节后路穿刺操作图及声像图

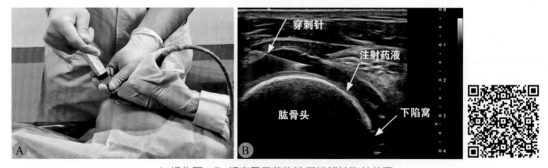

A. 操作图；B. 超声显示药物液压松解扩张关节囊

图12-1-10 肩关节后路液压松解操作图及声像图

3. 肩关节周围韧带静态结构针刀松解治疗

肩关节周围韧带主要为喙肩韧带和喙肱韧带，可在喙突或者肩峰附着点松解喙肩韧带；在喙突或者肱骨头附着点松解喙肱韧带（图12-1-12），在喙突附着点松解相对安全，且可以同时完成两条韧带的松解。患者取仰卧位，患肩稍垫高，局部常规消毒，铺无菌洞巾，超声探头放置充足的耦合剂后用一次性使用灭菌橡胶外科手套包裹扫描病灶，超声频率一般为7~14 MHz。探头置于患肩喙突部，松解喙肩韧带时，探头置于喙突与肩峰之间；松解喙肱韧带时，探头置于喙突与肱骨大结节之间。选用5 mL口腔麻醉注射器平面内进针，穿刺针由探头近端进针，针尖到达喙突，注射1%利多卡因2 mL，选直径0.6 mm I 型2号针刀在超声引导下刺入喙突选择韧带附着点，紧贴骨面进行剥离松解3~5刀后出刀，局部压迫5分钟，最后用无菌创可贴覆盖（图12-1-13）。

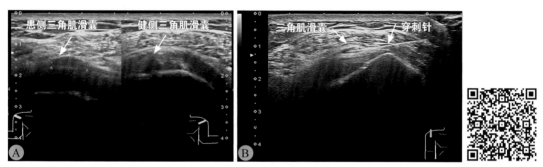

A. 双侧三角肌滑囊对比，患侧明显增厚，内有少许液体，健侧正常；B. 超声引导下三角肌滑囊药物注射

图12-1-11　三角肌下滑囊药物注射治疗声像图

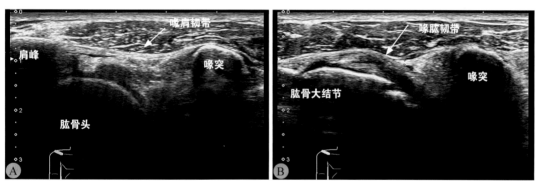

A. 超声显示喙肩韧带、喙突和肩峰附着点；B. 超声显示喙肱韧带、喙突和肱骨大结节附着点

图12-1-12　喙肩、喙肱韧带针刀松解治疗声像图

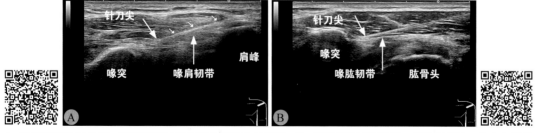

A. 喙肩韧带针刀松解，超声显示针刀在喙突附着点处松解；B. 喙肱韧带针刀松解，超声显示针刀在喙突附着点处松解

图12-1-13　喙肩、喙肱韧带针刀松解治疗声像图

4. 肩关节周围相关肌肉动态结构针刀松解治疗

根据查体和超声影像表现，对责任肌进行松解，常见的粘连肌肉主要有肩胛下肌、小圆肌、冈上肌、胸大肌等。一般在止点处或粘连处松解，以肩胛下肌和胸大肌为例进行介绍。

（1）肩胛下肌松解治疗：主要是解决肩关节外旋后伸受限。患者取仰卧位，肩关节外旋位，局部常规消毒，铺无菌洞巾，超声探头放置充足的耦合剂后用一次性使用灭菌橡胶外科手套包裹扫描病灶，超声频率一般为7~14 MHz。探头置于患肩喙突与肱骨小结节之间，显示肩胛下肌肌肉增厚、回声低。选用5 mL一次性口腔麻醉注射器平面内进针，穿刺针由探头外侧进针，针尖沿肌肉表面达喙突下，注射1%利多卡因2 mL，选直径0.6 mm Ⅰ型2号针刀在超声引导下于喙突与肩胛下肌之间剥离松解 3~5刀后出刀，局部压迫5分钟（图12-1-14），最后用无菌敷料包扎。

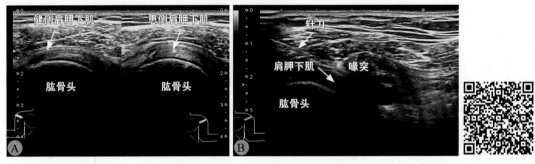

A. 肩胛下肌健侧与患侧对比扫查，可见患侧肩胛下肌增厚，回声低；B.针刀在喙突与肩胛下肌之间剥离松解

图12-1-14　肩胛下肌针刀松解声像图

（2）胸大肌松解治疗：主要解决外展和后伸受限。患者取仰卧位，肩关节外旋位，局部常规消毒，铺无菌洞巾，超声探头放置充足的耦合剂后用一次性使用灭菌橡胶外科手套包裹扫描病灶，超声频率一般为7~14 MHz。探头于胸大肌扫查找到在肱骨的附着点。选用5 mL一次性口腔麻醉注射器平面内进针，穿刺针由探头外侧进针，针尖到达肱骨肌肉止点处，注射1%利多卡因2 mL，选直径0.6 mm Ⅰ型2号针刀在超声引导下于胸大肌肱骨止点处剥离松解 3~5刀后出刀，局部压迫5分钟（图12-1-15），最后用无菌敷料包扎。

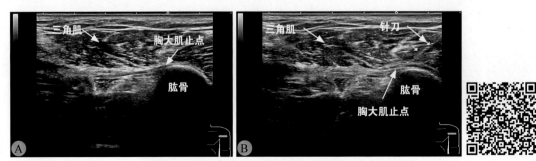

A. 胸大肌在肱骨附着点；B. 针刀在胸大肌肱骨止点处松解

图12-1-15　胸大肌针刀松解治疗声像图

5. 相关肌肉激痛点针刀灭活治疗

疼痛和功能恢复以后，很多患者仍感觉患肩僵硬、不适，原因来自残存激活的激痛点，这些激痛点有可能是引起冻结肩的始发原因，很多患者追问病史，始发症状多为肩部酸痛不适，进而加重，功能受限。文献报道，激痛点的发生率在冈下肌的活跃激痛点为77%，下斜方肌的活跃激痛点为58%，大圆肌的活跃激痛点为49%，三角肌前束的活跃激痛点为38%，因此结合临床查体和超声检查，在超声引导下应用针刀进行激痛点灭活是必不可少的步骤。冻结肩主要相关肌肉的激痛点包括冈上肌、冈下肌、肩胛下肌、小圆肌、大圆肌、三角肌、胸大肌、胸小肌、背阔肌、前锯肌、菱形肌、斜方肌、肩胛提肌等，而肱二头肌相对较少发生。以冈下肌为例介绍激痛点灭活方法。患者取半卧位或俯卧位，患手可以搭对侧肩，肩关节内收、内旋，找到冈下肌的激痛点并用记号笔标记。局部常规消毒，铺无菌洞巾，超声探头放置充足的耦合剂后用一次性使用灭菌橡胶外科手套包裹扫描病灶，选择14 MHz线阵探头。以激痛点为中心，探头平行冈下肌肌纤维方向放置，一般选用直径0.4 mm的微针刀，在靶肌肉内提插穿刺，产生酸胀或者肌肉抽搐2~3次后出刀（图12-1-16），穿刺点压迫2分钟，最后用无菌创可贴覆盖。

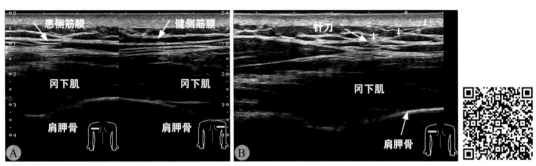

A. 冈下肌筋膜患侧与健侧对比，患侧增厚，结构不清晰；B. 针刀对筋膜及激痛点灭活

图12-1-16 冈下肌筋膜针刀松解及激痛点灭活治疗声像图

6. 相关神经卡压液压松解治疗

肩关节由多条神经支配，冻结肩最容易引起卡压的神经为腋神经和肩胛上神经。肩胛上神经支配关节囊的70%，腋神经支配关节囊的30%。肩胛上神经在后面的章节单独介绍，这里重点介绍腋神经卡压的松解治疗。腋神经位于四边孔内，主要支配三角肌和小圆肌，感觉神经主要在关节囊的下方，腋神经卡压也称为四边孔综合征。冻结肩多为外旋受限，因此往往内旋肌出现短缩，特别是大圆肌容易出现紧张，有学者也将腋神经卡压称为圆肌综合征。患者取侧卧位或者俯卧位，侧卧位时患侧在上，上臂轻度外展、内旋，局部常规消毒，铺无菌洞巾，超声探头放置充足的耦合剂后用一次性使用灭菌橡胶外科手套包裹扫描病灶，选择7~14 MHz线阵探头，以小圆肌或大圆肌为标志寻找，小圆肌探头往下，大圆肌探头往上，在肱骨后侧找到搏动的腋动脉。彩色多普勒超声显示，腋动脉相邻的神经即为腋神经，应用22G神经阻滞针头，10 mL注射器抽取0.5%利多卡因

6~8 mL+曲安奈德10 mg或者地塞米松2.5 mg，穿刺到位后，回吸无血液后缓慢将药物注射到腋神经周围，注射完毕拔出针头（图12-1-17），穿刺点压迫2分钟，最后用无菌创可贴覆盖。

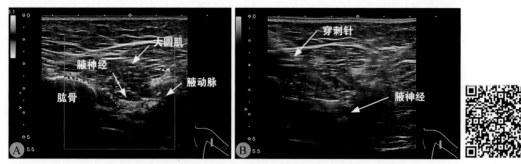

A. 超声显示腋神经、腋动脉及大圆肌；B. 超声显示液压松解穿刺针位置

图12-1-17　腋神经液压松解治疗声像图

7. 拉伸训练

对激痛点灭活的肌肉进行拉伸训练以确保疗效。拉伸主要针对针刀松解治疗的肌肉，特别是处理激痛点后的肌肉（图12-1-18）。

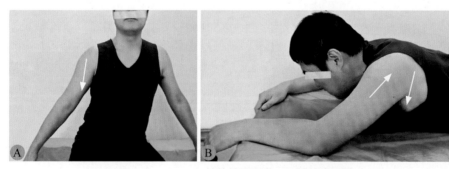

A. 拉伸外展肌群；B. 拉伸屈肌群

图12-1-18　肩关节肌肉拉伸示意图

八、注意问题

（1）超声检查注意问题：检查前要详细询问病史，仔细查体；按照顺序全面扫查，不可先入为主，或者只是检查医师认为有问题的部位，避免漏诊；先检查健侧，再检查患侧，并进行双侧对比扫查。

（2）诊断注意问题：需将患者病史、临床症状、查体、影像相结合；诊断时要进行综合评估，特别是对软组织和关节囊的病变程度；排除关节不稳、肩袖损伤、神经卡压等疾病；注意并发症，特别是心肺疾病和糖尿病等。

（3）治疗注意问题：关节内、韧带、肌肉、激痛点、神经和自身锻炼相结合。

1）关节内液压松解是核心治疗，依靠液体进行松解分离粘连关节囊，损伤小，安全。有学者发现，冻结肩患者的人类白细胞抗原（HLA-B27）明显增高，可能与免疫学有关，因此，关节内注射激素类药物对缓解疼痛特别有效。对于曲安奈德的使用剂量，主要根据临床症状和关节囊的厚度确定（关节囊厚度＜6 mm，曲安奈德应用20 mg；关节囊厚度＞6 mm，曲安奈德应用40 mg）。对于肩关节僵硬、疼痛，与物理治疗相比，关节内注射药物治疗7周内的康复率明显高（77：46）。

2）喙肩韧带松解时，如果在肩峰侧松解应注意避免损伤胸肩峰动脉的降支（图12-1-19），应避免损伤，建议在喙突侧松解。

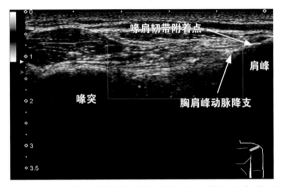

图12-1-19 喙肩韧带肩峰附着点处血管分布声像图

3）腋神经卡压松解时，应同时对大圆肌激痛点进行灭活处理。

4）治疗要按先内后外的步骤进行，针对患者的评估情况，判断病变的部位，结合超声扫查结果，制定治疗计划，实行个性化治疗。

第二节 肩锁关节炎

肩锁关节炎是发生于肩锁关节的无菌性炎症，多由运动劳损、关节退变引起，少数是由肩锁关节脱位或骨折等外伤导致，有时也可因肌肉运动失衡而产生，主要症状是肩关节活动时肩锁关节疼痛，针刀治疗效果满意。

一、局部解剖

肩锁关节是由肩胛骨肩峰关节面与锁骨肩峰端关节面构成，属滑膜关节。锁骨的肩峰端为扁平结构，呈卵圆小面，朝外并微朝下。肩峰关节面位于肩峰内缘，亦呈卵圆小面，朝内上。肩锁关节的关节囊较松弛，附着点离关节面数毫米，上下面借肩锁韧带加强，其稳定靠下列装置维持：①关节囊及其加厚部分形成的肩锁韧带；②三角肌及斜方肌的腱性附着部分；③喙锁韧带的锥状韧带及斜方韧带，由喙突至锁骨（图12-2-1）。后部纤维较前部更坚强，韧带与斜方肌及三角肌的腱纤维相混。肩锁关节属平面关节，可做前后及旋转各方向的微动运动，并需要胸锁关节的协助。肩锁关节内可以有关节盘，但甚少有完全者。关节盘的存在可有很多变异，常随年龄增大而破裂，至老年几乎完全成丝状。成年人约40%有关节盘，无性别差异。肩锁关节前方关节腔比后方关节腔宽。附着于锁骨和肩峰的肌肉也较多。锁骨上的肌肉主要有前三角肌、胸大肌、斜方肌、胸锁乳突肌、锁骨下肌等，肩峰上的肌肉主要有中三角肌、斜方肌及与肩胛骨相关的肌肉。

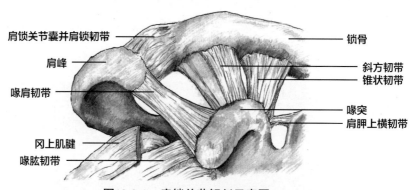

图12-2-1　肩锁关节解剖示意图
来源：由北京市垂杨柳医院杨宇辰医师手绘

二、病因与病理

肩锁关节可能在受到直接暴力冲击时，导致肩锁关节分离。另外，在足球、曲棍球、长曲棍球、橄榄球等碰撞运动中也常发生肩锁关节分离。骨性关节炎常发生于肩锁关节，锁骨远端骨质吸收常引起肩锁关节疼痛，也好发于举重运动员和从事其他高强度力量训练者。免疫性疾病、痛风性关节炎也会侵犯肩锁关节。部分患者因着凉、肌肉劳损出现激痛点，引起关节周围的肌肉力量不平衡，也会出现肿胀、疼痛。主要病理改变为关节囊和肩锁韧带增厚、充血、水肿，关节间隙增宽，有时会有渗出、积液等。

三、临床表现

肩锁关节炎的症状主要为：①肩部外上方的疼痛，在初期疼痛主要局限在肩锁关节部位，如果炎症加重，有可能会导致整个肩关节周围出现疼痛，少数人出现肩胛骨和颈部疼痛；②活动受限，患者往往不能做肩关节的外展、上举和环转，并且不能够用手提重物；③肩关节活动时会有异响，肩锁关节周围往往有弥漫性的肿胀，有时能摸到质地较硬的肿胀软组织；④局部有压痛，向下压缩疼痛试验的敏感度为100%，特异性为96.6%；⑤肩关节外展160°～180°时出现疼痛弧，肩关节水平内收受限，搭肩试验阳性。

四、辅助检查

X线检查：早期肩锁关节间隙增宽，如有韧带损伤会出现肩锁关节脱位表现，后期关节间隙变窄，肩峰端和（或）锁骨短骨赘形成。实验室检查：红细胞沉降率、C-反应蛋白正常或轻度升高，风湿、类风湿相应指标呈阳性，痛风患者血尿酸正常或增高。

五、超声影像学表现

使用高频线阵探头进行扫查，探头垂直于肩锁关节放置，可清晰显示肩锁关节长轴切面，在放置探头前可先用手触诊肩锁关节进行定位。正常情况下，肩锁关节的关节囊一般不超过3 mm，关节盘可表现为低回声结构，适当提高增益有利于观察。超声显示肩锁关节炎的关节囊增厚、关节腔增宽或不稳、关节腔积液伴关节囊扩张、关节旁囊肿等；有时可见骨皮质不光滑、韧带附着处或关节滑膜血流增加等改变（图12-2-2）。

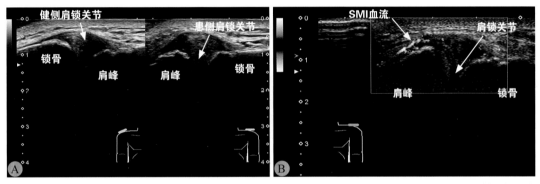

A. 肩锁关节患侧与健侧对比，患侧关节囊增厚，回声减低，关节间隙加宽；B. 肩峰端关节囊及韧带附着处血流增加

图12-2-2　肩锁关节炎声像图

六、整体治疗思路

肩锁关节是微动的滑膜关节，常因韧带、关节囊损伤而出现疼痛、活动受限等临床症状。肩锁关节局部结构变化是结果，多合并周围肌肉的动力失衡，因此需要整体评估患者体态，包括高低肩、肩胛骨的位置及运动节律情况等。

（1）局部治疗：主要是对肩锁关节局部的肩锁韧带和关节囊进行处理。

（2）直接因素治疗：直接附着在肩峰和锁骨外侧端的肌肉失衡，主要为三角肌和斜方肌。

（3）间接因素治疗：涉及臂前深线，主要肌肉有胸小肌、喙肱肌和肱二头肌。

（4）静态结构治疗：主要为相关韧带，常见为喙锁韧带和喙肩韧带。在临床中韧带挛缩不常见，但需要检查评估，必要时可进行处理。局部神经卡压不常见。

七、治疗方法

早期肩锁关节疼痛在排除化脓性关节炎、肿瘤等疾病后，可先进行制动、口服止痛药、局部理疗或局部注射等治疗，如果仍不能缓解，可选择进行肩锁关节针刀治疗。超声引导下治疗准确率明显高于触诊引导。文献报道，触诊引导下肩锁关节注射的准确率为40%~72%，超声引导下肩锁关节腔注射的准确率为95%~100%，明显高于触诊引导。

1. 肩锁韧带和关节囊局部针刀松解治疗

患者取平卧或侧卧位（患侧在上），局部常规消毒，铺无菌洞巾，超声探头放置充足的耦合剂后用一次性灭菌橡胶外科手套包裹扫描，超声频率一般为7~14 MHz。探头长轴置于患侧肩锁关节部位，显示肩锁关节。选用5 mL一次性口腔麻醉注射器，1%利多卡因2 mL局部麻醉，选直径0.6 mm I 型2号针刀在超声引导下平面内进刀，先松解关节表面韧带3~5刀，然后刺入关节腔血流丰富部位的滑膜，在超声监测下松解3~5刀后出刀（图12-2-3），穿刺点压迫5分钟，最后用无菌敷料包扎。

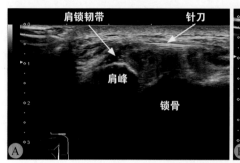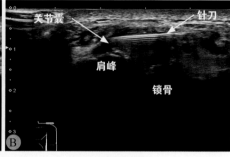

A. 针刀松解肩锁韧带；B. 针刀松解关节囊

图12-2-3　肩锁关节针刀松解治疗声像图

2. 直接因素相关肌肉针刀松解治疗

引起肩锁关节炎最直接的动力因素是中三角肌下拉肩峰和上斜方肌上提锁骨，长期的动力失衡造成了肩锁韧带损伤、关节不稳，从而产生临床症状。主要处理方法有以下2种。

（1）寻找肌肉的激痛点进行灭活，在三角肌肩峰附着点用针刀松解。患者取仰卧位或侧卧位，肩峰处局部常规消毒，铺无菌洞巾，超声探头放置充足的耦合剂后以用一次性使用灭菌橡胶外科手套包裹扫描肩峰附着点处，选择10~14 MHz线阵探头，探头平行中三角肌肌纤维方向放置，长轴显示中三角肌附着点处增厚、回声减低，可用1%利多卡因2 mL局部麻醉，选用直径0.6 mm I 型2号针刀，在附着点处剥离松解5~6刀，感觉张力减低后出刀，穿刺点压迫2分钟，最后用无菌创可贴覆盖。

（2）上斜方肌激痛点针刀松解治疗：患者取半卧位或俯卧位，找到上斜方肌的激痛点，并用记号笔标记。局部常规消毒，铺无菌洞巾，超声探头放置充足的耦合剂后用一次性使用灭菌橡胶外科手套包裹扫描病灶，选择14 MHz线阵探头。以激痛点为中心，探头平行冈下肌肌纤维方向放置，一般选用直径0.4 mm的微针刀，在靶肌肉内提插穿刺，产生酸胀或肌肉抽搐2~3次后出刀（图12-2-4），穿刺点压迫2分钟，最后用无菌创可贴覆盖。

3. 间接因素相关肌肉针刀松解治疗

间接相关肌肉有胸小肌、喙肱肌和肱二头肌，以胸小肌肌筋膜针刀松解为例。患者取仰卧位，局部常规消毒，铺无菌洞巾，超声探头放置充足的耦合剂后用一次性使用灭菌

径0.4 mm微针刀，平面内进针在靶肌肉内提插穿刺，产生酸胀或者肌肉抽搐2~3次后出刀（图12-3-5），穿刺点压迫2分钟，无菌创可贴覆盖。

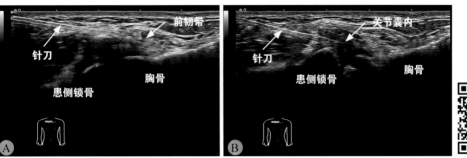

A. 针刀在前韧带表面松解；B. 针刀在关节囊内滑膜炎最重部位松解

图12-3-4　胸锁关节炎针刀松解声像图

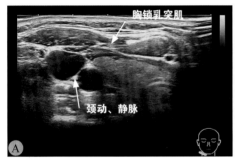
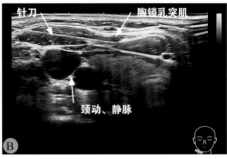

A. 胸锁乳突肌声像图；B. 针刀松解胸锁乳突肌

图12-3-5　胸锁乳突肌激痛点针刀灭活松解治疗声像图

3. 间接因素相关肌肉针刀松解治疗

主要肌肉有胸骨肌、锁骨下肌、腹直肌和前臂屈肌群等，以胸大肌激痛点灭活为例介绍方法。患者取仰卧位，局部常规消毒，铺无菌洞巾，超声探头放置充足的耦合剂后用一次性使用灭菌橡胶外科手套包裹扫描病灶，选择14 MHz线阵探头，顺胸大肌肌纤维方向放置探头，长轴显示胸大肌。选用直径0.4 mm微针刀，平面内进针在靶肌肉内提插穿刺，产生酸胀或肌肉抽搐2~3次后出刀（图12-3-6），穿刺点压迫2分钟，最后用无菌创可贴覆盖。

八、注意问题

（1）保证图像清晰：胸锁关节表浅，且不平滑，因此在超声扫查时探头要平稳，不要用力，尽量多涂抹耦合剂或使用导声垫。

（2）注意不属于针刀治疗范围的疾病：有明确外伤史、肩锁关节间隙明显增宽或锁骨端明显翘起，可能是肩锁关节脱位，此时要注意观察后方的血管是否有损伤；关节间隙增宽，超过 10 mm 并延伸至锁骨和胸骨的上方，结合临床查体和血常规等检查，高度怀疑感染；如有骨质破坏，需要排除骨肿瘤，要结合临床明确诊断。

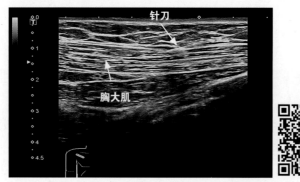

图12-3-6　胸大肌激痛点针刀松解治疗声像图

（3）注意与肩颈痛鉴别：胸锁关节炎疼痛可以放射到颈肩部，因为该关节由 $C_3 \sim C_6$ 的多个神经节段支配，但部分患者是以颈肩痛就诊，需要进行鉴别。

（4）治疗时由于肩锁关节的退行性变或位置的个体差异性，探头应稍稍倾斜（调整声束方向，使声束从外侧向内侧倾斜入射），以便超声更清晰地显示针刀。

（5）治疗时采用平面内进针，超声始终观察到针刀的走行，先在表面松解，然后在血流丰富区域，也就是炎症最重部位松解，确保疗效。

（6）局部松解后要寻找引起炎症改变的原因（多为周围肌肉出现激痛点，特别是锁骨下肌、胸大肌张力不平衡所致），然后进行激痛点灭活，最后再做规范的康复训练。

第四节　肩峰下 – 三角肌下滑囊炎

肩峰下-三角肌下滑囊是全身最大的滑囊之一。肩部因急慢性损伤、炎症刺激等使肩峰下-三角肌下滑囊发生肿胀、积液，并引起以肩部疼痛和活动受限为主要表现的一种疾病，称为肩峰下-三角肌下滑囊炎。

一、局部解剖

肩峰下-三角肌下滑囊位于肩峰、喙肩韧带和三角肌深面筋膜的下方，肩袖和肱骨大结节的上方（图12-4-1）。在儿童，可有一薄隔将其分为肩峰下和三角肌下两部分。在成人，两者常互相交通，应视为一个整体。肩峰下滑膜囊上为肩峰，下为冈上肌腱止点，由于冈上肌腱与关节囊相融合，可视作滑膜囊之底。当上臂外展成直角时，肩峰下滑膜囊几乎看不见。肩肱关节周围的肌肉在外层为三角肌、大圆肌等，在内为较小的旋转肌，这两层肌肉的动作是独立而互相合作的。肩峰下滑膜囊一方面协助骨骼肌运动顺利进行，另一方面保证肱骨大结节顺利通过肩峰进行外展运动。滑囊将肱骨大结节与三角肌、肩峰突隔开，肩关节外展并内旋时，此滑囊随肱骨大结节滑入肩峰的下方，肩峰下滑囊有许多突起，以伸入到肩峰下部。另外，此囊附着于冈上肌，囊底较小，而游离缘较大，对肩部的运动有利。因此，肩峰下滑囊对肩关节的运动十分重要，被称为第二肩关节。上为喙肩弓，包括肩峰、喙突及其间的肩韧带，下为肌腱帽及肱骨结节，其间大的肩峰下滑囊可视为关节腔。此病变在肩部最常见，特点为上臂外展时，上方的喙肩弓与下方的骨结节间失去正常界线，滑膜囊壁失去正常滑动作用，上臂外展60°~120°时引起的肩痛弧综合征多由肩峰下区病变引起。冈上肌作为肩峰下滑膜囊之底，撕裂时必然减弱滑膜囊的功能，由于失去冈上肌腱的支持，肱骨头在关节盂内变得不稳定。

二、病因与病理

肩峰下-三角肌下滑囊炎可因直接或间接外伤、冈上肌腱损伤或退行性变、长期挤压和刺激所致，但大多数病例是继发于肩关节周围组织的损伤和退行性变，尤以滑囊底部的冈上肌腱损伤、退行性变、钙盐沉积最为常见。肩峰下滑膜囊可随年龄增加发生退行性变，囊壁可以增厚，滑膜囊常被厚而平滑的粘连分为数个腔隙。正常时滑膜囊的底坚固附着于大结节的上部、外部及肌腱帽上，并越过结节间沟。肌腱帽完全破裂时，肩肱关节腔直接与肩峰下滑膜囊相通，囊腔扩大，囊壁亦增厚，此时肱骨头直接位于肩峰下滑膜囊顶之下，这种改变是由于上臂外展时经常扩大肩峰下滑膜囊，但是在肌腱帽完全撕裂的患者中并不发生肩关节周围炎。在少数老年患者中，肩峰下滑膜囊可以完全闭塞，在三角肌下筋膜及肌腱帽外面之间并不存在间隙，只有采用锐性解剖方法才能将三角肌与肌腱帽分开，后者一般多呈退行性变。冈上肌可部分断裂或形成钙化性肌腱炎，由于损伤或长期与肩峰撞击、挤压、摩擦等机械性刺激，使滑囊壁发生充血、水肿、渗出、增生、肥厚、粘连等导致无菌炎症反应（图12-4-2）。滑囊炎也可以继发风湿、类风湿性关节炎，痛风等疾病，滑囊也可以出现钙化。

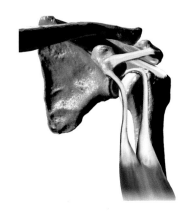

图12-4-1 肩峰下-三角肌下滑囊解剖示意图
来源：由唐山市第二医院霍永鑫医师手绘

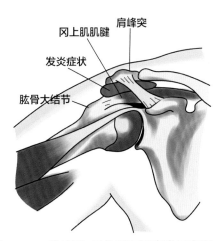

冈上肌肌腱　肩峰突

发炎症状

肱骨大结节

图12-4-2 肩峰下-三角肌下滑囊炎示意图

三、临床表现

疼痛、运动受限和局限性压痛是肩峰下滑囊炎的主要症状。疼痛为逐渐加重，夜间痛较著，运动时疼痛加重，尤其是在外展和外旋时（挤压滑囊）。疼痛一般位于肩部深处，涉及三角肌的止点等部位，亦可向肩胛部、颈部和手等处放射。查体：肩关节、肩峰下、大结节等处有压痛点，可随肱骨的旋转而移位。当滑囊肿胀积液时，整个肩关节区域和三角肌部均有压痛。为减轻疼痛，患者常使肩关节处于内收和内旋位，以减轻对滑囊的挤压刺激。外展功能受限，随着滑囊壁的增厚和粘连，肩关节的活动范围逐渐缩小以致完全消失。晚期可见肩胛带肌肉萎缩，出现撞击时，上臂外展60°~120°可以出现疼痛弧。

四、辅助检查

实验室检查一般无相关临床意义。X线检查有助于发现冈上肌的钙盐沉着。MRI显示滑囊增厚、积液（图12-4-3），可明确诊断。超声可明确诊断，还对寻找病因有帮助。

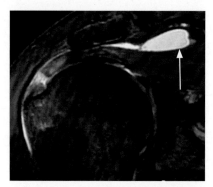

图12-4-3　MRI显示肩峰下滑囊积液（箭头）

五、超声影像学表现

由于肩峰下–三角肌下滑囊位置表浅，观察时最好用7~14 MHz高频线阵探头。正常的滑囊表现为三角肌下脂肪层和肩袖表面脂肪层之间的一层薄薄的厚度均匀的低回声结构，测量时厚度在1~2 mm（图12-4-4）。当发生滑囊炎时，超声表现为滑囊积液扩张，滑囊范围增大（图12-4-5），如为混杂性积液，则显示低至高回声，彩色多普勒超声有血流说明滑膜增生（图12-4-6）；如为钙化，内部会有强回声，伴后方声影（图12-4-7）。动态观察，手臂上抬，当肩峰下–三角肌下滑囊滑入肩峰下方时，能清晰地观察增厚的滑囊壁或肩峰下方与冈上肌腱表面之间的积液，也可以观察到肩峰与三角肌下滑囊的撞击（图12-4-8）。肩部后伸和内旋时，前部的肩峰下–三角肌下滑囊局限性扩张可见于喙突–肱骨撞击征。研究发现，以肩峰下–三角肌下滑囊积液诊断肩袖撕裂的阳性预测值为70%，如结合肱二头肌长头肌腱腱鞘内的关节腔积液，则诊断肩袖撕裂的阳性预测值提高到95%。当肩峰下-三角肌下滑囊扩张时，其内的积液常在低处积聚，如可出现在肱骨大结节处及其远侧（图12-4-9）。

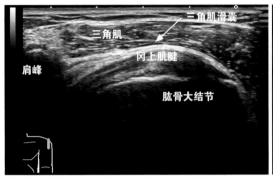

图12-4-4　正常肩峰-三角肌下滑囊声像图

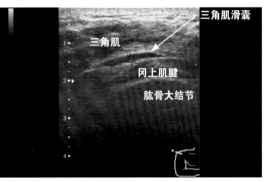

图12-4-5　肩峰下-二角肌下滑囊炎声像图

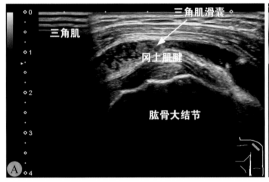

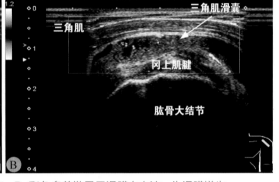

A. 滑囊肿胀，内有混杂性积液，低至高回声；B. 彩色多普勒显示滑膜有血流，为滑膜增生

图12-4-6　肩峰下-三角肌下慢性滑囊炎声像图

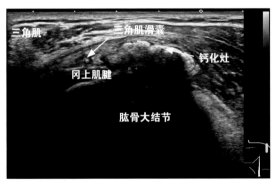

滑囊内部有强回声团块，伴后方声影

图12-4-7　肩峰下-三角肌下钙化性滑囊炎声像图

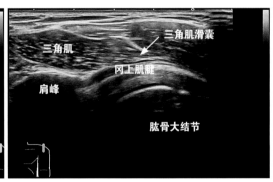

肱骨大结节不能进入肩峰下，外展功能受限

图12-4-8　肩关节外展动作时声像图

因此，应注意对肩峰下-三角肌下滑囊的低处部位进行检查。如检查的重点放在肱骨大结节或其近侧的肩袖处，可能会遗漏对滑囊低处部位内积液的检查。另一肩峰下-

三角肌下滑囊扩张的低处部位为肱骨结节间沟前部，可于检查肱二头肌长头肌腱时发现（图12-4-10）。注意勿将此部位的滑囊积液当作肱二头肌长头肌腱腱鞘内的积液。急性外伤造成肩袖损伤，合并滑囊内的混杂积液，也有可能是出血（图12-4-11）。

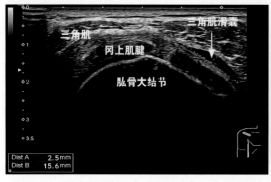

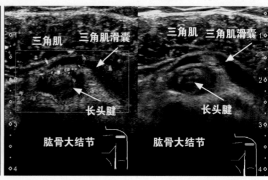

肩峰下–三角肌下滑囊积液积聚在低处，位于肱骨大结节外侧端

肩峰下–三角肌下滑囊积液位于肱二头肌长头肌腱结节间沟横韧带浅层

图12-4-9　肩峰下–三角肌下滑囊积液积聚声像图　　**图12-4-10　肩峰下–三角肌下滑囊积液扩张声像图**

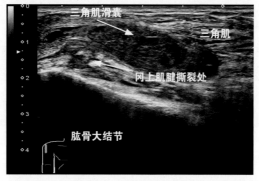

急性外伤造成肩袖损伤，合并滑囊内的混杂积液为积血

图12-4-11　肩峰下–三角肌下滑囊积血声像图

六、整体治疗思路

肩峰下–三角肌下滑囊位于肩峰下冈上肌腱上方，冈上肌腱为滑膜囊的底部。肩峰下–三角肌下滑囊发生周围结构变化时，会刺激滑囊产生肿胀、积液等炎性反应，出现疼痛、功能障碍，多见于肩峰撞击综合征和肩袖撕裂。肩峰畸形、肩袖完全撕裂属于手术适应证，不在保守治疗范围内。重点介绍软组织结构和功能变化引起的肩峰下–三角肌下滑囊炎的治疗。

（1）局部治疗：主要是消除滑囊炎症，可采用针刀松解滑囊，包括囊内药物注射和针刀剥离松解治疗。

（2）直接因素治疗：主要为与其直接相关的肌肉包括三角肌（中三角肌为主）和冈上肌。

（3）间接因素治疗：主要涉及臂后深线，主要肌肉为冈下肌、小圆肌、肩胛下肌、菱形肌和肱三头肌等。

（4）静态结构治疗：主要为喙肩韧带，局部神经有时会发生肩胛上神经卡压，有时可能由肩肱运动节律异常引起，甚至涉及骨盆和腰部肌肉，需要通过整体评估、临床查体来明确责任肌肉。

七、治疗方法

肩峰下–三角肌下滑囊炎使用口服非甾体抗炎药物、理疗、局部冰敷或热敷等传统的治疗方法效果不好，早期肩峰下–三角肌下滑囊注射对肩峰下–三角肌下滑囊炎安全、有效，可选择应用（方法可以参照冻结肩一节）。如果效果不佳，可以选用针刀治疗；若诊断为钙化性滑囊炎，需要针刀捣碎治疗。在注射治疗中，多项研究表明仅有49%的触诊引导能将药物准确注入滑囊内，约87%的病例药物在局部组织分布。有研究表明，触诊引导下滑囊注射的准确率相对较低，而只有准确将药物注入滑囊内才能缓解疼痛。有学者证实超声引导下滑囊注射比触诊引导下滑囊注射具有更好的临床疗效。肩峰下–三角肌下滑囊炎需要对引起病变的因素进行处理：①直接因素和间接因素，主要为动力结构，根据情况予以不同的治疗；②静力结构的韧带主要是喙肩韧带，本章第一节已经介绍，这里不再赘述。

1. 肩峰下－三角肌下滑囊针刀松解治疗

患者取平卧或侧卧位（患侧在上），局部常规消毒，铺无菌洞巾，超声探头放置充足的耦合剂后用一次性使用灭菌橡胶外科手套包裹扫描病灶，超声频率一般为7~14 MHz。探头长轴置于患侧肩关节，显示三角肌滑囊。选用5 mL一次性口腔麻醉注射器抽吸1%利多卡因2 mL局部麻醉，选Ⅰ型2号针刀在超声引导下平面内进刀，进入滑囊内，应用平刀沿长轴并向前后剥离松解3~5下后出刀（图12-4-12），穿刺点压迫5分钟，最后用无菌敷料包扎。

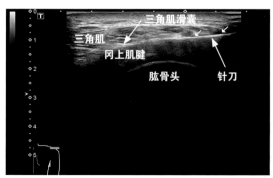

图12-4-12 三角肌滑囊针刀松解治疗声像图

2. 肩峰下–三角肌下滑囊内针刀捣碎钙化灶

肩峰下–三角肌下滑囊内钙化会导致患者肩部疼痛剧烈，影响正常生活。超声检查滑囊内有大小不等的斑点状回声增强团、后方有不同程度的声衰减、血流增加，可排除肩袖损伤。患者取坐位或者仰卧位，肩关节中立位，常规消毒，铺无菌巾，超声显示滑囊及钙化灶，确定最近穿刺点后局部麻醉，选直径0.6 mm I 型2号针刀在超声引导下刺入病灶，操作医师可以感觉触及坚韧物质，在超声监测下反复在病灶内穿刺，一般持续3～4分钟，直至超声显示原有强回声团块分散（图12-4-13），捣碎后于滑囊内注射1%利多卡因5～6 mL+曲安奈德10 mg，穿刺点压迫5分钟，最后用无菌敷料包扎。

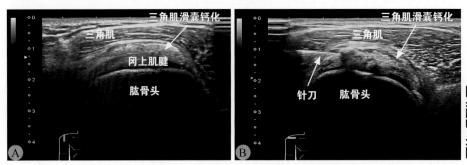

A. 超声显示三角肌滑囊钙化；B. 超声显示针刀捣碎钙化灶

图12-4-13 疗肩峰下–三角肌下滑囊内钙化灶声像图

3. 直接因素相关肌肉针刀松解治疗

滑囊炎除了是肩峰结构改变导致外，很多是由肌肉主要为冈上肌和中三角肌损伤或者张力增高引起。以冈上肌针刀松解治疗为例。患者取俯卧位，局部常规消毒，铺无菌洞巾，超声探头放置充足的耦合剂后用一次性使用灭菌橡胶外科手套包裹扫描病灶，超声频率一般为7～14 MHz。探头长轴置于患侧肩胛骨内上缘冈上肌附着点处清晰扫查。选用5 mL一次性口腔麻醉注射器，1%利多卡因2 mL局部麻醉，选直径0.6 mm I 型2号针刀在超声引导下平面内进刀，在附着点处剥离松解 3～5下出刀（图12-4-14），穿刺点压迫5分钟，最后用无菌敷料包扎。

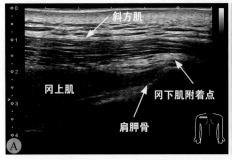
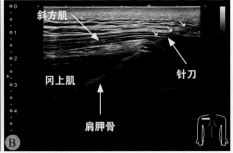

A. 超声显示冈上肌在肩胛骨起点处筋膜增厚，结构不清晰；B. 超声显示针刀剥离松解冈上肌起点

图12-4-14 冈上肌肩胛骨附着点处针刀松解治疗声像图

4. 间接相关因素肌肉针刀松解治疗

解剖链的臂后深线筋膜链上的肌肉影响滑囊，多见于冈下肌，主要处理冈下肌激痛点。体位、扫查、准备同冈上肌针刀松解治疗。以激痛点为中心长轴显示冈下肌，选直径0.4 mm微针刀在超声引导下平面内进刀，出现酸胀或者抽搐2~3下出刀（图12-4-15），穿刺点压迫2分钟，最后用无菌敷料包扎。

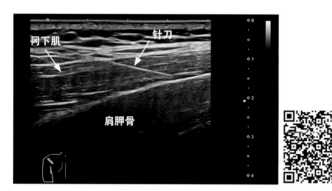

图12-4-15　冈下肌针刀激痛点灭活声像图

八、注意问题

（1）正常的滑囊很薄，超声几乎不能显示（<1 mm），如果超声显示滑囊增厚>2 mm，结合临床诊断滑囊炎。

（2）有些滑囊炎是继发改变，冈上肌腱的断裂是引起肩峰下滑囊炎最常见的原因。老年患者，特别是过去从事体力工作者，因经常使用肌腱而磨损严重，容易断裂。因冈上肌腱断裂而使肩峰下滑囊与肩肱关节的关节囊相通时，肱骨的大结节与肩峰因经常摩擦而硬化，其间的软组织也逐渐磨损，常累及肱二头肌的长头腱。

（3）早期单纯滑囊内药物注射，注射时药物可通过针尖快速进入滑囊内，一般1%利多卡因5 mL+曲安奈德10 mg即可。

（4）针刀剥离松解时，如果有积液，应先将积液抽出，然后进行松解，一般沿着滑囊做弧形剥离3~5下。

（5）如果为钙化性滑囊炎，需针刀捣碎治疗，可不做抽吸，捣碎后注射1%利多卡因5 mL+曲安奈德10 mg，减少局部炎症反应，有利于钙化吸收。

（6）继发性滑囊炎需要对引起病变的相关因素进行处理，处理前需要认真评估，以确定靶点。

第五节　肩关节盂唇损伤

肩关节盂唇是肩关节盂周围的纤维软骨样结构，外伤容易造成损伤，影响肩关节的稳定性甚至造成脱位。临床上要根据患者的具体情况，决定治疗方案。

一、局部解剖

肩关节盂的周围镶以一圈盂唇，较强韧，为盂缘周围增高部分，以加深盂窝。盂唇切面呈三角形，主要为致密堆集的纤维束而非软骨。盂唇有三面：①基底：附于盂缘；②外侧（周围）面：为关节囊韧带附着处，与肩胛颈相续；③内侧（游离）面：覆以纤维软骨，与关节盂、关节面相续，并与肱骨头相接（图12-5-1）。盂唇未完全固定于骨，其内缘有的部分游离于窝内。盂上、下部形态明显不同。盂唇前上部呈半月板状，多数与盂肱中韧带或盂肱下韧带相连，而非止于盂缘，附着的薄层结缔组织容易撑开，此部似盂面的活动延伸部分。盂唇下部含非弹性纤维组织，犹似关节软骨的延续。组织学上，在透明软骨与纤维性盂唇之间有一过渡软骨，即纤维区，表现为透明软骨内混有网织胶原纤维的窄带。盂肱下韧带复合体紧密附于盂唇的前下部及盂缘。盂唇的最上部位始于肱二头肌长头，止于盂上结节的远侧，盂唇的胶原纤维与肱二头肌长头腱在此交混，从盂唇至盂缘上方仅有少量胶原纤维走行，在12点处盂缘的透明软骨超越边缘短距离。由于肱二头肌长头腱在盂上结节的附着处，距盂上缘约5 mm，因此在肱二头肌长头及盂唇上部之间存在一个小隐窝，有滑膜反折。盂唇形态有不少变化，可存在游离缘。盂唇中点以下剥离可致肩关节不稳，剥离程度可决定为原发或继发。盂唇下半松弛属异常，但上半松弛具活动性，应视为正常。除非有明显撕脱或剥离。盂唇的血供来自肩胛上、下动脉和其分支旋肩胛动脉及旋肱后动脉。这些血管供应关节囊、滑膜、肩胛颈骨膜及关节盂。

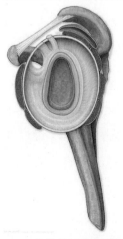

图12-5-1　肩关节盂唇解剖示意图
来源：由北京市垂杨柳医院杨宇辰医师手绘

二、病因与病理

肩关节盂唇比较容易受损伤，如跌倒、直接的暴力作用或打橄榄球、扔铁饼这种投掷运动，易出现撕裂或撞击，造成盂唇周围损伤。盂唇也可因磨损引起退变，发生分离和撕裂。比较常见的类型是肩胛部上盂唇前后位损伤（scapular superior labrum anterior and posterior lesion，SLAP损伤），SLAP损伤是指肩胛盂缘上唇自前向后的撕脱，累及肱二头肌长头腱附着处。Bankart损伤是指肩关节盂唇前下方在前下盂肱韧带复合体附着处的撕脱性损伤。多由肩关节前脱位引起，是造成习惯性前方不稳定和脱臼的基本损伤。Bankart损伤经常伴随关节囊的异常，30%患者会有前下盂肱韧带复合体的延长及松弛。后方盂唇损伤相对少见，多为长期慢性劳损、肌肉张力失衡引起的局部损伤。

三、临床表现

患者以肩部疼痛为主，疼痛程度因人而异，部分患者常夜间疼醒，部分患者只是在活动时疼痛，根据损伤部位是前盂唇还是后盂唇，判断是前屈还是后伸疼痛。一般外展运动时，都会有疼痛。很多患者主诉肩不能上举，后盂唇损伤不能前屈，前盂唇损伤不能后伸，活动受限，比较常见的是外展上举受限，还有内旋、外旋都可能伴随受限。受伤肩关节轻微外伤容易造成肩关节脱位，因为盂唇是包裹关节周围的软组织，能加强关节的稳定性。一旦撕裂之后稳定性下降，就导致肩关节前后脱位，一旦脱位，肩关节也就失去了主要功能，患者可有肩不适、臂前举无力及受限，患者不能掷球、举重及游泳，术中发现关节囊后部撕裂、松弛或盂唇后部撕裂。

四、辅助检查

X线检查对关节盂发育异常有帮助，MRI是最好的诊断手段（图12-5-2），超声检查有一定的局限性。

五、超声影像学表现

正常盂唇显示为高回声的三角形结构，附于骨性关节盂上（图12-5-3）。盂唇回声减低、不均匀，提示为退行性改变，而盂唇内边界清楚的无回声或低回声病变，提示为盂唇撕裂（图12-5-4）。超声检查盂唇表现正常，则不用进一步检查。如超声表现异常，则应进一步行MRI检查，以确定盂唇病变性质及程度。超声不能对盂唇进行全面检查，因后盂唇浅侧有骨性结构覆盖，肩部外旋位时才有助于对后盂唇的检查；因前盂唇浅侧的软组织较厚，超声检查前盂唇较为困难。检查上盂唇也较为困难，动态扫查有助于诊断撕裂（图12-5-5）。

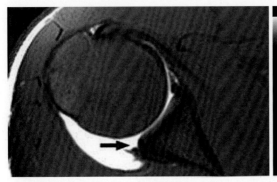

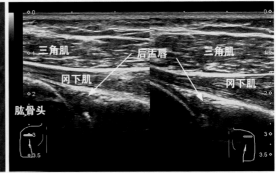

图12-5-2　MRI显示后盂唇撕裂（箭头）　　　图12-5-3　正常盂肱关节后盂唇声像图

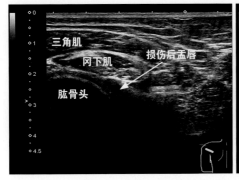

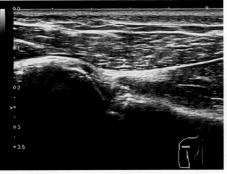

图12-5-4　盂肱关节后盂唇撕裂声像图　　　图12-5-5　超声动态检查上盂唇撕裂声像图

六、整体治疗思路

临床上要根据患者的具体情况，决定治疗方案。对于盂唇损伤较轻的患者，生活影响比较小，经影像学评估、体格检查后，确定可以进行保守治疗时，可口服非甾体类止疼药物，同时配合康复锻炼，以促进盂唇损伤临床症状的改善，缓解疼痛，恢复功能。损伤比较重的患者，MRI显示盂唇明显撕裂，且伴无力。肩关节不稳或脱位时，按照损伤分级，符合手术适应证的应积极进行手术治疗。盂唇的慢性劳损或者退变，保守治疗效果不好，又不具备手术条件，可以选择局部加整体治疗。

（1）局部治疗：主要为滑囊盂唇损伤局部治疗，包括药物、PRP注射和针刀松解方法。

（2）直接因素治疗：后盂唇慢性损伤与内旋肌群紧张有关，外旋肌高张力导致后盂唇与肱骨大结节撞击，造成撕裂。与其直接相关的肌肉为肩胛下肌、大圆肌和胸大肌等。

（3）间接因素治疗：主要涉及臂前深线，主要包括胸小肌、喙肱肌、肱二头肌等。

（4）静态结构治疗：局部神经未见明显卡压。

七、治疗方法

盂唇是在肩关节盂周围的纤维软骨样结构，该部位血运较少，缺乏促进细胞增生的干细胞等物质。盂唇一旦损伤之后，恢复缓慢，甚至无法恢复。目前可以应用PRP局部注射治疗，促进损伤盂唇愈合。针刀治疗可使创伤再修复，通过刺激损伤局部产生生长因子，促进愈合，同时剥离松解，恢复功能。由于超声的局限性，只能对后盂唇损伤进行治疗。

1. 后盂唇损伤针刀松解治疗

患者取侧卧位，患肩在上，患侧手搭于对侧肩。常规消毒、铺无菌巾，超声显示后盂唇撕裂部位，确定最近穿刺点后局部麻醉，选用直径0.6 mm Ⅰ型2号针刀在超声引导下平面内刺入撕裂部位，医师可感觉触及坚韧组织，在超声监测下反复于盂唇撕裂处穿刺，一般3~5下出刀（图12-5-6），穿刺点压迫5分钟，最后用无菌敷料包扎。

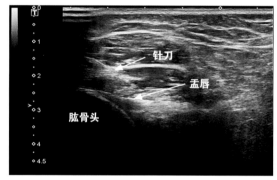

图12-5-6 损伤后盂唇针刀松解治疗声像图

2. 直接因素相关肌肉针刀松解治疗

直接因素来自肩关节的外旋肌紧张，以大圆肌为例。患者取侧卧位，患侧在上，患手搭到对侧肩部，局部常规消毒，铺无菌洞巾，超声探头放置充足的耦合剂后一次性使用灭菌橡胶外科手套包裹扫描病灶，超声频率一般为7~14 MHz。探头长轴置于患侧肩胛骨下角，顺外下缘大圆肌纤维方向显露，选直径0.4 mm微针刀在超声引导下平面内进刀，在肌肉内提插，出现酸胀感或抽搐2~3下出刀（图12-5-7），穿刺点压迫2分钟，最后用无菌敷料包扎。

八、注意问题

（1）体位：选择冈下肌检查体位即可，能够清晰地显示后盂唇。

（2）适应证：排除关节不稳和其他部位损伤，单纯后盂唇部分损伤，无手术适应证者方可进行针刀松解治疗。

（3）局限性：后盂唇损伤超声引导下针刀治疗，超声对盂唇其他部位的损伤显示不清，无法进行治疗。

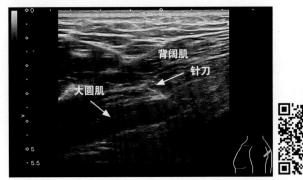

图12-5-7 大圆肌激痛点针刀灭活声像图

第六节 肱二头肌长头肌腱炎

肱二头肌长头肌腱炎多因外伤或劳损后急性发病，是肩痛的常见原因之一。其临床表现主要为肩部疼痛、压痛明显、肩关节活动受限等。若不及时治疗，可发展成为冻结肩。

一、局部解剖

肱二头肌长头起于盂上粗隆及关节盂的后唇，因而组成一部分盂缘，其向下越过肱骨头，进入结节间沟。肱二头肌长头腱分3部分：①关节内部分，由盂上粗隆至结节间沟上界；②管状部分，即为滑膜鞘包围部分，有3~4 cm长的一段与旋肱前动脉的分支一起包含于腱鞘内；③关节外部分，由结节间沟下界至腱与肌的移行部。结节间沟前有肱骨横韧带、防止肱二头肌长头腱向外脱位（图12-6-1）。肩袖间隔指肩胛下肌和冈上肌之间的空间区域，由于肱二头肌腱在走行过程中部分起自盂肱关节囊，因此被认为是关节内的肌腱。其由喙肱韧带、上盂肱韧带及冈上肌腱和肩胛下肌腱的周围纤维组织加强。在结节间沟内由肱横韧带和肩胛下肌腱表面纤维（附着于肱骨大结节）稳固，在肱骨粗隆远端，由胸大肌的桥接纤维稳固。该肌腱在肱骨结节间沟内滑动，被动的肱骨外旋时，肱二头肌长头腱横过肱骨头的上部，因而是肱骨头良好的悬挂韧带；前臂旋后及肘关节屈曲时，其紧张力增加，借助于肌腱帽及喙肩韧带，此肌腱可防止肱骨头向外、向上移位。

二、病因和病理

本病可因为外伤或者劳损急性发病，但大多数是由于肌腱长期遭受磨损而发生退行性变。肱二头肌长头肌腱炎发病率较高，与解剖位置有关。肱二头肌长头肌腱起自肩胛骨的盂上结节，在肱骨结节间沟与横韧带形成的纤维管道中通过，当肱二头肌收缩时，该肌腱张力增加而无滑动，在肩关节运动中，特别是上肢外展位屈伸肘关节时，肌腱与肱骨结节间沟反复摩擦，这种机械效应增加了对肌腱的磨损。另外，肩袖的损伤、钙盐的沉着、肩关节内部的病变亦可累及此腱鞘，而形成腱鞘炎。主要病因有：①肌腱在肱骨结节间沟内遭受磨损，在日常生活中，上臂常位于身体前侧并处于内旋位，使肱二头肌腱被挤向结节间沟内侧壁，容易遭受磨损而发生退变，特别是结节间沟有先天性变异或因肱骨外科颈骨折，使沟底变浅，表面粗糙不平，甚至有骨刺形成者；②肌腱长期遭受肩峰下撞击；③继发肩关节炎，肱二头肌长头肌腱与肩关节腔相通，任何肩关节的慢性炎症都可能引起腱鞘充血水肿，导致肌腱滑动功能障碍。

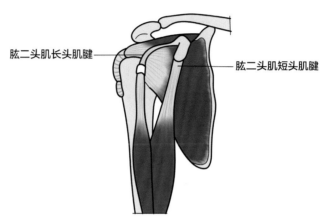

肱二头肌长头肌腱 ———— ———— 肱二头肌短头肌腱

图12-6-1　肱二头肌长头肌腱解剖示意图

三、临床表现

本病好发于40岁以上患者，主要症状是肩部疼痛和肩关节活动受限。疼痛主要位于肩关节前面，可指向三角肌附着处或肱二头肌肌腹，夜间加剧，影响睡眠。结节间沟及其上方肱二头肌长头肌腱压痛是主要体征。引起肱二头肌长头肌腱紧张的主动或被动动作，均可使疼痛加剧。肱二头肌抗阻力试验阳性是诊断本病的重要依据，即抗阻力屈肘及前臂旋后时，在肱二头肌长头肌腱处出现剧烈疼痛。外伤常诱发急性发作，有不同程度的肌痉挛，患者为缓解疼痛常用手托住患侧上肢于屈曲位，避免上臂旋转活动而加剧疼痛。慢性发病者，病程长，疼痛较轻，患者常能忍受，但过多活动患肢或遭受轻微外伤后症状加剧，重者肩关节活动受限。

四、辅助检查

肩关节正位X线检查常无明显异常，部分患者可见结节间沟变浅、变窄，沟底或沟边有骨刺形成。

五、超声影像学表现

检查医师面对患者，患者肘关节屈曲90°，手掌向上，肩关节轻度外旋，使结节间沟位于肩关节前方（图12-6-2）。采用直接扫查法，将涂有耦合剂的探头置于结节间沟进行扫查，分别扫查肱二头肌长头腱的短轴和长轴，逐层扫查各层结构，观察肱二头肌长头肌腱的直径、腱鞘的厚度、鞘内有无积液等，并与对侧比较，正常肌腱回声均匀，双侧肌腱直径一致，腱鞘厚度一致，鞘内无积液（图12-6-3）。肱二头肌长头肌腱炎声像图一般分为3个时期：①急性期，超声表现为腱鞘显著变厚，鞘内或有液体，肌腱内不均匀低或强回声，但没有显著增粗，腱鞘内血流增加（图12-6-4）；②亚急性期，超声可出现肌腱变粗，回声稍强不均匀，或有肱二头肌长头腱的脱位（图12-6-5）；③慢性期，超声显示腱鞘内液体增多，多伴肌腱变性、纤维化，回声明显增强甚至钙化（图12-6-6）。

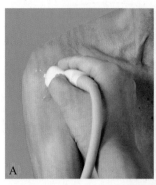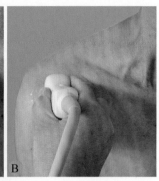

A. 短轴扫查探头放置位置；B. 长轴扫查探头放置位置

图12-6-2　肱二头肌腱短轴和长轴超声扫查示意图

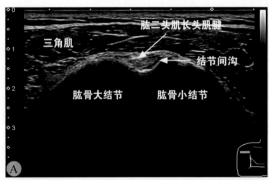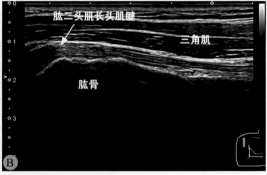

A. 短轴；B. 长轴

图12-6-3　肱二头肌长头肌腱鞘正常声像图

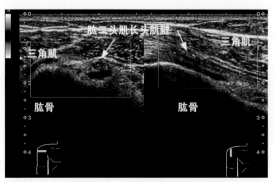

腱鞘显著变厚，鞘内或有液体，肌腱内不均匀低强回声，但没有显著增粗，腱鞘内血流增加

图12-6-4　肱二头肌长头肌腱急性期声像图

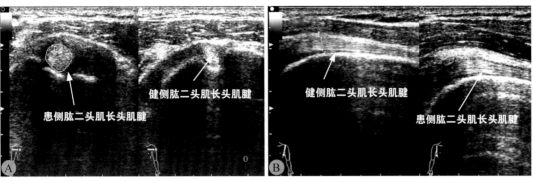

肌腱变粗，回声稍强不均匀，腱鞘增厚。A. 短轴比较声像图；B. 长轴比较声像图

图12-6-5　肱二头肌长头肌腱亚急性期声像图

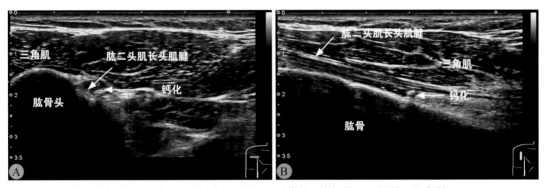

腱鞘内液体增多，肌腱变细、回声明显增强，有钙化。A. 短轴；B. 长轴

图12-6-6　肱二头肌长头肌腱慢性期声像图

六、整体治疗思路

肱二头肌长头肌腱鞘炎是肩部常见疾病，常继发其他疾病，如冻结肩、肩袖损伤等，临床上需根据患者的具体情况决定治疗方案，多通过保守治疗即可治愈。

（1）局部治疗：主要是针对腱鞘的处理，包括药物鞘内注射松解、针刀腱鞘表面和鞘内剥离松解。

（2）直接因素治疗：肱二头肌长头肌的张力变化是直接原因，因此需要松解肱二头肌长头肌，主要方法是针刀激痛点灭活。

（3）间接因素治疗：主要涉及臂前深线，包括胸小肌、喙肱肌、肱二头肌短头和前臂屈肌群等，根据检查评估应用激痛点灭活或止点处松解治疗。

（4）静态结构治疗：静态结构为肱二头肌长头肌腱位于结节间沟处的横韧带和喙肱韧带，进行针刀松解治疗。局部神经未见明显影响。

七、治疗方法

结节间沟区域剧烈疼痛，尤以夜间疼痛最为显著，严重影响生活、工作，高频超声显示肱二头肌长头腱增粗、回声不均匀、腱鞘内积液者，早期可以应用鞘内药物注射，亚急性或慢性期应用针刀松解治疗。

1. 肱二头肌长头肌腱液体抽吸药物注射治疗

患者取坐位或者平卧位，肱二头肌长头肌腱扫查体位。确定穿刺点后，碘伏消毒患肩，选择频率7~14 MHz线阵探头，超声探头放置充足的耦合剂用一次性使用灭菌橡胶外科手套包裹扫查结节间沟，应用5 mL口腔麻醉注射器，在超声引导下穿刺入肱二头肌长头肌腱腱鞘，穿刺到位后如果有积液，先抽出积液，然后注射1%利多卡因5 mL+曲安奈德10 mg混合液至腱鞘与肌腱之间，液压松解满意后，结束注射拔出针头（图12-6-7），穿刺点压迫2分钟，最后用无菌敷料包扎。

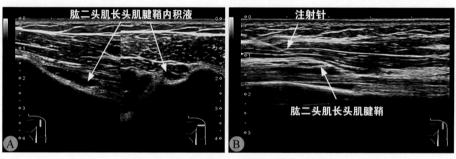

A. 肱二头肌长头肌腱炎，鞘内有积液；B. 超声引导注射治疗

图12-6-7 肱二头肌长头肌腱炎鞘内药物注射声像图

2. 肱二头肌长头肌腱针刀松解治疗

治疗准备同注射治疗。先用1%利多卡因3 mL在腱鞘表面、腱鞘与肌腱之间进行麻醉，再用直径0.6 mm Ⅰ型2号针刀在超声引导下平面内进刀，在腱鞘表面、腱鞘与肌腱之间做剥离松解3~5下后出刀（图12-6-8），局部压迫5分钟，最后用无菌敷料包扎。

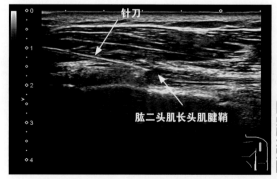

图12-6-8 肱二头肌长头肌腱针刀松解治疗声像图

3. 直接因素相关肌肉针刀松解治疗

直接相关因素来自肱二头肌长头腱，因此需检查肱二头肌长头激痛点并予以灭活。体位及准备同上。探头长轴顺肱二头肌长头肌腱找到肌腹激痛点部位，选直径0.4 mm微针刀在超声引导下平面内进刀，在肌肉内提插，出现酸胀感或抽搐2~3下后出刀（图12-6-9），穿刺点压迫2分钟，最后用无菌敷料包扎。

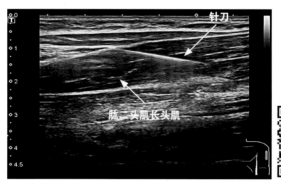

图12-6-9　肱二头肌长头肌针刀激痛点灭活声像图

4. 间接因素相关肌肉针刀松解治疗

间接相关因素与臂前深线相关。根据临床检查评估确定，予以松解。以肱二头肌短头为例介绍。患者取平卧位，准备同上。探头在喙突部位找到肱二头肌短头附着点，用1%利多卡因2 mL在腱止点处进行麻醉。选直径0.6 mmⅠ型2号针刀在超声引导下平面内进刀，在腱止点处做剥离松解3~5下后出刀（图12-6-10），穿刺点压迫2分钟，最后用无菌敷料包扎。

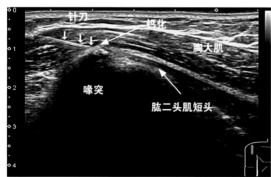

图12-6-10　肱二头肌短头喙突部附着点针刀松解治疗声像图

5. 静态结构针刀松解治疗

喙肱韧带与位于结节间沟处的横韧带是主要静态结构影响因素，喙肱韧带在其他章节介绍过，不再赘述。主要介绍横韧带针刀松解治疗。上述治疗效果不佳，后伸受限，可以选择横韧带针刀松解。针刀在大结节或小结节附着点处松解。患者取平卧位，准备同上。探头在结节间沟找到横韧带附着点，以小结节侧为例，应用1%的利多卡因2 mL在横韧带附着点处进行麻醉。选直径0.6 mm I 型2号针刀在超声引导下平面内平刀在附着点处做剥离松解3~5刀后出刀（图12-6-11）。穿刺点压迫2分钟，无菌敷料包扎。

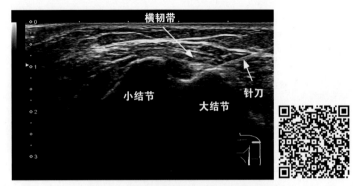

图12-6-11　横韧带针刀松解治疗声像图

八、注意问题

（1）超声检查时要进行对比观察：患者坐位，前臂屈曲90°，适当内旋，结节间沟位于肩前方，医师面向患者，探头放置于结节间沟处，先短轴扫查肱二头肌长头腱，探头逐渐移向近侧可连续显示长头腱关节内部分，再长轴扫查，向近侧移动可扫查至关节内盂上结节止点处，向远端连续扫查可至二头肌腱腹交界处。

（2）检查时注意结节间沟内扫查若肱二头肌腱缺如，可能为肌腱断裂（图12-6-12）。

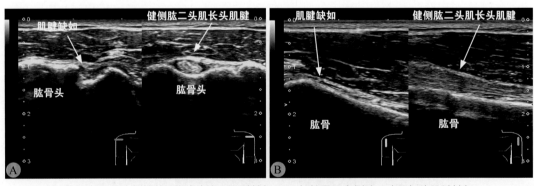

A. 短轴显示患侧结节间沟内空虚，肌腱缺如；B. 长轴显示患侧肱二头肌长头肌腱缺如

图12-6-12　肱二头肌长头肌腱断裂声像图

（3）检查时注意结节间沟内扫查若有肱二头肌腱异位，可能为肌腱滑脱（图12-6-13）。

（4）治疗时机：注射治疗最好掌握在亚急性期以前，针刀治疗应选择在疾病慢性期。

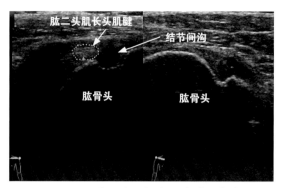

图12-6-13　肱二头肌长头肌腱脱位声像图

（5）治疗时要严格无菌操作，避免引起腱鞘内感染。

（6）穿刺时要在超声引导下进行，一般从腱鞘的近端进入，准确到达肌腱与腱鞘之间，避免损伤长头肌腱。

（7）注射药物时，医师最好用另外一只手或者助手按压住远端出口，注射完药物5分钟后松开，让药物在鞘管内扩张，并得到良好吸收，否则药物会渗漏到鞘管外，影响疗效。

（8）鞘内注射完毕后缓慢拔针至腱鞘表面，注射少量药物以缓解腱鞘炎症。

（9）横韧带松解时，不要过度松解，避免造成完全切割，引起肌腱滑脱。切割的目的主要是调整张力和消除局部的炎症反应。

第七节　冈上肌腱损伤

因劳损、外伤而致冈上肌腱损伤，多为部分损伤，患者出现肩部疼痛，功能受限。完全损伤需要手术治疗，部分损伤保守治疗有效。

一、局部解剖

冈上肌呈圆锥形，起于冈上窝骨面的内侧2/3，向外行经肩峰下，移行为短而扁平的肌腱，止于肱骨大结节（图12-7-1）。冈上肌肌腱与肩关节囊的上部密切相连，肌腱表面于肩峰深面有肩峰下滑囊，有时与三角肌下滑液囊相通。冈上肌被包裹于冈上骨性纤维鞘中，该鞘由肩胛骨的冈上窝和附着于其边缘的冈上筋膜所构成，在冈上肌的前后均有蜂窝组织，外侧部更为明显，其与邻部的交通主要为：①冈上肌前下蜂窝组织在肩胛冈外侧缘围绕血管，直接移行于冈下窝的蜂窝组织，从而沟通肩胛骨后面的骨性纤维鞘间隙；②通过围绕肩胛切迹的血管、神经而与颈外侧三角深层蜂窝组织相交通；③通过冈上筋膜在肩胛颈附近的菲薄而疏松的结缔组织板与三角肌下间隙及腋窝相交通，该板实际上不能阻挡脓液的蔓延而冈上间隙脓肿也主要沿此方向扩散。上述各径路同样也为邻近间隙扩散至冈上骨性纤维鞘的通道。在上臂整个外展及屈曲动作中，能协助三角肌发挥作用，将肱骨头稳定在关节盂内，并能在上臂外展时使其外旋。上臂整个外展过程中，必须由冈上肌

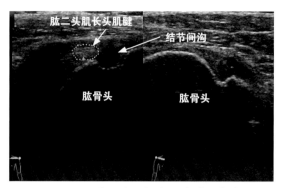

将肱骨头固定于肩胛骨关节盂，由三角肌收缩才能完成外展动作，冈上肌有使上臂外展的起动作用；上臂外展90°以后的上举动作，则由肩胛骨旋转动作来完成。冈上肌的血管及神经在冈上间隙中，最大的血管为肩胛上动脉，肩胛上动脉紧贴冈上窝的骨面，发出分支到达冈上肌，部分内侧支与颈横动脉分支相交通，在肩胛骨上缘尚发出一些细小的肩峰支，走向肩峰，在该处参加组成肩峰网。冈上肌受肩胛上神经支配，该神经由C_5发出，也有时自C_4或C_6发出。发出后行向后外侧，在肩胛横韧带下方经过肩胛切迹入冈上窝，再绕肩胛颈下方至冈下窝，支配冈上肌和冈下肌。其神经末梢的分布则紧贴骨面，故当冈上肌损伤粘连时，会压迫刺激肩胛上神经的末梢而产生剧烈疼痛。

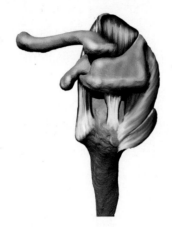

图12-7-1　冈上肌解剖示意图
来源：由唐山市第二医院霍永鑫医师手绘

二、病因与病理

冈上肌腱常因摔跤、抬举重物或其他体力劳动导致的上肢突然猛烈外展而出现损伤、撕裂甚至断裂。撕裂的部位多在肱骨大结节以上12.5 mm处，即经常受到撞击的肌腱末端，此处便是冈上肌肌腱的高应力点，故易于损伤（图12-7-2）。病因主要为：①创伤是年轻人肩袖损伤的主要原因，由跌倒时手外展着地或手持重物肩关节突然外展上举或扭伤而引起；②血供不足引起肩袖组织退行性变，当肱骨内旋或外旋中立位时，肩袖这个危险区最易受到肱骨头的压迫，血管受挤压而使该区相对缺血，使肌腱发生退行性变，临床上肩袖完全断裂大多发生在这一区域；③肩部慢性撞击损伤，中老年患者其肩袖组织因长期遭受肩峰下撞击、磨损而发生退变。本病常发生在需要肩关节极度外展的反复运动中（如棒球、仰泳和蝶泳、举重、球拍运动）。当上肢前伸时，肱骨头向前撞击肩峰与喙肩韧带，引起冈上肌肌腱损伤。慢性刺激可以引起肩峰下滑囊炎、无菌性炎症和肌腱侵袭。急性的暴力损伤可以导致旋转带断裂。冈上肌是肩袖的重要组成部分，在上臂外展和上举的起动运动及稳定盂肱关节方面均起着重要作用，这也导致冈上肌成为肩袖肌群中退变发生最早、肌纤维断裂发生率最高的肌肉。冈上肌在大结节止点近侧1 cm范围乏血管，血液供应差，受到应力作用的影响最大，冈上肌断裂通常发生于该区域。肩袖损伤的内在因素是肩袖肌腱随增龄而出现的组织退化，以及其在解剖结构上存在乏血管区的固有弱点，而创伤与撞击则加速了肩袖退化和促成了断裂的发生。多种因素在不同程度上造成了肩袖的退变过程，没有一种因素能单独导致肩袖的损伤，其中的关键性因素应依据具体情况分析得出。肩袖损伤按损伤程度可分为挫伤、不完全断裂及完全断裂三类（图12-7-3）。肩袖挫伤使肌腱充血、水肿乃至发生纤维变性，是一种可重复性损伤；肌腱表面的肩峰下滑囊伴有相应的损伤性炎性反应，滑囊有渗出性改变；肩袖肌腱纤维的部分断裂可发生于冈上肌腱的关节面侧（下面）或滑囊面侧（上面），以及肌腱内部。不完全性断裂未获妥善处理或未能修复时常发展为完全性断裂。完全性断裂是肌腱全层断裂，使盂肱关节与肩峰下滑囊发生贯通性的损伤。此种损伤多见于冈上肌腱，其次为肩胛下肌腱及小圆肌腱。冈上肌腱与肩胛下肌腱同时被累及者也不少见。

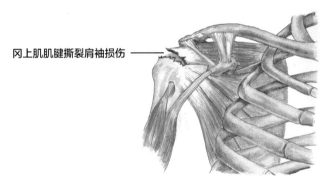

图12-7-2 冈上肌损伤部位示意图
来源：由北京市垂杨柳医院杨宇辰医师手绘

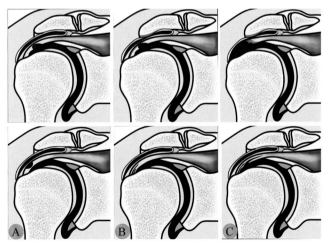

A. 冈上肌挫伤示意图；B. 冈上肌部分损伤示意图；C. 冈上肌完全断裂示意图

图12-7-3 肩袖损伤分类

三、临床表现

本病多见于中老年人，一般起病缓慢，常有轻微的外伤史或肩部受凉史，主要表现为肩痛及关节活动受限，以外展受限为本病的主要症状。肩关节前外侧深部和上臂外侧持续性钝痛，有时可放射到颈部、前臂桡侧手指，夜间疼痛加重。查体：压痛集中在肱骨大结节上端冈上肌止点和冈上肌肌腹处。在上臂外展60°～120° 时有一个疼痛弧，抗阻力外展时疼痛加剧，再上举则疼痛缓解，但被动活动范围无明显受限。功能障碍：肩袖大型断裂者，主动肩上举及外展功能均受限。外展与前举范围均＜45°。病史超过3周以上者，肩周肌肉有不同程度的萎缩，以三角肌、冈上肌及冈下肌较常见。病程超过3个月者，肩关节活动范围有程度不同的受限，以外展、外旋及上举受限较明显。特殊体征：①肩坠落试验：被动抬高患臂至上举90°～120°，撤除支持，患臂不能自主支撑而发生臂坠落和疼痛即为阳性；②撞击试验：向下压迫肩峰，同时被动上举患臂，如在肩峰下间隙出现疼痛或伴有上举不能时为阳性；③疼痛弧征：患臂上举60°～120° 范围内出现肩前方或肩峰下区疼痛时即为阳性，对肩袖挫伤和部分撕裂有一定诊断意义（图12-7-4）。

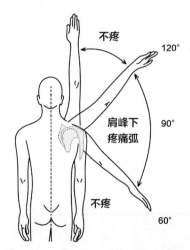

图12-7-4 肩关节外展疼痛弧示意图

四、辅助检查

X线检查对肩峰形态及肩关节骨性结构改变的判断有帮助。部分肩袖损伤患者肩峰前外侧缘及大结节处有明显骨质增生。MRI检查可帮助确定肌腱的损伤部位和严重程度，尤其是MRI造影检查可以清晰地显示肩袖的部分撕裂，对诊断具有较高的价值。超声能清晰分辨冈上肌损伤，高分辨率的探头能显示出肌肉水肿、增厚等挫伤性病理改变。肌腱在部分断裂时，超声显示肩袖缺损或萎缩、变薄；在完全性断裂时则显示断端和裂隙，并显示肌腱缺损范围。超声诊断对肌腱不全断裂的诊断优于关节造影。

五、超声影像学表现

检查冈上肌时采用叉腰位。正常的冈上肌在短轴位呈现弧形带状强回声图像，在三角肌深方包绕肱骨头，一般厚度为4~8 mm，宽度<2 cm。正常长轴位冈上肌呈弧形，凸面向上，止于大结节处，呈"鸟嘴"状，呈强回声（图12-7-5）。慢性肌腱病变或者肌腱挫伤时可导致整个肌腱增厚7 mm，或双侧对比>2 mm，回声减低不均，纤维结构模糊，内可见血流信号，冈上肌腱连续存在，有时三角肌滑囊增厚（图12-7-6）。

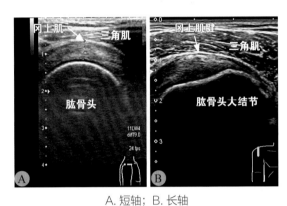

A. 短轴；B. 长轴

图12-7-5　冈上肌正常超声声像图

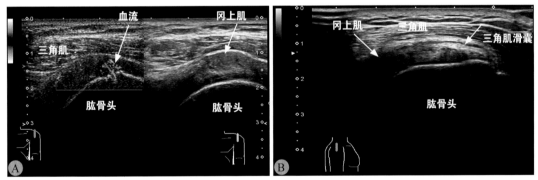

A. 肌腱增厚，回声减低不均，内可见血流信号，冈上肌腱连续性存在；B. 三角肌滑囊增厚

图12-7-6　冈上肌慢性肌腱病变或者挫伤声像图

冈上肌厚度<4 mm时考虑肌腱萎缩低回声。部分撕裂表现：多数在冈上肌腱大结节附着处，急性撕裂多在肌肉肌腱连接处。撕裂类型有滑囊面、关节面、腱体内三类，主要表现为肌腱局部变薄，肌腱表面凹陷，肌腱附着处局部缺损，大结节裸露关节面、滑囊面或腱体内局部回声异常，探头加压肌腱局部形态改变。冈上肌腱部分撕裂还可以是肌腱局部纤维断裂，呈边界清楚的无回声或低回声。根据撕裂是否累及肌腱的关节侧或滑囊侧可分为关节侧撕裂或滑囊侧撕裂（图12-7-7）。另一种肌腱部分撕裂为肌腱内撕裂，为肌腱部分撕裂，但并不累及肌腱的关节侧或滑囊侧（图12-7-8）。

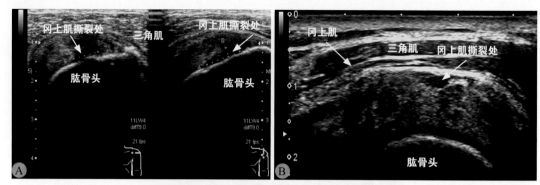

A. 邻近关节面的部分撕裂；B. 邻近滑囊面的撕裂

图12-7-7　冈上肌部分撕裂声像图

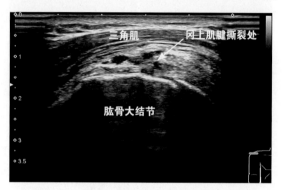

图12-7-8　冈上肌腱体内多发撕裂声像图

关节侧的部分撕裂最多见于冈上肌腱远端前侧的肱骨大结节止点处，有时可呈高-低混杂回声，为低回声的积液包绕高回声的肌腱断端所致。紧邻肌腱撕裂处的肱骨大结节常发生骨皮质不规则改变，与肌腱止点处的慢性磨损有关。全层撕裂：冈上肌腱全层撕裂为肌腱纤维断裂，并自肌腱的关节侧延伸至滑囊侧，又分为完全断裂和部分断裂。部分全层断裂只是局部的全层断裂（图12-7-9）；全层完全断裂超声表现为冈上肌缺失，不显示，肌腱连续中断，边界清楚的低回声或无回声区域（图12-7-10）。全层撕裂最常发生于肌腱远端的前侧，但退行性的冈上肌腱撕裂也可发生于冈上肌腱-冈下肌腱交界处。超声显示软骨界面征象（表现为低回声的关节软骨与无回声或低回声的肌腱撕裂处之间的强回声界面）提示撕裂累及肌腱的关节侧，但此征象仅见于声束垂直于关节软骨时（图12-7-11）。

因此，检查时应注意在检查肌腱长轴切面时，可采取探头一端抬起另一端加压的方法，而在检查肌腱短轴切面时，可采取探头侧动的方法，有助于软骨界面征的显示。肌腱的全层撕裂范围较小时，肌腱体积可无明显缩小，尤其是撕裂处被积液所充填时。较窄的沿肌腱长轴的纵行撕裂，于肌腱短轴切面上易于显示。全层撕裂范围较大时，常可见冈上肌腱的上缘变平或凹陷。肌腱的急性撕裂可发生于肌腱的近侧，撕裂处多为积液表现。冈上肌撕裂继发征象：大结节表面不规则，三角肌下滑囊积液、滑膜增生，肱二头肌鞘积液，软骨回声增强等（图12-7-12）。

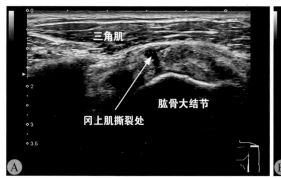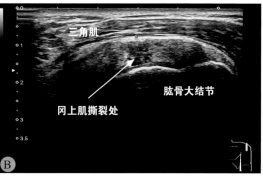

A. 短轴显示冈上肌全层撕裂；B. 长轴显示冈上肌连续

图12-7-9　全层部分断裂声像图

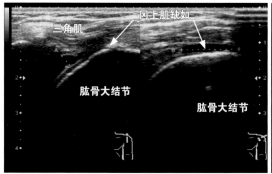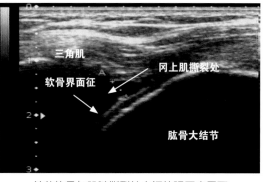

短轴、长轴均显示冈上肌完全断裂，肌腱缺如	关节软骨与肌腱撕裂处之间的强回声界面
图12-7-10　冈上肌全层完全断裂声像图	**图12-7-11　软骨界面征象声像图**

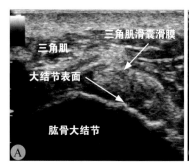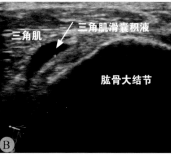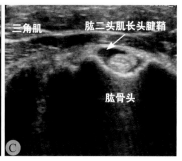

A. 大结节表面粗糙，不光滑，滑膜增生；B. 三角肌下滑囊积液；C. 肱二头肌长头肌腱积液

图12-7-12　冈上肌损伤间接征象声像图

六、整体治疗思路

外伤引起的损伤，多为直接或间接暴力导致，大多损伤严重。慢性劳损和退变样损伤多为慢性部分损伤，损伤部位多在大结节止点附近。大部分损伤和完全损伤，影响稳定性和功能的需要手术治疗。保守治疗适合部分损伤患者，特别是慢性损伤。慢性损伤多与肌肉的动力有关，肱骨头的上抬和关节盂的下压（肩胛骨的下回旋）使得冈上肌腱与肩峰或者喙肩韧带撞击出现损伤。因此需要进行整体评估和局部加整体治疗。

（1）局部治疗：主要是针对局部损伤的处理，包括损伤部位的PRP注射、高渗葡萄糖注射，针刀损伤局部提插刺激松解。

（2）直接因素治疗：冈上肌的张力变化是直接原因，因此需要松解冈上肌，主要方法为针刀激痛点灭活。

（3）间接因素治疗：主要涉及臂后表、深线和臂前深线，包括中三角肌、斜方肌、肩胛提肌、胸小肌等，根据检查评估应用激痛点灭活或止点处松解治疗。

（4）静态结构治疗：主要为喙肩韧带，其紧张可以造成撞击，可以进行针刀松解治疗，另外，三角肌滑囊有时会继发炎症，需要一并处理。

（5）神经卡压治疗：常见为肩胛上神经卡压，可用针刀松解治疗。

七、治疗方法

治疗主要是缓解疼痛、促进修复和功能恢复。局部治疗主要为：三角肌滑囊药物注射、损伤部位PRP注射、针刀松解及激痛点灭活。现主要介绍针刀松解和激痛点灭活治疗。

1. 冈上肌损伤部位针刀松解治疗

该法适合1个月以上的冈上肌慢性损伤者。患者平卧或侧卧（患侧在上），局部常规消毒，铺无菌洞巾，超声探头放置充足的耦合剂后用一次性使用灭菌橡胶外科手套包裹扫描病灶，超声频率一般为7~14 MHz。探头长轴置于患侧肩关节，显示冈上肌腱。选用5 mL一次性口腔麻醉注射器，1%利多卡因2 mL局部麻醉，选直径0.6 mm I型2号针刀在超声引导下平面内进刀，如单纯增厚，在肌腱表面进行剥离，应用平刀沿长轴并向前后剥离松解3~5下出刀，如果有部分损伤，可在损伤部位做3~5下提插松解出刀（图12-7-13），穿刺点压迫5分钟，最后用无菌敷料包扎。

2. 直接因素相关激痛点针刀灭活治疗

冈上肌的激痛点是引起张力变化的直接原因，需行微针刀提插灭活。患者侧卧，患侧在上，局部常规消毒，铺无菌洞巾，超声探头放置充足的耦合剂后用一次性使用灭菌橡胶外科手套包裹扫描病灶，超声频率一般为7~14 MHz。探头长轴置于患侧冈上窝显示冈上肌，将标记好的激痛点置于探头中央，选直径0.4 mm微针刀在超声引导下平面内进刀，在肌肉内提插，直到出现酸胀或抽搐2~3次出刀（图12-7-14），穿刺点压迫2分钟，最后用无菌敷料包扎。

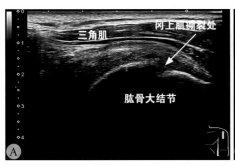
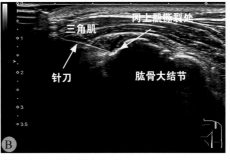

A. 冈上肌部分撕裂；B. 针刀松解冈上肌

图12-7-13　冈上肌在肱骨大结节止点处损伤针刀松解治疗声像图

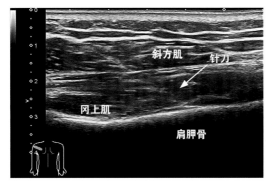

图12-7-14　冈上肌激痛点针刀灭活治疗声像图

3. 间接因素相关肌肉针刀灭活治疗

引起冈上肌损伤的原因除了自身因素以外，间接因素中最主要的肌肉为胸小肌，因其紧张可以下拉肩胛骨，导致肩峰下间隙减小，撞击冈上肌造成损伤，因此胸小肌的处理也很重要。患者平卧，局部常规消毒，铺无菌洞巾，超声探头放置充足的耦合剂后用一次性使用灭菌橡胶外科手套包裹扫描病灶，超声频率一般为7~14 MHz。探头长轴置于患侧胸小肌，将标记好的激痛点置于探头中央，选直径0.4 mm微针刀在超声引导下平面内进刀，在肌肉内提插，直到出现酸胀或抽搐2~3次出刀（图12-7-15），穿刺点压迫2分钟，最后用无菌敷料包扎。

静态结构与神经卡压在冻结肩章节已经介绍过，在此不再赘述。

八、注意问题

（1）冈上肌损伤需要明确损伤部位和程度，结合临床寻找损伤病因，根据超声影像学表现结合临床确定治疗适应证，完全损伤、影响功能属于手术指征，不在针刀治疗范畴。

（2）针刀治疗目的是创伤再修复，因此对于冈上肌腱的部分损伤有良好的效果，特别是对于1个月以上的慢性损伤。

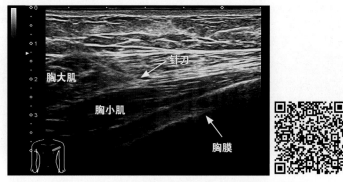

图12-7-15 针刀提插灭活胸小肌激痛点声像图

（3）针刀局部治疗的同时需要整体评估、分析发生的原因，对于劳损、退变损伤需要寻找影响的直接与间接动态因素，以及静态结构因素，并对影响因素分别处理。

（4）针刀局部治疗时不要剥离松解范围太大，只对损伤区域进行提插，造成局部的新鲜创面即可，不要损伤周围的正常组织。

（5）在松解冈上肌肌腹激痛点时，刀口线与冈上肌纤维平行，出现酸胀最好出现抽搐出刀。

（6）间接因素中胸小肌的影响度最大，往往因为胸小肌紧张导致肩胛骨下压造成冈上肌撞击，因此在评估检查时应作为重点。超声检查时在喙突附着点检查，如果发现止点部位增厚，喙突骨面不光滑，可以在止点处进行针刀松解，大多数需要进行激痛点处理。最后进行拉伸训练。

第八节 冈上肌钙化性肌腱炎

冈上肌钙化性肌腱炎是一种常见但又容易被忽视的肩关节疾病。临床上，患者肩部疼痛剧烈，活动受限，影响日常生活。一般患者通过服用镇痛药物、理疗或者局部封闭治疗等保守治疗，效果有时并不理想。手术或者是关节镜治疗效果好，但是受医院设备条件限制及手术后易出现的一些并发症，患者不容易接受。超声导引下经皮针刀捣碎治疗具有安全、准确、创伤小、疗效好的优点。

一、局部解剖

冈上肌起始于肩胛骨的冈上窝，肌腱在喙突肩峰韧带及肩峰下滑囊下面、肩关节囊上面的狭小间隙通过，止于肱骨大结节上部（图12-8-1）。该肌肉受肩胛上神经支配，具有上臂外展时的起动作用。冈上肌被斜方肌和三角肌覆盖，冈上肌肌腱与冈下肌、肩胛下肌、小圆肌共同组成肩袖。

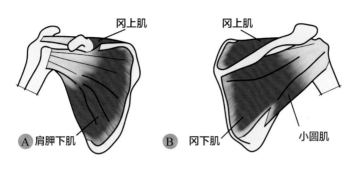

A. 正面观；B. 背面观

图12-8-1　冈上肌解剖示意图

二、病因和病理

冈上肌是臂的重要外展肌，其肌腱行于肩峰骨面之下，经常处在肩峰与肱骨大结节的挤压、摩擦与撞击之中，故此肌腱的变性与钙化十分常见，是全身最常发生钙化的肌腱之一。肩部钙化性肌腱炎是引起肩关节疼痛的常见原因，绝大部分累及冈上肌腱，约占肩部钙化性肌腱炎的80%。冈上肌腱离肱骨大结节止点1 cm内存在乏血管区，被认为是造成冈上肌腱变性甚至撕裂的主要解剖学原因（图12-8-2）。病因与长期的各种原因造成的肌腱磨损、退变及钙质代谢失常有关。冈上肌钙化性肌腱炎病因尚不明确，表现为关节周围的羟基磷灰石晶体沉积，有一个特定的病理过程，一般可以分为钙化前期、钙化期、钙化后期。

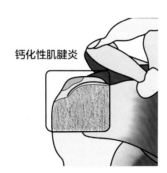

图12-8-2　钙化性肌腱炎在冈上肌的好发部位示意图

（1）钙化前期：仅在病变细胞基质囊泡内发现了钙盐类物质，通常无明显临床症状和体征。

（2）钙化期：随着钙盐的吸收，病变处细胞逐渐出现钙质沉积物，患肩逐渐出现疼痛伴明显活动受限，夜间症状较白天重。

（3）钙化后期：钙质沉积物被完全吸收后自行消失，病变处被新生的肉芽组织、胶原纤维填充，部分患者疼痛明显减轻甚至消失。

三、临床表现

发病年龄多为30~50岁，女性多见，在不同时期临床表现不同。急性期起病突然，呈暴发性，以往可无肩部不适，或曾发生亚急性或慢性症状。表现为扶肘，惧怕肩关节任何方向的活动，肱骨大结节处有明显的红、肿、热、痛，轻按有明显的局限性压痛，多发生在钙质吸收期，一般由过度疲劳或创伤引发。亚急性期最为常见，常因肩部过多活动或受到创伤引起。疼痛常进行性加重，活动受限，上臂只能在无痛范围内活动。疼痛可放射至三角肌止点，肩胛骨下角、颈部或枕部，甚至前臂、手指背侧，特别是拇指和示指。常在夜间疼痛加重，不能入眠；慢性期唯一的症状是肩部酸胀，上臂内旋、抬高时轻度疼痛，无肌痉挛，肩活动不受限制。当上臂抬高或旋转时钙化物与喙肩弓摩擦引起疼痛。大都有肩关节急性疼痛的发作史。慢性期可因上臂过劳或急性扭伤可引起亚急性或急性发作。查体：肩峰下压痛明显，肩关节外展、前屈、后伸及旋转功能均受限。患者的临床症状与病理分期有关：钙化前期，患者没有临床症状；钙化期，患者可以没有症状，此期长短不一，直至钙化开始吸收，吸收阶段开始出现剧烈疼痛，影响功能，一般就诊多在此时；钙化后期，也可以有疼痛，劳累或者轻微外伤后大部分患者会诱发临床症状。

四、辅助检查

X线、CT显示肩峰下肱骨大结节处有大小不等的一个或多个圆形钙化块影（图12-8-3，图12-8-4）。血常规、尿常规、血糖、类风湿因子、抗链球菌溶血素O试验（以下简称抗O试验）、红细胞沉降率、C-反应蛋白一般正常。

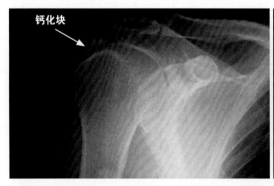 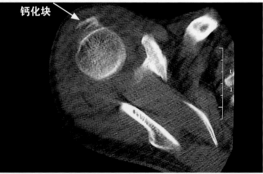

图12-8-3　右肩正位X线显示一个圆形钙化块影　图12-8-4　CT显示右肩关节大结节处有一钙化块影

五、超声影像学表现

检查冈上肌时采用叉腰位。正常的冈上肌在短轴位呈现弧形带状强回声图像，在三角肌深方包绕肱骨头，一般厚度4~8 mm，宽度<2 cm。正常长轴位冈上肌呈弧形，凸面向上，止于大结节处，呈"鸟嘴"状，呈强回声。钙化性肌腱炎在有症状时期检查可以发现

受累肌腱内有大小不等的弧形或者斑点状的回声增强点，后方有不同程度的声衰减，周围肌腱增厚，内部回声不均匀，根据钙化灶超声表现可分为3种类型：Ⅰ型，强回声伴边界清楚的声影（图12-8-5）；Ⅱ型，强回声伴弱声影（图12-8-6）；Ⅲ型，强回声后方无声影，钙化周围有血流信号（图12-8-7）。一般认为，Ⅱ型及Ⅲ型为吸收期，疼痛明显，Ⅰ型为形成期，患者多无明显症状。

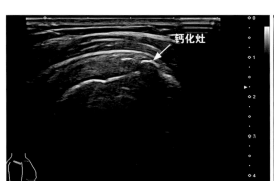

冈上肌内钙化灶强回声伴后方边界清楚的声影

图12-8-5　Ⅰ型冈上肌内钙化灶

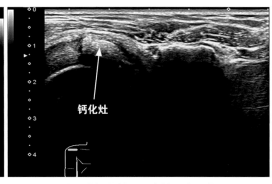

冈上肌内钙化灶强回声伴后方弱声影

图12-8-6　Ⅱ型冈上肌内钙化灶

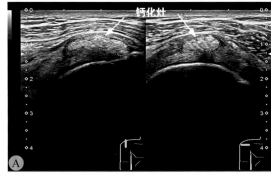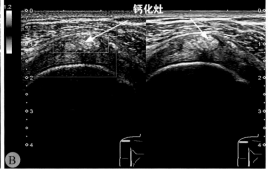

A. 冈上肌内钙化灶强回声后方无声影；B. 冈上肌内钙化灶强回声，且周围有血流

图12-8-7　Ⅲ型冈上肌内钙化灶声像图

六、整体治疗思路

冈上肌钙化性肌腱炎病因不明，但与损伤有关，损伤机制同冈上肌损伤，多为劳损和退变样损伤，多与肌肉动力有关，肱骨头的上抬和关节盂的下压（肩胛骨的下回旋）使得冈上肌腱与肩峰或者喙肩韧带撞击出现损伤。因此需要进行整体评估和局部加整体治疗。

（1）局部治疗：主要针对局部钙化灶进行处理，主要治疗方法为针刀钙化灶捣碎加三角肌滑囊药物注射。

（2）直接因素、间接因素、静态结构及神经卡压治疗评估和方法同冈上肌腱损伤。

七、治疗方法

适应证主要为患者肩部疼痛剧烈，影响正常生活；患肩的肱骨大结节处或肩峰下间隙压痛阳性；高频超声检查肌腱内有大小不等的弧形或者斑点状的回声增强团，后方无或者有少许声影，超声表现属于Ⅱ型及Ⅲ型，受累肌腱回声不均匀，结构紊乱；排除肩袖损伤。

冈上肌腱内钙化灶针刀捣碎治疗

患者取坐位或者仰卧位，肩关节中立位，常规消毒，铺无菌巾，超声探头放置充足的耦合剂后用一次性使用灭菌橡胶外科手套包裹扫描病灶，超声频率一般为7~14 MHz。确定最近穿刺点后局部麻醉，选直径0.6 mmⅠ型2号针刀在超声引导下刺入病灶，医师可以感觉触及坚韧物质，在超声监测下反复在病灶内穿刺，一般持续3~4分钟，直至超声显示原有强回声团块分散至无完整团块后出刀（图12-8-8）。穿刺点压迫5分钟，再抽取1%利多卡因5 mL+曲安奈德10 mg，超声引导下注射入三角肌下滑囊，注射完毕后出针（图12-8-9），穿刺点压迫2分钟，最后用无菌敷料包扎。

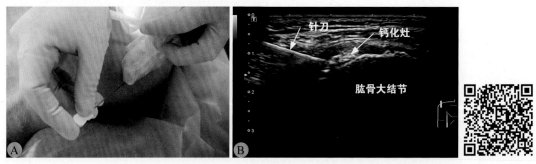

A. 冈上肌腱内钙化灶针刀捣碎治疗体位及操作图；B. 超声引导下钙化灶内针刀捣碎治疗

图12-8-8　冈上肌腱内钙化灶针刀捣碎治疗操作图及声像图

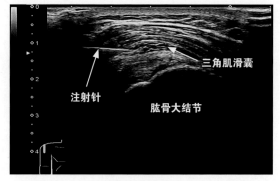

图12-8-9　三角肌下滑囊药物注射声像图

八、注意问题

（1）治疗时机应掌握在吸收期，此期是产生临床症状最严重的时期。超声表现为肌腱增厚。周围回声不均匀。钙化团块强回声。后方无或少量声影，周围有血流，治疗时穿刺感觉钙化灶坚韧，但穿刺不困难，捣碎相对容易。

（2）在超声实时监测引导下进行针刀捣碎治疗，针刀保证在钙化病灶部位，而不是在正常肌腱组织内。反复穿刺后，可以刺激局部毛细血管增生，促进钙化灶吸收，减轻局部炎性反应。

（3）治疗时先将钙化灶捣碎，反复穿刺时间要足够，一般在 3 ~ 4 分钟，能够起到对肌腱的刺激和对钙化灶的破坏作用。有学者对钙化灶分别行超声引导下经皮穿刺捣碎抽吸治疗和单纯捣碎（未抽吸）治疗，结果显示两组患者治疗前后疼痛症状均明显缓解，表明有无进行抽吸治疗并不影响治疗效果，而且进行抽吸治疗还有加大肩袖损伤的风险。

（4）患者一次治疗后疼痛明显减轻，每周治疗 1 次，一般 2 ~ 3 周痊愈，疼痛症状消失，局部无压痛，超声显示钙化明显缩小或者消失（图 12-8-10）。

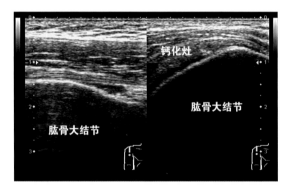

图12-8-10 治疗3周后复诊钙化灶明显缩小声像图

（5）治疗 3 次后症状不缓解、持续 2 个月以上或者超声发现合并有肩袖损伤者，建议应用关节镜进行清理并修复。

第九节 肩胛下肌钙化性肌腱炎

钙化性肌腱炎是指肩袖内的钙化物沉积引起肩关节痛及活动受限等症状的疾病，是引起肩关节疼痛的常见原因，发病率为2.7%~22%，以累及冈上肌为多见，其他肌腱相对少见。肩胛下肌钙化容易误诊为小结节骨折，临床应引起注意。

一、局部解剖

肩胛下肌起自肩胛骨外侧缘和肩胛骨前面的粗糙肌附着线，彼此以筋膜隔开，在肩胛骨外侧角处移行为一短而宽的扁腱，止于肱骨小结节。肌腱贴附于肩关节囊的前面，部分纤维编织于关节囊中，与冈上肌、冈下肌及小圆肌共同组成肩袖，协助维持肩关节的稳定（图12-9-1）。在肩胛下肌深面与肩关节囊之间有肩胛下肌滑液囊，常与关节腔相交通。

肩胛下肌位于肩胛下骨性纤维鞘中，该鞘由肩胛下窝及肩胛下筋膜组成，后者向肩胛下肌深处发出2~3个纤维隔，将肩胛下骨性纤维鞘分成若干个小的间隙，肩胛下筋膜向外至肌腱处变薄。肩胛下肌能使上臂内收并内旋。肩胛下肌的动脉由肩胛下动脉分支供给，常为3~5条，上方1~2条口径较小的血管可直接起自腋动脉。静脉数目较多，注入腋静脉或肩胛下静脉中。肩胛下肌的淋巴回流注入靠近三边孔的肩胛下淋巴结及锁骨上、下淋巴结中。肩胛下肌由肩胛下神经支配，其是臂丛后束的分支，与同名血管由肩胛下肌前面穿入肌中。背阔肌、大圆肌及肩胛下肌均止于肱骨小结节嵴，近止端处，背阔肌绕至大圆肌之前，在胸大肌深面可有腋弓肌加入背阔肌。此三肌均能内收及内旋上臂，背阔肌于上臂固定时能将身体向前牵引（攀岩时多依赖此肌），大圆肌能协助伸展上臂。肩胛下肌虽有分离为数个肌束的倾向，但未见完全分离者。文献报道，部分人群有小肩胛下肌，但极罕见。肩胛下肌腱内可有籽骨，多位于肌腱、韧带、肌肉内，一般为两侧，但也可为一侧。

二、病因与病理

肩部钙化性肌腱炎是引起肩关节疼痛的常见原因，绝大部分累及冈上肌腱，肩胛下肌少见，其致病原因尚未明确，有学者认为与钙化物的形成细胞所处的微环境有关，现阶段较为广泛接受的致病原因为组织缺氧。多认为是因上肢突然内收、内旋损伤，或因长期持续上肢内收和内旋动作使肩胛下肌止点处腱纤维轻微撕裂、出血、渗出，日久机化粘连，退变及钙质代谢失常引起。病理表现同冈上肌钙化肌腱炎。

三、临床表现

患者肩关节前方疼痛，有时伴有肩胛骨深部疼痛，疼痛剧烈，夜间影响睡眠，需要口服止痛药物。查体：肩关节前方肱骨小结节处压痛，肩关节外展、外旋疼痛，患肢后背活动范围缩小。患者的临床症状与病理分期有关，相关性详见冈上肌钙化性肌腱炎临床表现部分。

四、辅助检查

CT、X线显示肩峰下肱骨小结节处有大小不等一个或者多个圆形或者弧形钙化块影。MRI能够显示低信号影像，但没有特异性（图12-9-2）。

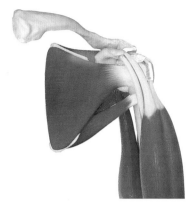

图12-9-1 肩胛下肌解剖示意图
来源：由唐山市第二医院霍永鑫医师手绘

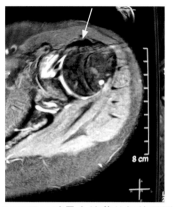

图12-9-2 MRI显示肱骨小结节处低信号影（箭头）

五、超声影像学表现

检查体位：屈肘90°、掌心向上。肩关节外旋，探头上端置于肱骨小结节内侧，下端略向内下方倾斜，可显示肩胛下肌腱长轴切面。前臂内收、外旋时可动态显示肩胛下肌腱动活动幅度。正常的肩胛下肌在短轴位呈现弧形带状强回声，在三角肌深方包绕肱骨头。正常长轴位肩胛下肌呈弧形，凸面向上，止于小结节处，呈"鸟嘴"状，强回声（图12-9-3）。钙化性肌腱炎在发作时发现在小结节止点处受累，肌腱内有大小不等的弧形或者斑点状的回声增强点，后方根据不同时期无或者少量声影，钙化后期出现清晰声影，钙化强回声团，后方无或少量声影（图12-9-4），周围肌腱增厚，内部回声不均匀，有血流说明肌腱在此时处于钙化期吸收阶段（图12-9-5）。

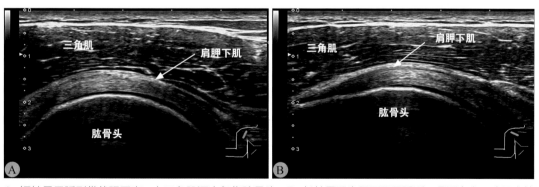

A. 短轴显示弧形带状强回声，在三角肌深方包绕肱骨头；B. 长轴显示肩胛下肌呈弧形，凸面向上，止于小结节处，呈"鸟嘴"状，强回声

图12-9-3 正常肩胛下肌声像图

六、整体治疗思路

肩胛下肌钙化性肌腱炎多为慢性损伤，尽管病因不清，但与肌肉的动力有关，内旋肌张力过高，牵拉止点局部造成缺血，发生钙化。因此需要进行整体评估和局部加整体治疗。

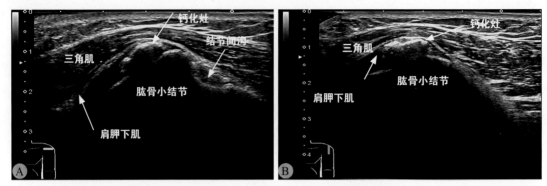

A. 短轴；B. 长轴

图12-9-4　肩胛下肌止点处钙化性肌腱炎声像图

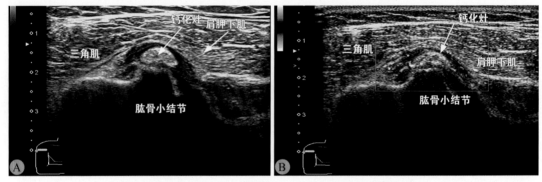

A. 钙化灶周围回声减低，肌腱增厚；B. 钙化灶周围及肌腱内血流

图12-9-5　肩胛下肌钙化性肌腱炎声像图

（1）局部治疗：主要针对局部钙化灶处理，治疗方法为针刀捣碎钙化灶。

（2）直接因素治疗：肩胛下肌的张力变化是直接原因，因此需要松解肩胛下肌，主要方法为针刀激痛点灭活。

（3）间接因素治疗：主要涉及臂后深线，包括菱形肌、肩胛提肌、冈上肌、冈下肌、小圆肌等，另外肩胛下肌筋膜与前锯肌相连，因此前锯肌也会影响肩胛下肌的张力。可根据检查评估应用激痛点灭活或止点处松解治疗。

（4）静态结构治疗：主要为喙肱韧带，其紧张可以与肩胛下肌撞击，另外肩胛下肌滑囊有时会继发炎症，需要一并处理。

（5）神经卡压不常见。

七、治疗方法

1. 肩胛下肌钙化灶针刀捣碎治疗

肩胛下肌钙化性肌腱炎治疗方法大致可以分为 2 种，即保守治疗和手术治疗。保守治疗包括非甾体类抗炎药物治疗、超声引导下针刺抽吸治疗、体外冲击波治疗及物理治疗等。手术治疗可以分为开放手术治疗或者关节镜下手术治疗。手术治疗在保守治疗疗效不佳时才采用。开放手术由于创伤较大、影响术后患肢功能的恢复，目前已不作为首选治疗方案。超声引导下针刀钙化灶内捣碎治疗创伤小、疗效好。

适应证：患者肩部疼痛剧烈，影响正常生活；患肩的肱骨小结节处压痛阳性；高频超声检查显示肌腱内钙化灶处于吸收期，排除肩袖损伤。

患者取坐位或者仰卧位，屈肘，肩部外旋，常规消毒，铺无菌巾，超声探头放置充足的耦合剂后用一次性使用灭菌橡胶外科手套包裹扫描病灶，超声频率一般为 7 ~ 14 MHz。确定最近穿刺点后局部麻醉，Ⅰ型 2 号针刀在超声引导下刺入病灶，医师可以感觉触及坚韧物质，在超声监测下反复在病灶内穿刺，一般持续 2 ~ 3 分钟，直至超声显示原有强回声团块分散至无完整钙化团块后出刀（图 12-9-6），穿刺点压迫 5 分钟，最后用无菌敷料包扎。

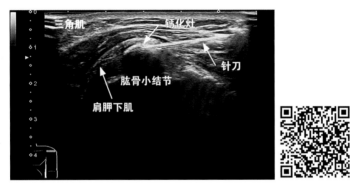

图12-9-6　肩胛下肌内钙化灶针刀捣碎治疗声像图

2. 直接因素肌肉激痛点针刀灭活治疗

肩胛下肌的激痛点是引起张力变化的直接原因，需行针刀提插灭活治疗。患者取仰卧位，屈肘，肩部尽最大可能外旋，将肌肉拉出，常规消毒，铺无菌巾，超声探头放置充足的耦合剂后以用一次性使用灭菌橡胶外科手套包裹扫描病灶，超声频率一般为 7~14 MHz，探头长轴置于肩胛下肌，显示肌腹，选直径0.4 mm的针刀在超声引导下平面内进刀，在肌肉内提插，直到出现酸胀或抽搐2~3次后出刀（图12-9-7），穿刺点压迫2分钟，最后用无菌敷料包扎。

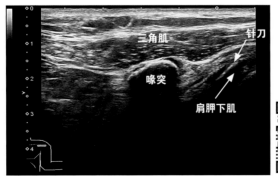

图12-9-7　肩胛下肌激痛点针刀提插灭活治疗声像图

3. 间接因素肌肉激痛点针刀灭活治疗

主要涉及臂后深线，包括菱形肌、肩胛提肌、冈上肌、冈下肌、小圆肌等，肩胛下肌筋膜与前锯肌相连，因此前锯肌也会影响肩胛下肌的张力。根据检查评估应用激痛点灭活或止点处松解治疗。以前锯肌激痛点针刀提插灭活为例。患者侧卧位，患侧在上，局部常规消毒，铺无菌洞巾，超声探头放置充足的耦合剂后用一次性使用灭菌橡胶外科手套包裹扫描病灶，超声频率一般为7~14 MHz。一般激痛点位于第5~6肋，探头长轴置于腋中、后线，显示前锯肌，将标记好的激痛点置于探头中央，选直径0.4 mm的微针刀在超声引导下平面内进刀，在肌肉内提插，直到出现酸胀或抽搐2~3次出刀（图12-9-8），穿刺点压迫2分钟，最后用无菌敷料包扎。

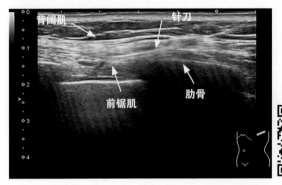

图12-9-8　针刀提插灭活前锯肌激痛点声像图

4. 静态结构治疗

相关静态结构中的喙肱韧带治疗见"第一节冻结肩"部分。现主要介绍肩胛下肌滑囊注射治疗。肩胛下肌钙化性肌腱炎有时会引起滑囊炎，钙化灶捣碎后会加重或者引起滑囊炎，所以在钙化灶治疗后应常规进行滑囊内的药物注射。体位及准备同钙化捣碎治疗。一般长轴扫查，显示肩胛下肌，在其表面可见很薄的滑囊间隙。用5 mL口腔麻醉注射器，抽取1%利多卡因5 mL+曲安奈德10 mg注射，完毕后拔出针头（图12-9-9），局部压迫2分钟，最后用无菌创可贴覆盖。

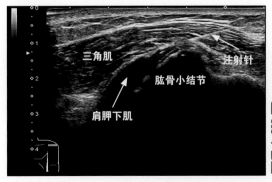

图12-9-9　肩胛下肌滑囊药物注射治疗声像图

八、注意问题

（1）超声判断是否吸收期可以根据钙化灶后方声影，无或少量声影；钙化灶周围血流增多；探头加压疼痛或者肩关节外展、外旋超声动态检查疼痛加重判断。

（2）捣碎后，为减少局部炎症反应和疼痛，可以在肩胛下肌滑囊内进行药物注射，不要把类固醇药物注射到肌腱内。其他注意事项参照冈上肌钙化性肌腱炎。

第十节　小圆肌钙化性肌腱炎

肩袖钙化性肌腱炎是一种较常见的肩部疼痛疾病，依据其病程进展，患者可无临床症状，仅体检时偶然发现，亦可突然急性发作引发剧烈疼痛或慢性疼痛伴渐进性活动受限。由于钙化灶持续存在，常引起肩部疼痛、活动受限。小圆肌腱较细小，且较少发生病变，一般不作为常规检查，因此，小圆肌钙化性肌腱炎容易漏诊。

一、局部解剖

小圆肌起于肩胛骨的腋缘中1/3处，在冈下肌之下，止于肱骨大结节最下的小面（图12-10-1）。小圆肌亦包绕于冈下骨性纤维鞘中，但与冈下肌隔以菲薄筋膜层，冈下间隙肌肉前方的疏松蜂窝组织在肩胛颈处相当发达，由此可与冈上间隙相交通，肌肉后方蜂窝组织在外侧沿肌腱走行，可通过不太发达的冈下筋膜而与三角肌下间隙相交通。在冈下骨性纤维鞘中，通行的血管较冈上骨性纤维鞘多，其中除供应冈下肌上段的肩胛上动脉外，尚有相当大的旋肩胛动脉。冈下窝的静脉也很发达，沿同名静脉回流。小圆肌由腋神经支配，可外旋及内收上臂，特别在上臂外展时，其外旋作用增大。

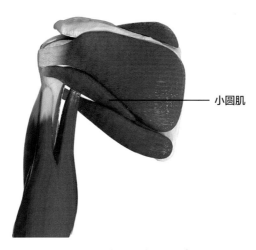

小圆肌

图12-10-1　小圆肌解剖示意图
来源：由唐山市第二医院霍永鑫医师手绘

二、病因与病理

目前，小圆肌钙化性肌腱炎病因尚不明确，争论较大。多数学者认为其发生与肌腱退行性改变、局部乏血管区、受应力作用的影响最大、代谢紊乱、细胞介入调节反应及组织缺氧等因素有关。钙化性肌腱炎可以分3期，同冈上肌、肩胛下肌分期。小圆肌在上肢运动不当，如强力外旋肩关节、用力投掷等动作过猛及受到外力直接撞击时，均可出现出血、渗出、水肿。因其损伤后局部症状不典型，常不能及时得到正确治疗，逐渐导致局部钙化。

三、临床表现

肩袖钙化性肌腱炎好发于30~60岁的人群，以中青年女性多见，在不同职业及生活习惯的人群中其发病率并无明显差异。大约有80%的肩袖钙化性肌腱炎发生于冈上肌腱，约15%的发生于冈下肌腱，肩胛下肌和小圆肌则很少出现。病理过程同"冈上肌钙化性肌腱炎"。

四、辅助检查

CT、X线显示肱骨大结节处有大小不等的一个或多个圆形（弧形）钙化块影。MRI能够显示低信号影像，但没有特异性。血常规、尿常规、血糖、类风湿因子、抗"O"、红细胞沉降率、C-反应蛋白一般正常。

五、超声影像学表现

嘱患者上臂内收、屈肘、掌心向下搭在对侧肩上。探头置于肩部后外侧，随肌腱走向进行纵行扫查，显示肌腱长轴切面，或在冈上肌腱横断面向后上方移动探头即可显示冈下肌腱，向下移动探头可显示小圆肌腱。小圆肌腱较细小，在肱骨大结节附着处呈"鸟嘴"状；探头纵切放在肩后部肩胛冈下方，可见紧贴肩胛骨的冈下肌、小圆肌的肌腹短轴切面，探头保持纵切向肱骨头方向移动，可逐渐显示两块肌腹内的肌腱短轴切面，呈高回声结构，直至肌腱在肱骨大结节的止点处（图12-10-2）。小圆肌钙化性肌腱炎在发作时检查可以发现在大结节止点处，受累肌腱内有大小不等的弧形或者斑点状的回声增强点，后方无或者有较弱的声影，周围肌腱增厚，内部回声不均匀，有血流，符合钙化吸收期的表现（图12-10-3）。

六、整体治疗思路

小圆肌钙化性肌腱炎临床少见，因其功能相对其他三块肩袖肌较弱，损伤机会较少。与其他肩袖肌一样，多为慢性损伤，尽管病因不清，但与肌肉的动力有关，外旋肌张力过高，牵拉止点局部造成缺血，发生钙化。因此需要进行整体评估和局部加整体治疗。

（1）局部治疗：主要针对局部钙化灶处理，治疗方法为针刀钙化灶捣碎。

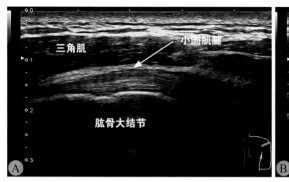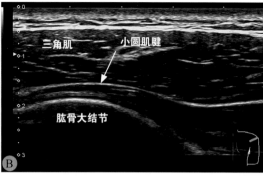

A. 短轴；B. 长轴

图12-10-2　正常小圆肌腱声像图

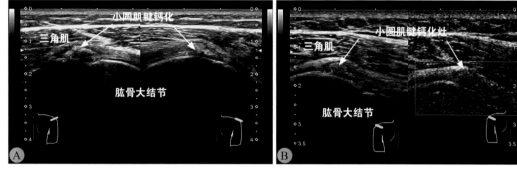

A. 小圆肌钙化灶后方有弱声影；B. 小圆肌腱钙化灶后方无声影，肌腱内有血流

图12-10-3　小圆肌腱钙化声像图

（2）直接因素治疗：小圆肌的张力变化是直接原因，因此需要松解小圆肌，主要方法为针刀激痛点灭活。

（3）间接因素治疗：主要涉及臂后深线，主要为协同的冈下肌。根据检查评估应用激痛点灭活或止点处松解治疗。

（4）静态结构治疗：未发现周围韧带对其有明确影响。

（5）神经卡压不常见。

七、治疗方法

小圆肌钙化性肌腱炎治疗方法大致可以分为2类：保守治疗和手术治疗。手术治疗在保守治疗疗效不佳时采用。开放手术由于创伤较大、影响术后患肢功能的恢复，目前已不作为首选治疗方法。超声引导下针刀钙化灶内捣碎治疗创伤小、疗效好。

1. 小圆肌钙化灶针刀捣碎治疗

患者取坐位或者仰卧位，屈肘肩部内收搭于对侧肩部。常规消毒，铺无菌巾，超声探头放置充足的耦合剂后用一次性使用灭菌橡胶外科手套包裹扫描病灶，超声频率一般为7~14 MHz。确定最近穿刺点后长轴显示小圆肌腱及钙化灶，局部麻醉，选用直径0.6 mm I 型2号针刀在超声引导下刺入病灶，医师可以感觉触及坚韧物质，在超声监测下反复在病灶内穿刺，一般持续2~3分钟，直至超声显示原有强回声团块分散后出刀（图12-10-4），穿刺点压迫5分钟，最后用无菌敷料包扎。

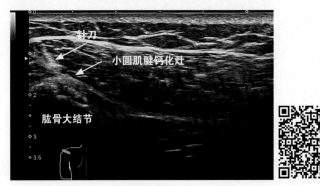

图12-10-4　小圆肌钙化灶针刀捣碎治疗声像图

2. 直接因素肌肉激痛点针刀灭活治疗

小圆肌的激痛点是引起小圆肌张力变化的直接原因，需行微针刀提插灭活治疗。患者取坐位或者仰卧位，屈肘肩部内收搭于对侧肩部，常规消毒，铺无菌巾，超声探头放置充足的耦合剂后用一次性使用灭菌橡胶外科手套包裹扫描病灶，超声频率一般为7~14 MHz，探头长轴置于小圆肌，显示肌腹，选直径0.4 mm微针刀在超声引导下平面内进刀，在肌肉内提插，直到出现酸胀或抽搐2~3次出刀（图12-10-5），穿刺点压迫2分钟，最后用无菌敷料包扎。

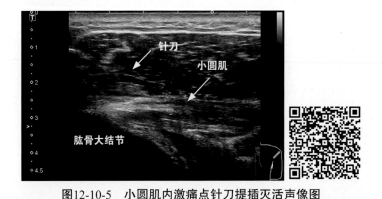

图12-10-5　小圆肌内激痛点针刀提插灭活声像图

3. 间接因素肌肉激痛点针刀灭活治疗

主要涉及臂后深线，主要为冈下肌。患者取俯卧位，局部常规消毒，铺无菌洞巾，超声探头放置充足的耦合剂后用一次性使用灭菌橡胶外科手套包裹扫描病灶，超声频率一般为7~14 MHz。探头长轴置于冈下窝显示冈下肌，将标记好的激痛点置于探头中央，选直径0.4 mm微针刀在超声引导下平面内进刀，在肌肉内提插，直到出现酸胀或抽搐2~3次出刀（图12-10-6），穿刺点压迫2分钟，最后用无菌敷料包扎。

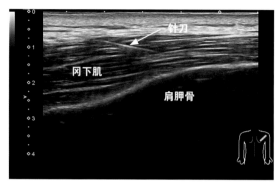

图12-10-6 冈下肌内针刀提插灭活激痛点声像图

八、注意问题

（1）治疗时机最好掌握在吸收期，捣碎在超声实时监测引导下进行，针刀保证在钙化病灶部位，而不是在正常肌腱组织内，反复穿刺时间要足够，一般在2~3分钟，能够起到对肌腱的刺激和对钙化灶的破坏作用，防止对肌腱造成损伤。

（2）捣碎后，为了减少局部的炎症反应和局部疼痛，在小圆肌腱表面注射1%利多卡因2 mL+曲安奈德5 mg，禁忌将类固醇药物注射到肌腱内。

（3）一周以后复诊，超声检查如果还有没有散开的钙化结，患者还有局部疼痛，可以再进行一次捣碎，一般1~2次即可治愈。

第十一节 肩胛上神经卡压

肩胛上神经卡压是引起肩背部疼痛不适的常见原因。随着生活习惯的改变及电子产品的广泛使用，发病率逐年增多。常因外伤、慢性劳损或继发性冻结肩等引发，针刀治疗效果满意。

一、局部解剖

肩胛上神经起源于臂丛神经上干，其纤维来自第C_5 ~ C_6颈椎，是运动和感觉的混合神经。从上干发出后沿斜方肌和肩胛舌骨肌深面外侧走行，通过肩胛横韧带下方（喙突根部）的肩胛切迹，进入冈上窝，而与其伴行的肩胛上动静脉则从该韧带的浅层跨过，再进入冈上窝。该神经在经过肩胛上切迹和肩胛上横韧带所组成的骨–纤维孔时较为固定。肩胛上神经在冈上窝发出两根肌支支配冈上肌，发出两支或更多的细感觉支支配肩关节和肩锁关节的感觉。然后，该神经和肩胛上动静脉伴行，由外侧绕过冈盂切迹，弧形进入冈下窝，在冈下肌深层又发出两肌支以支配冈下肌及到肩关节和肩胛骨的小细支。肩胛上神经的感觉神经纤维和肱骨后的皮肤感觉神经纤维在相同的神经节段，且均是支配深部感觉的纤维（图12-11-1）。

二、病因与病理

一般认为无论是在肩胛上切迹和冈盂切迹，由于肩关节及肩胛骨的长期反复运动，使肩胛上神经在切迹内来回移动摩擦而引起炎症、水肿、粘连（图12-11-2）。肩胛切迹上横韧带增厚，肩胛切迹内结缔组织等增生，导致肩胛切迹管腔变小、变窄，挤压、刺激了肩胛上神经继而产生症状。肩胛上神经卡压的部位并不完全在肩胛上切迹的部位，还与冈上窝内神经通路上的冈上肌病变有关。当肩胛上神经穿过肩胛切迹后在冈上窝骨面及冈上肌之间继续下行并绕过冈盂切迹到达冈下窝，在冈上窝段的神经走向与冈上肌纤维的走向几乎垂直。在肩关节的任何方向的运动中，冈上肌始终都处于运动或紧张状态。

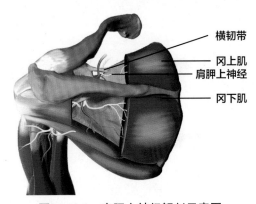

图12-11-1　肩胛上神经解剖示意图
来源：由唐山市第二医院霍永鑫医师手绘

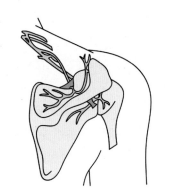

图12-11-2　肩胛上神经卡压示意图

横韧带
冈上肌
肩胛上神经
冈下肌

三、临床表现

本病起病慢且发病年龄较大，患者一般有外伤或劳损病史，上肢运动较多者，受凉后或其他不经意的动作可诱发本病。主要表现为颈肩或背部不适，肩周酸胀、钝痛，疼痛部位不确切，夜间甚，并可沿肩肱后方放射至手，肩胛冈上窝和下窝有压痛，肩关节主动活动受限（外展无力、上举困难），被动活动不受影响，上臂交叉试验阳性。

四、辅助检查

X线检查可以排除局部肿物。MRI可以排除局囊肿、软组织肿瘤压迫等。肌电图有助于诊断。超声诊断无特异性，可以帮助引导注射或针刀松解。

五、超声影像学表现

超声显示肩胛上神经，应使用高频线阵探头，调节深度为3～5 cm，肥胖患者使用凸阵探头。肩胛上神经在超声图像中并不总是能显示，这取决于超声仪器的成像质量和患者的条件。有占位病变时，超声可观察到该神经的异常表现。短轴显示该神经周围有冈上窝骨皮质线、冈上切迹及位于浅面的肩胛上横韧带，且均呈强回声表现。能量多普勒超声可在冈上切迹区域确定肩胛上动脉，该动脉与肩胛上神经伴行，可作为定位肩胛上神经的标志（图12-11-3）。

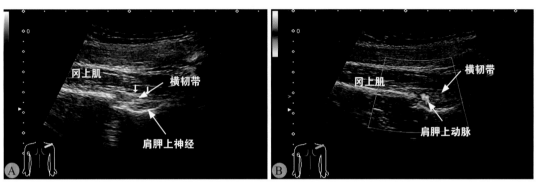

A. 短轴显示肩胛上神经和横韧带；B. 长轴显示肩胛上动脉

图12-11-3　肩胛上神经声像图

六、整体治疗思路

肩胛上神经卡压的部位除了肩胛上切迹的横韧带以外，还与冈上窝内神经通路上的冈上肌病变有关。冈上肌是肩关节外展的启动肌，当肩关节做各种方向的运动时，冈上肌必须紧张收缩，使肱骨头靠近关节盂，并牢牢地固定在关节盂内，这样肱骨头与关节盂才能紧密吻合，从而保证了肩关节各种功能活动的顺利完成。只要肩关节产生活动，或保持某种姿势不变，冈上肌始终处于紧张收缩或运动状态，极易产生劳损，出现炎症、水肿、增生、粘连、挛缩，从而刺激卡压由此穿过的肩胛上神经而产生症状。因此需要进行整体评估和局部加整体治疗。

（1）局部治疗：主要卡压的肩胛上神经，治疗方法为液压松解治疗。

（2）直接因素治疗：冈上肌的张力变化是直接原因，因此需要松解冈上肌，主要方法为针刀激痛点灭活。

（3）间接因素治疗：主要涉及臂后深线，主要为冈下肌。可根据检查评估应用激痛点灭活治疗。

（4）静态结构治疗：为横韧带，也是重要的直接因素，是需要重点处理的结构。间接因素的冈下肌激痛点灭活前面章节已经介绍，不再赘述。

七、治疗方法

1. 肩胛上神经液压松解药物注射治疗

患者取端坐位或者侧卧位，患侧在上，手抱对肩。常规消毒，常规消毒，铺无菌巾，超声探头放置充足的耦合剂后用一次性使用灭菌橡胶外科手套包裹扫描，超声探头一般为10 MHz或凸阵探头。确定最近穿刺点，应用多普勒超声显示血管，应用神经阻滞22G麻醉长针头，从内上方向外下方穿刺，突破横韧带，进入上切迹抵达骨面，回抽无血液，将1%利多卡因4 mL+地塞米松2.5 mg或曲安奈德10 mg注射入内（图12-11-4），注射完毕后拔出针头，穿刺点压迫3分钟，最后用无菌敷料包扎。

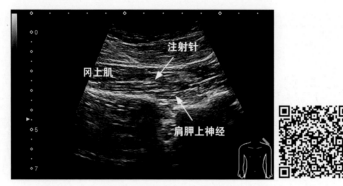

图12-11-4　肩胛上神经液压松解药物注射治疗声像图

2. 直接因素相关肌肉针刀灭活治疗

直接相关因素肌肉主要为冈上肌。患者取俯卧位，局部常规消毒，铺无菌洞巾，超声探头放置充足的耦合剂后用一次性使用灭菌橡胶外科手套包裹扫描病灶，超声探头的频率一般为7～14 MHz。探头长轴置于冈上窝显示冈上肌，将标记好的激痛点置于探头中央，用直径0.4 mm的微针刀在超声引导下平面内进刀，在肌肉内提插，直到出现酸胀或抽搐2～3次出刀（图12-11-5），穿刺点压迫2分钟，最后用无菌敷料包扎。

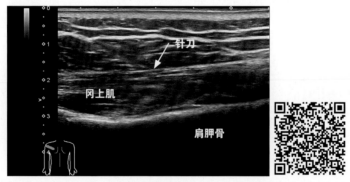

图12-11-5　冈上肌激痛点针刀灭活治疗声像图

3. 静态结构针刀松解治疗

体位与准备同液压松解。确定最近穿刺点后用1%利多卡因3 mL局部麻醉，将横韧带下方扩张，应用多普勒显示血管，避开血管应用直径1 mm I型2号针刀在超声引导下从内上方向外下方穿刺，注意避开血管，抵达横韧带近端或者远端附着点骨面切割松解横韧带（图12-11-6），医师可以感觉触及韧性组织，无阻力后出刀，穿刺点压迫5分钟，最后用无菌敷料包扎。

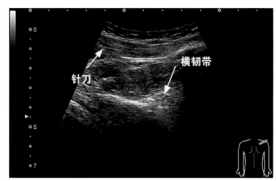

图12-11-6　肩胛上切迹横韧带针刀松解治疗声像图

八、注意问题

（1）超声多不能显示肩胛上神经，寻找神经依靠肩胛上血管作为标识以确定。

（2）肩胛上神经卡压早期应用肩胛上切迹液压松解治疗，可以很好地缓解症状，如果治疗2～3次效果不好，或者对病史超过一个月的慢性患者应用针刀松解治疗。

（3）肩胛上神经卡压主要来自横韧带，因此针刀松解的目标是横韧带，可以在两侧的附着点松解，尽量不要在中央松解，以免刺入切迹内造成神经和血管损伤。松解过程中，针刀不要刺入过深，要始终在韧带上操作。最好应用多普勒超声显示血管，以免损伤。

（4）冈上肌激痛点可能是产生肩胛上神经卡压的主要原因，因此冈上肌激痛点灭活是治疗不可缺少的步骤。

（宓士军　韩　梅　杜晓健）

第十三章　肘部疾病

肘关节位于肩和手之间，起着负荷传递的作用。肘关节是滑膜关节，由3个关节组成，分别为内侧的肱尺关节、外侧的肱桡关节及桡尺近侧关节。桡尺近侧关节与桡尺远端关节必须同时运动才能实现前臂旋转的功能。桡尺关节为一个吻合度极高的鞍状关节，由肱骨滑车和尺骨滑车切迹构成。这种高度吻合的关节结构使肱尺关节的运动形式十分稳定，沿着相对固定的轴线运动。因此，肘关节不能主动进行内收和外展活动，却可以通过被动的形式在一定程度上内收和外展。关节的被动稳定则依靠骨性结构、侧副韧带及桡侧尺副韧带。肘关节有2个主要滑囊，即尺骨鹰嘴滑囊和肱二头肌桡骨滑囊。

肘关节的肌肉较多，在肘前部，肱肌止于尺骨，而肱二头肌远端止于桡骨粗隆，在后部，肱三头肌止于尺骨近端的鹰嘴突。肱三头肌腱的浅层为外侧头和长头，深层为内侧头肌腱，相对较短。肘肌位于鹰嘴突与肱骨外上髁之间，肘内侧起自肱骨内上髁的为屈肌总腱，包括桡侧腕屈肌、掌长肌、尺侧腕屈肌和指浅屈肌；肘外侧起自肱骨远端外上髁的伸肌总腱，包括桡侧腕短伸肌、指伸肌、小指伸肌和尺侧腕伸肌，其中桡侧腕短伸肌位于最前部，桡侧腕长伸肌起自肱骨外上髁近侧的肱骨干骺端外侧。另外还有肱桡肌、旋后肌、旋前圆肌。这些肌肉负责肘关节的运动和动态稳定。

尺骨鹰嘴与肱骨内上髁之间有尺神经经过，由肘管支持带覆盖，自此稍远处，尺神经进入尺侧腕屈肌的两个头之间，且位于弓状韧带深方。正中神经位于肱动脉内侧，向远侧走行于旋前圆肌的尺骨头与肱骨头之间。桡神经位于肱骨干的后面，继而向远侧和外侧走行，位于肱桡肌的深方，然后分为深支和浅支，深支走行在旋后肌的两个头之间，而浅支于肱桡肌深方走行至前臂。

由于肘关节的解剖特点，常见疾病为肌腱末端病、神经卡压、滑囊炎及骨折。

第一节　肱骨外上髁炎

肱骨外上髁炎又称"网球肘"，最初由学者Runge于1873年描述，学者Major于1886年定名，多见于网球、乒乓球、墙球、羽毛球等运动员。因这些运动用到的前臂肌肉止于肱骨外上髁，由于反复运动造成局部肌肉的微小损伤、撕裂，出现一些临床症状、体征，临床称为肱骨外上髁炎。

一、局部解剖

肱骨外上髁位于肱骨远端外侧，较内上髁略小，隆起程度不如内上髁陡峭，其外侧面有一压迹。起于肱骨外上髁部的有桡侧腕长伸肌、桡侧腕短伸肌、指总伸肌、小指固有伸肌、肱桡肌、旋后肌和尺侧腕伸肌，这些肌肉的运动除肱桡肌受颈脊髓节段C_5~C_6所发出的神经纤维（属桡神经）支配外，其余均受脊髓节段C_6~C_8神经纤维（均属桡神经）支配，主要为伸腕、伸指功能，其次是使前臂旋后运动和协助屈肘。因此，当这些肌肉在伸腕、伸指和前臂旋后运动时，都会使附着于肱骨外上部的肌腱筋膜受到牵拉。桡侧副韧带成扇形，起始于肱骨外上髁的下部，向下至桡骨环状韧带，并延长至桡骨的外面，最后一部分纤维越过桡骨，止于尺骨旋后肌嵴（图13-1-1）。

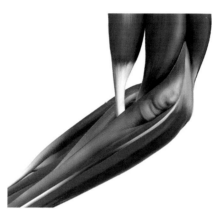

图13-1-1　肱骨外上髁肌腱止点解剖示意图
来源：由唐山市第二医院霍永鑫医师手绘

二、病因与病理

一般认为该病是由肱骨外上髁止点的伸指总肌腱的慢性劳损及牵拉引起的，在生产劳动和体育运动中，如泥瓦工、洗衣工、理发员及偶然从事需要频繁收缩附着于外上髁肌肉的单纯臂力工作者，经常运用这些肌肉，从而引起附于外上髁部的肌腱和筋膜劳损。对于网球和乒乓球运动员，在反拍、下旋、回击急球时，球的冲击力作用于腕伸肌或被动牵扯该肌致损伤。病理改变以肱骨外上髁周围组织退变为主，有学者认为肌肉与骨的连接处最容易损伤，因为该处的肌腱纤维相对没有血液供应，是典型的末端病改变。病变局部充血、水肿，并可有渗出、粘连，部分肌腱、筋膜纤维断裂，周围有淋巴细胞浸润，其肌腱止点部位可因损伤出现纤维断裂、骨折、肌腱变性及血管增生，继发止点骨质增生或肌腱的钙化、骨化，肌腱周围表面的筋膜粘连，血管增生，腱下的疏松组织也有损伤性炎症与粘连。有学者于手术治疗中发现桡侧腕短伸肌100%有病理改变，指伸肌腱筋膜35%有病理改变。由于上述各肌起始部的病理学异常，而引起分布于肱骨外上髁的神经感受器的刺激性反应，从而表现疼痛及压痛。有学者认为局部细小血管神经束从肌肉、肌腱深层发出，穿过肌筋膜或腱膜，然后穿过深筋膜达皮下，由于该部位有慢性肌腱筋膜炎，引起分布于此的外上神经束的狭窄，出现疼痛。在该部位有淋巴细胞浸润，若切断肌筋膜裂孔的神经和血管，即可消除局部疼痛。

三、临床表现

本病常见于40～50岁患者，男性略多于女性，有20%～30%患者常伴有其他并发症，如扳机指、腕管综合征、肱骨内上髁炎、肱三头肌腱炎、肩周炎等，多缓慢发病，少数曾多次有明显急性外上髁部损伤。患者感觉在肱骨外上髁、肱桡关节附近及前臂伸肌处存在持续性痛和胀痛，肘关节肿胀不明显，屈伸活动无障碍，但前臂感觉乏力，握力减轻。疼痛症状在前臂旋转，腕关节主动背伸及推、拉、提、端（如拧螺丝、扭毛巾、提水瓶、推车、端脸盆）等动作时加剧，并向上臂及前臂端放射。症状严重者，手中握持物品会不自主落地，主利肘发病约为非主利肘的2倍。绝大多数患者可在运动中出现肘外侧疼痛，在做某一动作时出现，运动停止后疼痛缓解，再重复动作又出现疼痛，症状发展疼痛加剧，逐渐变为持续性疼痛，甚至夜间疼痛影响睡眠。查体：肘部体检一般活动正常，局部无红肿，肱骨外上髁有一个局限而敏感的压痛点，有时在肱骨外上髁、髁上方、桡骨头及桡侧伸腕肌上部也会有明显的压痛点，病史较长者在肱骨外上髁处出现肌肉轻度萎缩现象，伸肌腱牵拉试验阳性，即将肘伸直、握拳、屈腕，然后将前臂旋前，发生肘外侧部疼痛即为阳性。

四、辅助检查

X线检查无特异诊断价值，5%～20%的病例有肱骨外上髁钙化，与预后无关。目前，MRI检查尚不被推荐常规使用。

五、超声影像学表现

检查时，患者坐于医师对面，上肢伸展，双手合拢，呈"祈祷"姿势，或屈肘位，手掌朝下置于床面（图13-1-2）。

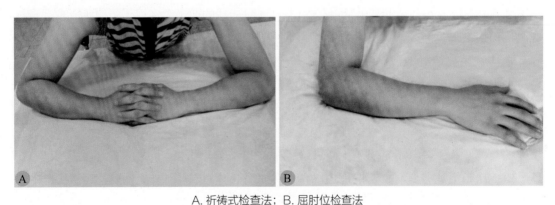

A. 祈祷式检查法；B. 屈肘位检查法

图13-1-2　肱骨外上髁炎超声检查体位示意图

检查时由深至浅分别为：肱桡关节、桡侧副韧带、外上髁、伸肌总腱。将探头的头端置于外上髁，沿长轴在冠状面上可以扫查到位置浅表的伸肌总腱，调整扫查角度或探头加压有助于获得清晰图像，伸肌总腱也可以用短轴进行扫查（图13-1-3），但临床意义不大。正常伸肌总腱为条索样高回声结构，高频探头可以清晰显示其内平行的线状强回声，注意双侧对比。肱骨外上髁长轴显示皮质呈光滑的强回声，伸肌总腱无肿胀增厚，内部纤维回声清晰，无局部回声增强或弥漫回声减低，肌腱内部无纤维缺损，无钙化灶（图13-1-4）。还应该对肱桡关节进行扫查，患者伸肘位，手心朝上，探头放在肱桡关节位置，进行长轴检查（图13-1-5），观察关节间隙大小、关节腔是否有积液、关节囊壁厚度等。正常肱桡关节的关节囊内无积液，关节囊厚度正常，关节间隙等宽无变窄和加宽，关节软骨无变薄。

肱骨外上髁炎患者肘关节纵向扫查显示肱骨外上髁表面回声粗糙，不光滑，前臂伸肌群（伸指总肌和桡侧腕伸肌）起始部肌肉增厚，回声增强，不均匀，可见片状低回声（图13-1-6），肌腱结构模糊不清，撕裂，形成囊肿或少量积液（13-1-7）。急性期，彩色多普勒显示有血流，血流的丰富程度反应炎症的严重程度（图13-1-8）。在慢性病例，肌腱附着处会有钙化（图13-1-9）。

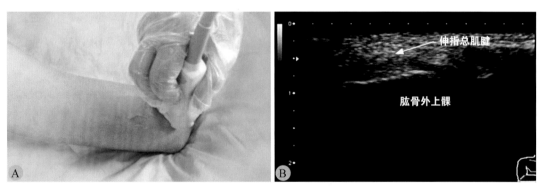

A. 超声检查手法；B. 正常的肱骨外上髁短轴声像图

图13-1-3　肱骨外上髁短轴检查

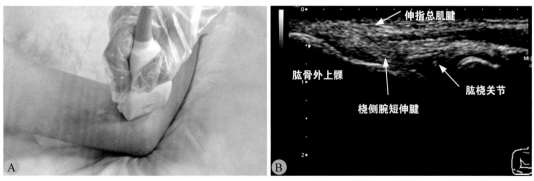

A. 超声检查手法；B. 正常的肱骨外上髁长轴声像图

图13-1-4　肱骨外上髁长轴检查

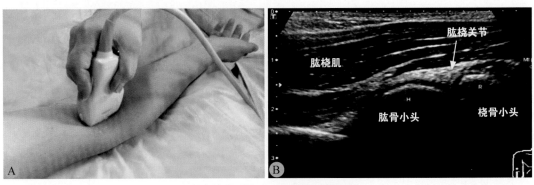

A. 超声检查手法；B. 正常的肱桡关节

图13-1-5　肱桡关节超声长轴检查

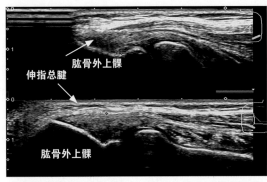

伸指总腱增厚，回声增强，不均匀，可见片状低回声

图13-1-6　双侧肱骨外上髁对比扫查声像图

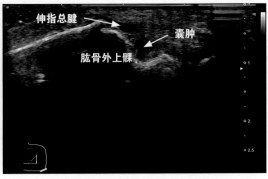

肌腱结构模糊不清，撕裂，形成囊肿

图13-1-7　肌腱结构扫查声像图

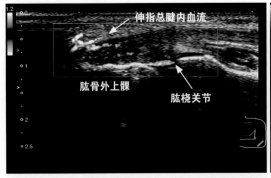

彩色多普勒显示局部有明显血流，提示为急性炎症期

图13-1-8　肱骨外上髁炎患者急性期声像图

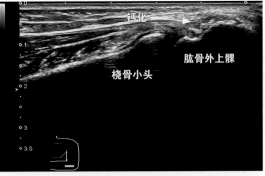

伸指总腱附着处有钙化

图13-1-9　肱骨外上髁炎患者慢性期声像图

六、整体治疗思路

　　肱骨外上髁炎疼痛和病理变化在肱骨外上髁，实际上是桡侧腕短伸肌或伸肌总腱的张力变化，持续高张力下的牵拉造成外上髁附着点处的肌腱变性，并不是局部炎症的结果。

产生原因有2种：一是肱骨外上髁伸指总腱止点处受到过度挤压；二是外上髁伸腱附着点处受到过度牵拉。肘关节是承上启下的关节，近端是肩关节，远端是腕关节，肘关节受到这两个关节功能的影响。肩胛骨不稳定或者肩关节外旋受限会把用力作用在肘外侧，所以就会造成肱骨外上髁过度挤压。腕关节背伸受限也容易过度地伸直肘关节，造成挤压，产生疼痛。相反，当肩关节内旋受限就会用力牵拉肘关节，外上髁就会受到过度牵拉。腕关节掌屈受限也会造成肘关节外侧的过度牵拉。另外，桡侧腕短伸肌处发现神经肽，表明神经性炎症可能是患者出现肘关节外侧疼痛的原因之一。因此需要进行整体评估和局部加整体治疗。

（1）局部治疗：主要在肱骨外上髁伸指总腱的附着点，治疗方法为药物和针刀松解治疗。

（2）直接因素治疗：桡侧伸腕运动由桡侧腕长、短伸肌收缩引起，由于疼痛常位于肱骨外上髁，故本病可能主要由桡侧腕短伸肌引起，该肌主要起自外上髁，而桡侧腕长伸肌则在其上，起于髁上嵴。桡侧腕短伸肌起始部与肱骨外上髁、肱桡关节环状韧带密切接触。当上述各组织发生病变时，局部刺激可引起肌肉痉挛，沿伸腕肌有放射性疼痛。如果认为肱骨外上髁炎是由于伸肌总腱及其下的骨膜间有撕裂继而引起粘连，肘关节外部骨膜、滑囊、滑膜及韧带等组织产生损伤性炎症或退行性变，则起自伸肌总腱的任何一肌或全部肌肉的收缩必将引起疼痛。然而事实并非如此，因而认为桡侧腕短伸肌是直接因素，而疼痛则由此肌收缩引起。因此需要调整桡侧腕短伸肌的张力，方法为针刀松解或激痛点灭活治疗。

（3）间接因素治疗：主要为臂后表、深线，涉及肌肉包括冈下肌、小圆肌、肱桡肌、旋后肌、桡侧腕长伸肌、伸指总肌等。另外，喙突三肌紧张影响肩关节后伸和旋转，也是重要的间接因素。肘关节周围的一些相关肌肉激痛点的引传痛也会引起肱骨外上髁的疼痛，需要检查，主要包括肱三头肌、肘肌、环指伸肌、旋前圆肌等，可根据检查评估应用激痛点灭活治疗。

（4）静态结构治疗：桡侧腕短伸肌系浅伸肌，起自桡侧副韧带，与肘关节囊并附着于环状韧带。有时桡侧韧带、肱桡关节囊、环状韧带可发生变化，但临床不常见。

（5）神经因素治疗：近年来，有人认为骨间背侧神经不单纯是运动神经，也发出分支支配肘关节囊及肘部外侧骨膜，其末支也支配桡腕关节及腕骨间关节。有些保守治疗失败的肱骨外上髁炎可能与骨间背侧神经的关节支被牵伸有关，但不常见。

七、治疗方法

1. 肱骨外上髁肌腱表面药物注射治疗

急性期，局部疼痛较重，超声扫查伸指总腱有明显血流，可以进行肌腱表面药物注射治疗。患者坐于医师对面，上肢伸展，屈肘位，手掌朝下置于床面。选用7～14 MHz

线阵探头，穿刺区域常规消毒，探头涂抹充足的耦合剂后用一次性使用灭菌橡胶外科手套包裹扫描。长轴扫查肱骨外上髁，找到治疗靶点，用5 mL一次性口腔麻醉注射器抽吸1%利多卡因2 mL+曲安奈德5 mg，从近端穿刺，平面内进针沿桡侧腕短伸肌腱表面进行注射，注射完毕，拔出针头（图13-1-10）。穿刺点局部压迫2分钟，最后用无菌创可贴覆盖。

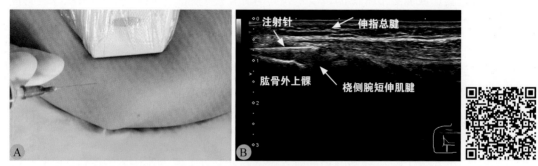

A. 超声引导下桡侧腕短伸肌腱表面药物注射治疗体位及操作图；B. 超声引导下肌腱表面药物注射

图13-1-10　超声引导下桡侧腕短伸肌腱表面药物注射治疗声像图

2. 肱骨外上髁伸腱附着点处针刀松解治疗

适应证：患者有典型的临床症状，经过局部药物注射效果不佳，或不愿意接受药物治疗，且患者穿刺局部皮肤无感染，无凝血机制障碍。患者坐于医师对面，上肢伸展，屈肘位，手掌朝下置于床面。一般选用7~14 MHz线阵探头，穿刺区域常规消毒，探头涂抹充足的耦合剂后用一次性使用灭菌橡胶外科手套包裹扫描。长轴扫查肱骨外上髁，找到治疗靶点，用5 mL一次性使用口腔麻醉剂注射器抽吸1%利多卡因2 mL从近端穿刺，平面内进针沿伸指总肌腱表面进行局部麻醉，用0.6 mm Ⅰ型2号针刀在超声引导下分离最浅层的指伸肌腱，然后在局部血流增多部位或者有钙化部位进行剥离松解，一般3~5下出刀（图13-1-11），局部压迫5分钟，最后用无菌创可贴覆盖。

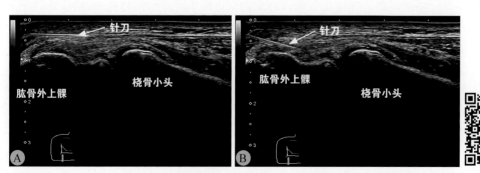

A. 针刀在伸指总腱表面松解；B. 针刀在腱内血流丰富区松解

图13-1-11　肱骨外上髁伸腱附着点处针刀松解治疗声像图

3. 直接因素相关肌肉针刀松解治疗

桡侧腕短伸肌的张力变化是直接原因，因此需要调整桡侧腕短伸肌的张力，如果超声显示肌肉和筋膜增厚，可行针刀表面剥离松解治疗；如果肌肉结构变化不大，应用针刀激痛点灭活治疗。

（1）针刀松解桡侧腕短伸肌筋膜：体位与准备同肱骨外上髁伸腱附着点处针刀剥离松解。长轴扫查桡侧腕短伸肌，用5 mL一次性使用口腔麻醉注射器抽吸1%利多卡因2 mL从近端穿刺，平面内进针沿桡侧腕短伸肌筋膜表面局部麻醉。应用0.6 mm Ⅰ型2号针刀在超声引导下剥离松解桡侧腕短伸肌筋膜，一般3~5下出刀（图13-1-12），局部压迫5分钟，最后用无菌创可贴覆盖。

（2）针刀提插灭活桡侧腕短伸肌激痛点：体位与准备同针刀剥离松解桡侧腕短伸肌筋膜。短轴扫查桡侧腕短伸肌，选0.4 mm微针刀超声引导下在桡侧腕短伸肌内穿刺提插，直到出现酸胀或抽搐2~3次出刀（图13-1-13）。穿刺点压迫2分钟，最后用无菌敷料包扎。

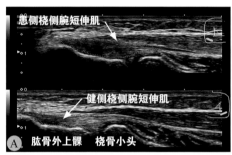
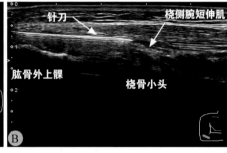

A. 双侧腕短伸肌对比图显示患侧肌肉及筋膜明显增厚，内部回声不均匀；B. 针刀在桡侧腕短伸肌筋膜表面进行剥离松解治疗

图13-1-12　桡侧腕短伸肌筋膜针刀松解治疗声像图

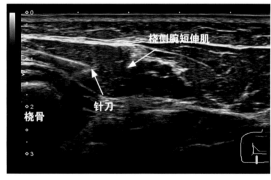

图13-1-13　桡侧腕短伸肌激痛点针刀提插灭活治疗声像图

4. 间接因素针刀剥离松解和激痛点灭活治疗

喙突附着点处的肱二头肌、喙肱肌、胸小肌、喙突三肌紧张可以造成肩部的前倾，影响肩关节后伸和旋转功能，因此是主要的间接因素。

（1）间接因素针刀剥离松解喙突治疗：患者取平卧位，选用7~14 MHz线阵探头，穿刺区域常规消毒，探头涂抹耦合剂后用一次性使用灭菌橡胶外科手套包裹扫描。长轴扫查显示喙突及附着的肌肉，用5 mL一次性使用口腔麻醉注射器抽吸1%利多卡因2 mL从头侧向足侧穿刺，平面内进针沿肌腱表面进行局部麻醉。应用0.6 mm I 型2号针刀超声引导下按照肱二头肌短头、喙肱肌和胸小肌不同的方向在喙突附着点处进行剥离松解，重点是肱二头肌短头，一般3~5下出刀（图13-1-14），局部压迫5分钟，最后用无菌创可贴覆盖。

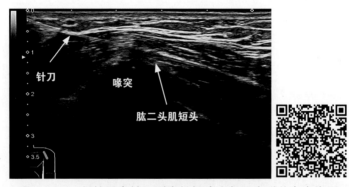

图13-1-14　间接因素针刀剥离松解喙突部肌肉附着点声像图

（2）间接因素针刀提插灭活肌肉激痛点治疗：肩部的内旋受限和肘部的旋前受限都是产生肱骨外上髁炎的因素。影响肩部内旋的肌肉主要为冈下肌和小圆肌，在前面章节已经进行了介绍，这里不再赘述，在此主要介绍旋后肌的激痛点灭活治疗。旋后肌的松解除了解决肘关节旋前的问题外，同时可以松解骨间背侧神经，解决卡压的神经。处理前需要查体评估，然后应用针刀提插进行灭活激痛点。体位与准备同针刀剥离松解桡侧腕短伸肌筋膜。短轴扫查显示旋后肌，选0.4 mm微针刀超声引导下避开骨间背侧神经和血管，在旋后肌内穿刺提插，直到出现酸胀或抽搐2~3次出刀（图13-1-15）。穿刺点压迫2分钟，最后用无菌敷料包扎。

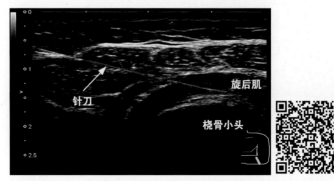

图13-1-15　间接因素针刀提插灭活旋后肌内激痛点声像图

5. 静态结构及神经卡压

因临床不常见，经验较少，不做介绍。

八、注意问题

（1）保持正确的体位，患者体位对成功完成检查至关重要，只有通过正确的探头放置位置和患者体位才可能获得清晰的结构图像。正确的体位有助于取得重复性好的超声图像，以利于诊断，对初学者尤为重要。

（2）注意扫查时的探头角度，只有超声声束完全垂直于肌腱的纤维束才可以避免出现各向异性伪像。初学者应多在正常人体上练习，通过调整探头的垂直与非垂直状态，找到最佳角度和手法而熟悉这一操作。

（3）与对侧对比，不管是初学者还是有经验的医师都应通过扫查对侧肢体相应部位和结构来协助诊断，对比时要确保体位和探头放置位置正确。

（4）常规应用彩色多普勒血流显像，特别是能量多普勒血流显像能够敏感的显示低速血流信号，评价炎症病变的程度。如果条件许可，最好应用超微血管成像技术进行局部血流的检查，对于低能量血流显示更加清楚（图 13-1-16）。操作时手法至关重要，探头不要加压，否则会影响检查效果。

（5）诊断时需要与肱桡关节炎相鉴别，肱桡关节是肘关节的重要组成部分，属于滑膜关节。在桡骨头与肱骨小头之间有滑膜皱襞和脂肪组织，由于创伤、运动等因素导致这些滑膜和脂肪组织充血、水肿，关节腔积液，关节软骨破坏，产生局部疼痛、关节功能受限等一系列临床症状。临床上因为疼痛的部位、性质与肱骨外上髁炎相似，往往误诊为"网球肘"。在检查时要对肱桡关节进行扫查。根据临床表现和超声、X 线检查，临床上分为 3 型：I 型：局部疼痛，前臂放射，功能正常，超声检查显示肱桡关节囊增厚（患侧关节囊壁厚 0.25 cm，健侧关节囊壁厚 0.16 cm），关节间隙正常，无积液，关节面正常（图 13-1-17），X 线检查无异常；II 型：局部疼痛，前臂放射，可有旋转功能受限，屈肘功能正常。超声显示肱桡关节囊增厚，关节间隙增宽，关节内有积液，关节面平整（图 13-1-18）；III 型：局部疼痛，前臂放射，前臂旋转功能、屈曲功能均受限，超声检查显示肱桡关节囊增厚，关节间隙变窄（患侧为 0.06 cm，健侧为 0.16 cm），关节面毛糙或有骨赘形成（图 13-1-19）。

（6）超声穿刺导引药物注射治疗时，要避免将药物注入肌腱内造成肌腱损伤。如果激素药物注射到肌腱内，容易导致肌腱钙化，强度下降，甚至断裂。

（7）对于桡侧腕短伸肌腱有撕裂的患者，可以应用针刀在撕裂部位进行穿刺，促进局部损伤的愈合（图 13-1-20）。

（8）治疗后需要根据患者情况指导其进行康复训练，特别是针对肩关节旋转后伸功能和腕关节背伸和掌屈功能，这些功能的恢复是治愈肱骨外上髁炎的关键。

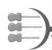
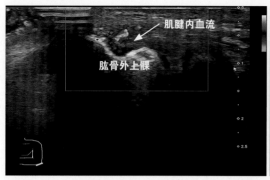

图13-1-16　超微血管成像显示肌腱内部血流声像图

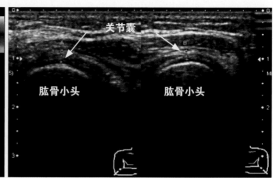

图13-1-17　肱桡关节炎Ⅰ型声像图

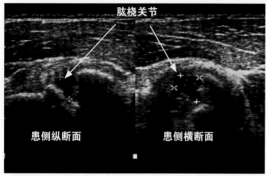

患侧纵断面、横断面显示肱桡关节间隙增宽，内为液性回声

图13-1-18　肱桡关节炎Ⅱ型声像图

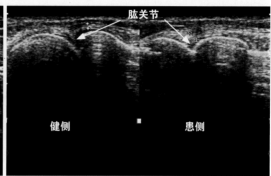

患侧肘后肱桡关节囊壁增厚，约为0.22 cm（健侧为0.14 cm），回声增强

图13-1-19　肱桡关节炎Ⅲ型声像图

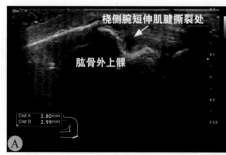

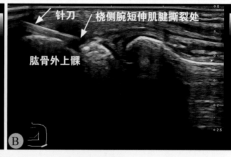

A. 肌腱撕裂；B. 针刀剥离松解

图13-1-20　针刀剥离松解治疗桡侧腕短伸肌腱撕裂声像图

第二节　肱骨内上髁炎

肱骨内上髁炎又称"高尔夫球肘"，多见于高尔夫运动员，与肱骨外上髁炎的病理相似，所不同的是其为屈指、屈腕肌和前臂旋前肌的损伤和紧张。临床上相对于肱骨外上髁炎发病率低。

一、局部解剖

肱骨内上髁是肱骨远端尺侧的骨突，主要为前臂屈腕肌和屈指肌止点，由上向下依次为旋前圆肌、桡侧腕屈肌、掌长肌、尺侧屈腕肌，深层为屈指浅肌、屈指深肌。后侧有尺神经沟，有尺神经通过（图13-2-1）。除尺侧腕屈肌由尺神经（C_7~T_1）支配外，其余各肌均由正中神经（C_6~T_1）所支配。

二、病因病理

主要为慢性损伤引起，多见于纺织女工、泥瓦工和高尔夫球运动员等手臂活动者。肱骨内上髁炎主要是由于前臂屈肌附着点肱骨内上髁处反复牵拉引起累积性损伤所致，多因腕关节背伸，前臂半旋前位时，受到肘的外翻应力，使紧张的屈腕肌群突然被动过牵，造成前臂屈肌总腱在肱骨内上髁附着处损伤，或经常用力做屈腕，屈指或前臂旋前动作时，屈腕肌和旋前圆肌反复紧张收缩，使肱骨内上髁附着处长期受牵拉，而发生疲劳性损伤，肱骨内上髁炎在病理学上的改变与肱骨外上髁炎几乎无异，主要是肌纤维产生撕裂、出血、机化、粘连，形成无菌性炎症反应而引起临床症状（图13-2-2）。

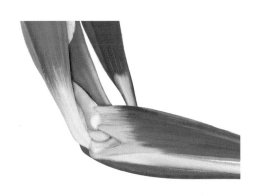

图13-2-1 肱骨内上髁解剖示意图
来源：由唐山市第二医院霍永鑫医师手绘

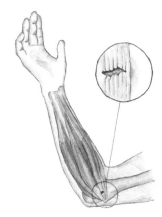

图13-2-2 肱骨内上髁炎示意图
来源：由北京市垂杨柳医院杨宇辰医师手绘

三、临床症状

本病的临床表现主要为肘关节内侧局限性疼痛、压痛，屈腕无力，提水桶等困难，肘活动正常。肘关节内侧疼痛或酸痛，尤其是在做前臂旋前并主动屈腕时疼痛加重，可沿尺侧屈腕肌向下放射。有学者认为35%~40%肱骨内上髁炎患者伴尺神经症状，所以把本病分为3种类型：ⅠA型：单纯内上髁压痛；ⅠB型：伴有轻度尺神经症状；Ⅱ型：伴有中度到重度的尺神经症状。查体：肱骨内上髁处有明显压痛，肘关节无肿胀，活动正常。前臂屈肌腱牵拉试验阳性：伸肘，腕背伸握拳，然后前臂外旋或后旋，引起肘内侧疼痛。阳性者占90%。此外，要与尺神经疾病，前臂内侧皮神经疾病及肘关节不稳定相鉴别。

四、辅助检查

X线检查无特异诊断价值，可以用于排除其他骨结构变化疾病，肱骨内上髁炎患者有时在内上髁部位有小的钙化。MRI检查尚不被推荐常规使用。

五、超声影像学表现

肘关节纵切面扫查显示肱骨内上髁表面回声粗糙，不光滑，前臂屈肌群（屈肌总腱、屈腕肌和前臂旋前肌）起始部肌肉增厚，不均匀，可见片状低回声（图13-2-3），或回声增强，部分患者由于病史较长或者局部做过常规的封闭治疗而出现肌腱内钙化（图13-2-4），肌肉羽状结构模糊不清，肌腱周围偶尔有少量积液。急性期，彩色多普勒超声显示有血流，血流指数随弹性增加（图13-2-5）。

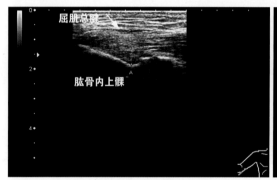

图13-2-3　肱骨内上髁声像图

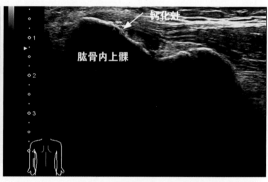

图13-2-4　肱骨内上髁屈肌止点处钙化声像图

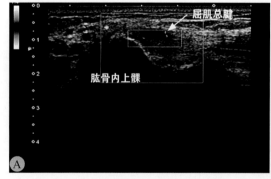

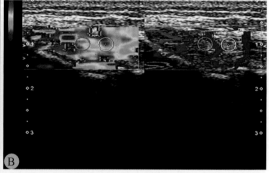

A. 彩色多普勒超声显示有血流，血流指数增加；B. 多普勒超声显示弹性增加

图13-2-5　屈肌总腱肱骨内上髁处血流和弹性变化声像图

六、整体治疗思路

肱骨内上髁炎疼痛和病理变化发生在肱骨内上髁，发生机制与肱骨外上髁炎相反。主要是尺侧腕屈肌或屈肌总腱的张力变化，持续高张力下的牵拉造成内上髁附着点处的肌腱变性。整体思路分析产生的原因是内上髁屈肌腱附着点处受到过度牵拉。肘关节

是承上启下的关节，近端是肩关节，远端是腕关节，肘关节受到这两个关节功能的影响。当肩关节外旋受限时，就会用力牵拉肘关节，内上髁就会受到过度的牵拉。腕关节背伸受限时也会造成肘关节外侧的过度的牵拉。因此需要进行整体评估和局部加整体治疗。

（1）局部治疗：主要在肱骨内上髁屈肌总腱的附着点，治疗方法为药物治疗、PRP局部注射治疗和针刀剥离松解治疗。

（2）直接因素治疗：屈腕运动由桡侧腕屈肌、尺侧腕屈肌收缩引起，故本病主要由桡侧、尺侧腕屈肌引起，因此需要调整腕屈肌的张力，方法为针刀激痛点灭活治疗。

（3）间接因素治疗：主要为臂前表、深线，涉及肌肉包括胸大肌、胸小肌、旋前圆肌、屈指浅肌、屈指深肌等。肩胛下肌紧张影响肩关节外旋，也是重要的间接因素。另外胸椎节段的旋转肌紧张导致脊柱旋转受限，也会间接影响肩关节外旋，可根据检查评估应用激痛点灭活治疗。

（4）静态结构治疗：主要为尺侧的前斜韧带，但临床不常见。

（5）神经因素治疗：因为尺侧腕屈肌紧张，容易造成尺神经卡压，必要时进行针刀松解治疗。

七、治疗方法

按照整体治疗思路，明确临床诊断，有典型的超声影像学表现，无治疗禁忌证者则应进行治疗。局部治疗的主要方法为药物注射，针刀剥离松解。顽固者可以用针刀剥离松解联合PRP注射治疗。

1. 肱骨内上髁屈肌总腱附着点表面药物注射治疗

患者取俯卧位，患肢掌心朝上置于治疗床上，选用7~14 MHz线阵探头，穿刺区域常规消毒，探头涂抹充足的耦合剂后用一次性使用灭菌橡胶外科手套包裹扫描。长轴扫查肱骨内上髁，找到治疗靶点，用5 mL一次性使用口腔麻醉注射器抽吸1%利多卡因2 mL+曲安奈德5 mg，从近端穿刺，平面内进针沿屈肌总肌腱表面进行注射，注射完毕，拔出针头（图13-2-6）。局部压迫2分钟，最后用无菌创可贴覆盖。

2. 肱骨内上髁屈肌总腱附着点针刀剥离松解治疗

患者取俯卧位，患肢掌心朝上置于治疗床上，一般选用7~14 MHz线阵探头，穿刺区域常规消毒，探头涂抹充足的耦合剂后用一次性使用灭菌橡胶外科手套包裹扫描。长轴扫查肱骨内上髁，找到治疗靶点，用5 mL一次性使用口腔麻醉注射器抽吸1%利多卡因2 mL从近端穿刺，平面内进针沿屈肌总腱表面进行局部麻醉。用0.6 mm Ⅰ型2号针刀超声引导下剥离松解屈总肌腱表面，然后在局部血流增多部位或者有钙化部位进行剥离松解3~5次后出刀（图13-2-7），局部压迫5分钟，最后用无菌创可贴局部覆盖。

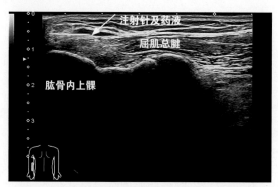

图13-2-6　屈肌总腱表面药物注射治疗声像图

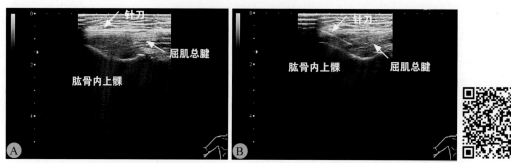

A. 针刀在屈肌腱表面松解；B. 针刀在屈肌腱血流丰富区（炎症区域）剥离松解

图13-2-7　肱骨内上髁屈肌总腱附着点针刀剥离松解治疗声像图

3. 肱骨内上髁屈肌总腱病变局部 PRP 注射治疗

体位和准备同针刀剥离松解治疗。长轴扫查肱骨内上髁，找到屈肌总腱治疗靶点，用5 mL口腔麻醉注射器抽吸1%利多卡因2 mL，平面内进针，从近端穿刺到屈肌总腱表面和血流丰富区进行局部麻醉，应用0.6 mm Ⅰ型2号针刀超声引导下剥离松解屈肌腱表面，然后在局部血流增多或钙化部位进行剥离松解3~5次后出刀，然后将分离提取好的1.5 mL PRP，0.5 mL注射到屈肌总腱表面，1 mL注射到血流丰富或者钙化区域，注射完毕拔出针头（图13-2-8），穿刺点局部压迫5分钟，最后用无菌创可贴覆盖。

4. 直接因素相关肌肉针刀松解治疗

屈腕肌的张力变化是直接原因，因此需要调整其张力，其张力与桡侧腕屈肌、尺侧腕屈肌均相关。以尺侧腕屈肌针刀提插灭活激痛点为例进行介绍。除了内上髁区域疼痛外，尺侧腕屈肌紧张还会引起尺神经卡压，因此对于各个内上髁炎，尺侧腕屈肌的处理都是必需的步骤。体位与准备同针刀剥离松解屈肌总腱。短轴扫查腕屈肌，选用0.4 mm微针刀超声引导下在尺侧腕屈肌内穿刺提插，直到出现酸胀或抽搐2~3次后出刀（图13-2-9）。穿刺点压迫2分钟，最后用无菌敷料包扎。

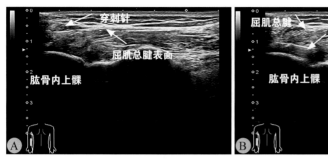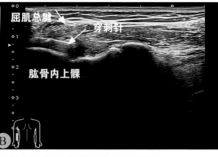

A. 屈肌总腱表面PRP注射；B.屈肌总腱内PRP注射

图13-2-8　肱骨内上髁屈肌总腱病变局部PRP注射治疗声像图

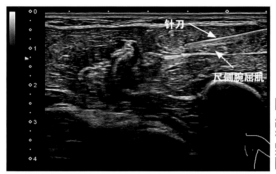

图13-2-9　尺侧腕屈肌内激痛点针刀提插灭活治疗声像图

5. 间接因素相关肌肉针刀提插激痛点灭活治疗

　　影响肩部外旋的肌肉主要为肩胛下肌，详见"第十二章第一节冻结肩"部分。另外，胸椎的多裂肌张力增高引起胸椎的旋转受限在脊柱章节介绍，本节主要介绍旋前圆肌的激痛点灭活。处理前需要查体评估确定激痛点，然后应用针刀提插进行灭活。体位与准备同针刀松解尺侧腕屈肌。短轴扫查显示旋后肌，选0.4 mm微针刀超声引导下在旋后肌内穿刺提插，直到出现酸胀或抽搐2~3次后出刀（图13-2-10）。穿刺点压迫2分钟，最后用无菌敷料包扎。

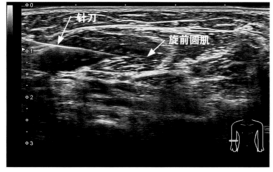

图13-2-10　旋前圆肌内针刀提插激痛点灭活治疗声像图

八、注意问题

（1）保持正确的体位：肱骨内上髁扫查和操作时，俯卧位手心朝上更适合，可以把肱骨内上髁放在外面，便于治疗。

（2）注意扫查时的探头角度：只有超声声束完全垂直于肌腱的纤维束才可以避免出现各向异性伪像。

（3）与对侧对比：不管是初学者还是有经验的医师都应通过扫查对侧肢体相应部位和结构来协助诊断，对比时要确保体位和探头放置位置正确。

（4）常规应用彩色多普勒血流显像特别是能量多普勒血流显像能够敏感的显示低速血流信号，评价炎症病变的程度。

（5）顽固性肱骨内上髁炎出现局部撕裂、钙化者，针刀治疗效果也是有限的，配合局部 PRP 注射可以明显提高疗效。

第三节　肘管综合征

肘管综合征是指尺神经通过尺神经沟的骨筋膜管时，受到挤压所引起的尺神经麻痹。1957年Osborne提出尺神经受挤压引起麻痹，之后Feindel和 Stratord于1958年相继命名为肘管，并获得较多学者的认同。尺神经在肱骨内上髁后方及尺骨鹰嘴间（尺神经沟）的一段接近浅表，易因骨折、脱位或者其他原因导致尺神经沟狭窄，产生尺神经麻痹的典型症状。保守治疗无效时可行手术治疗，但手术创伤大，手术后可能出现新的卡压，因此选择合理的适应证，应用超声引导下针刀松解治疗，有很好的临床效果。

一、局部解剖

臂丛神经C_7~T_1内侧束延续构成尺神经，内有感觉神经纤维和运动神经纤维，运动神经纤维占46%，感觉神经纤维占54%。下行至腋部，行进于肱动、静脉间内侧偏后，伴肱动脉继续下行于肱三头肌长头和喙肱肌的肌间沟内，在喙肱肌止点，尺神经离开肱动脉向后，穿过内侧肌间隔后方，伴尺侧上副动脉行于肱三头肌内侧头表面，在深筋膜下，下行到尺神经沟。该沟的浅面尺神经有尺侧腕屈肌的纤维膜，前方外侧、外后方为骨性沟，即尺骨鹰嘴、内上髁、内髁，尺神经被此骨纤维管（又称肘管）约束在内（图13-3-1）。尺神经出肘管后，行至前臂，先在尺侧腕屈肌肱头和尺侧头之间、指深屈肌深面与尺侧腕屈肌深面下行至腕部。肘管为由尺侧腕屈肌肱头和尺骨鹰嘴之间的纤维性筋膜鞘和肱骨髁后沟形成的骨纤维鞘膜管，前界为内上髁，外侧界为肘关节内侧的尺肱韧带，后内侧为尺侧腕屈肌两头之间的纤维性筋膜组织。肘管的长度不一，成年人短的仅为2 cm，长的为3.54~4.00 cm，屈肘时甚至更长。在正常情况下，肘管容积的大小随肘关节的屈伸状况不同。肘关节屈曲时，由于鹰嘴和内上髁的距离变大，肘管后内侧筋膜组织被拉紧伸长，外侧的尺肱韧带向内侧突出，肘管

容积变小。肘管在屈肘位过久，压挤尺神经时间过长时，常引起尺神经短时间麻痹，待伸肘数分钟至数十分钟后消退。尺神经支配尺侧腕屈肌和指深屈肌的内侧部分及手部的背侧骨间肌、掌侧骨间肌和蚓状肌的运动，支配掌面的小指、环指尺侧一半的感觉。

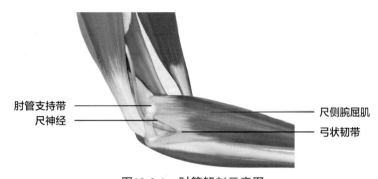

肘管支持带
尺神经
尺侧腕屈肌
弓状韧带

图13-3-1　肘管解剖示意图
来源：由唐山市第二医院霍永鑫医师手绘

二、病因和病理

根据肘管的结构特点，肘关节骨折肘外翻畸形愈合、局部炎症、肘管内肿物压迫、外部受压以及尺神经脱位等因素可导致尺神经沟的狭窄，引起尺神经受压、缺血、水肿而出现临床症状。此外，全身性疾病如糖尿病、慢性肾衰竭、慢性酒精中毒等，可诱发尺神经对挤压的敏感度。受到慢性蓄积性损害，如药物、乙醇、有毒害气体、缺血和感染，也可诱发或加重肘管综合征。肘部尺神经挤压以特发性挤压多见，但外源性挤压因素常诱发神经挤压征的发生。正常情况下，尺神经在肘管内可延长4.7 mm，当神经外膜出现纤维化时，神经则不能延长，神经内压将增加2倍。尺神经在5个区易受到挤压，最常见的挤压点在肘部水平。当神经经过内上髁中部（或髁上沟），然后进入肘管（经过尺侧腕屈肌二头间腱膜深部）时，最易受到挤压。这些部位是特发性肘管综合征的主要挤压部位。如果患者表现为尺神经支配区域的症状，还应该考虑近端尺神经的损伤，包括颈神经根病变、胸廓出口综合征或臂丛损伤。

三、临床表现

最常见的临床表现是肘区疼痛，主要为刺痛，并向近端和远端放射。患者自觉环、小指区麻木，间歇性出现，与体位有关，有时夜间痛醒。进而发展至出现爪形手，因手部小鱼际肌萎缩而手掌凹陷，掌指关节过伸，指间关节屈曲，因示指、中指的蚓状肌受正中神经支配，故手指屈曲畸形以无名指、小指为著，拇指常处于外展状态，手指分开、合并动作受限，小指动作丧失。实物感觉异常的出现往往晚于手部运动的变化。由于尺神经与正中神经末端支配区是交错状分布，故其功能呈现部分互补，应仔细辨认。

查体主要注意以下内容。

（1）尺神经支配区的感觉障碍为手尺侧及尺侧一个半手指感觉异常，感觉减退或感觉消失，患者常诉环、小指麻木不适，除尺侧一个半手指出现感觉障碍外，手背尺侧也出现感觉障碍，如麻刺感或蚁走感等（图13-3-2）。

（2）手部精细动作不灵活，如捏持物品、雕刻等精细动作。

（3）肘外翻畸形，肘部有骨折史者可出现外翻形。

（4）肌肉萎缩、肌力减退病程不同，手内肌萎缩程度也不同。患者早期可出现手部肌无力现象，晚期出现爪形手，肌力减退最突出的表现是小指处于外展位，内收不能，握力、捏力减退，重症者肌肉完全麻痹，有时尺侧腕屈肌和指深屈肌受累而肌力减退（图13-3-3）。

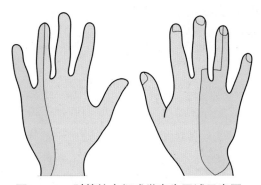

图13-3-2　肘管综合征感觉丧失区域示意图

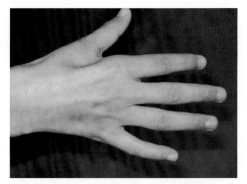

图13-3-3　爪形手外形示意图

（5）屈肘试验阳性，即将患肢下垂，令前臂屈肘120°，持续3分钟，出现手部尺侧感觉异常为阳性。

（6）肘管综合征阳性。

有学者根据肘管病变的程度将肘管综合征分为轻、中、重三度。

1）轻度。①感觉：间歇性感觉异常，震动感增加；②运动：肌力减退，动作不协调；③试验：肘部屈曲试验和肘管综合征可呈阳性。

2）中度。①感觉：间歇性感觉异常，震动感正常或减弱；②运动：捏力和抓握力减弱；③试验：屈肘试验和肘管综合征阳性，夹纸力可异常。

3）重度。①感觉：持续性感觉异常，震动感觉减弱，两点辨别觉异常（静止＞6 mm，运动＞4 mm）；②运动：捏力和抓握力减弱，肌萎缩；③试验：屈肘试验和肘管综合征阳性，夹纸力异常。

四、辅助检查

X线检查肘部骨性结构异常占20%～29%。肌电图在23%～93%的肘管综合征患者中出现神经传导异常，但临床症状与电生理学检查结果常不一致，病区定位困难。有学者认为

感觉和混合神经表面电极检查对本病比运动神经检查更敏感，尤其是对于临床表现不典型的患者。肌电图的结果受操作者的经验和水平的影响。有学者强调，若临床症状和体征符合肘管综合征，电生理检查实际临床指导意义不大。超声对观察尺神经的卡压部位、卡压程度及动态变化有临床意义。

五、超声影像学表现

患者取平卧位，上肢外展，肘关节屈曲旋后位或俯卧位，手心朝上置于检查床上。选用7~14 MHz线阵探头扫查。超声表现为尺神经在短轴切面最容易观察，通常将肘部能摸到的骨性标志作为超声扫查的起点，高频线阵探头能清晰显示这一表浅结构。探头放在肱骨内上髁与尺骨鹰嘴之间，通常尺神经位于这两个骨性标志之间，呈圆形筛网状（蜂窝状）结构，是低回声的神经束与高回声的结缔组织相互交错所致。短轴显示尺神经位于肘尺管内，回声均匀，无压迫；长轴显示尺神经在肘管内走行顺畅，无局部增粗或者变细（图13-3-4）。肘管综合征超声可见尺神经受压变形，病变近端水肿增粗，回声不均匀，束状结构不清晰，在髁上尺神经横截面积超过0.075 cm²或者横断面上直径的最短直径 > 0.19 cm，可作为诊断肘管综合征的参考值（图13-3-5），还要注意是否有囊肿或者关节内的滑膜炎等外来因素的压迫（图13-3-6）。

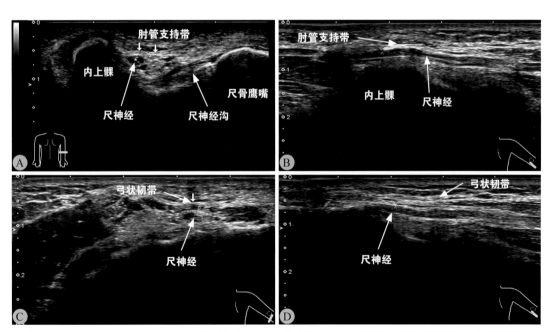

A. 短轴显示尺神经位于肘尺管内，回声均匀，无压迫；B. 长轴显示尺神经在肘管内走行顺畅，尺神经均匀，无局部增粗或者变细；C. 短轴显示尺神经在弓状韧带下方走行；D. 长轴显示尺神经在弓状韧带下方走行

图13-3-4　正常肘管内尺神经声像图

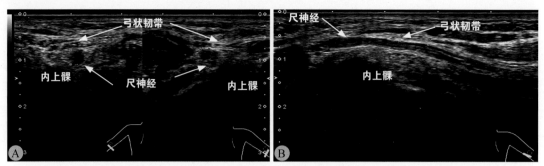

A. 短轴显示患侧尺神经增粗，弓状韧带增厚；B. 长轴显示尺神经受压变形，病变近端水肿增粗，回声不均匀

图13-3-5　肘管综合征声像图

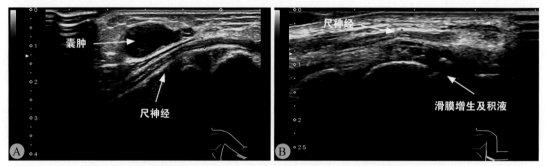

A. 腱鞘囊肿压迫尺神经；B. 关节内滑膜增生，积液压迫尺神经

图13-3-6　肘管综合征外来因素压迫声像图

六、整体治疗思路

尺神经神卡压可以是一种动态性的变化，也可以是静态改变。动态解剖和生物力学研究发现，肘管动态的变化可影响肘管内的尺神经，导致相对的尺神经局部缺血。这种变化早期是可逆的，但随着局部结构的变化和狭窄，神经出现静态挤压。静态挤压除软组织因素引起外，也可因骨性结构变化或占位性病变引起。当肘关节屈曲，覆盖于肘管的筋膜拉紧，肘管结构变扁或变为三角形，这使得肘管容积下降55%，神经内压显著增加。有研究发现，当肩外展、肘屈曲、腕伸直时，神经内压可增加60%。尺侧腕屈肌收缩也可增加尺神经的压力，因此当肩关节、腕关节功能受限时，也会导致尺神经卡压。因此需要进行整体评估和局部加整体的治疗。

（1）局部治疗：主要在肘管内，尺神经卡压处。治疗方法为药物液压松解治疗。

（2）直接因素治疗：除了尺神经沟骨结构改变和囊肿外来压迫外，最重要的直接因素是尺侧腕屈肌，尺侧腕屈肌紧张可以导致尺神经卡压，因此需要调整尺侧腕屈肌的张力，方法为针刀激痛点灭活。

（3）间接因素治疗：主要为臂前表线，涉及肌肉包括胸大肌、胸小肌、桡侧腕屈肌、屈指浅肌、屈指深肌等。另外，一些肌肉的激痛点引传痛也会引起尺神经卡压症状，如后上锯肌、前锯肌、斜角肌、背阔肌等，也是重要的间接因素，可根据检查评估应用激痛点灭活治疗。

（4）静态结构治疗：主要为尺神经沟的肘管支持带，尺侧腕屈肌两头之间的弓状韧带。

七、治疗方法

肘管综合征早期可以选择制动、口服药物、功能锻炼、理疗等保守治疗方法，如果无效，可考虑进行尺神经周围液压松解治疗，如果持续时间较长，或者出现内在肌萎缩、功能障碍则应考虑针刀松解治疗，必要时行尺神经前置术。

1. 肘管内弓状韧带下尺神经药物注射液压松解治疗

早期口服药物、理疗保守治疗效果不佳可以采用液压松解治疗。患者采取俯卧位，患侧上肢背伸置于床上，掌心朝上，肘关节伸直。选用7~14 MHz线阵探头，穿刺区域常规消毒，探头涂抹耦合剂后装入无菌手套用碘伏消毒或使用无菌耦合剂。将探头置于患者皮肤表面，定点距离弓状韧带近端或者远端2~3 cm处，方向与尺神经一致，用5 mL一次性使用口腔麻醉注射器抽吸0.5%利多卡因4 mL+地塞米松2.5 mg，从近端穿刺，沿尺神经表面纵轴方向，调整穿刺针与探头角度，确定针尖在肘管内、神经外膜外，没有穿刺到神经，缓慢推注药物进行注射松解，注射完毕拔出针头（图13-3-7），局部压迫2分钟，最后覆盖无菌创可贴。

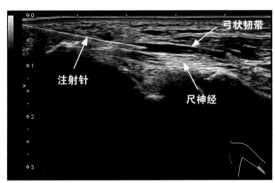

图13-3-7 肘管内弓状韧带下尺神经药物注射液压松解治疗

2. 尺神经囊肿针刀切割治疗

一部分尺神经卡压是来自外来压迫，最常见的就是囊肿压迫。切除囊肿后神经功能即可恢复。囊肿有可能在表面，也有可能为滑膜囊肿在尺神经下方。体位与准备同药物注射液压松解治疗。用探头扫查囊肿及尺神经，辨别囊肿与神经的关系，确定穿刺点和路线。在长轴显示下，用5 mL一次性使用口腔麻醉注射器抽吸0.5%利多卡因5 mL在近端穿刺囊肿进行局部麻醉，最好将囊肿内膜分离开。选用直径1 mm I型2号针刀沿分离的内膜进行切割，直到囊肿消失后出刀（图13-3-8），局部压迫5分钟，覆盖无菌伤口贴，弹力绷带加压包扎。

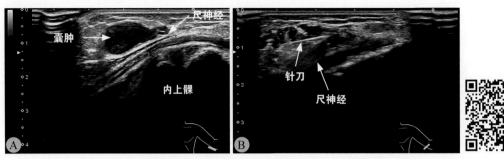

A. 囊肿压迫尺神经，两者位置关系；B. 针刀切割囊肿

图13-3-8　针刀切割压迫尺神经囊肿松解治疗声像图

3. 直接因素相关肌肉针刀松解治疗

尺侧腕屈肌的张力变化是直接原因，因此需要调整其张力，尺侧腕屈肌针刀提插灭活激痛点在肱骨内上髁已经介绍，不再赘述。

4. 间接因素相关肌肉激痛点灭活治疗

一些肌肉的激痛点引传痛也会引起尺神经卡压症状，如上后锯肌、前锯肌、斜角肌、背阔肌等，也是重要的间接因素，这里介绍后上锯肌激痛点的干湿针灭活。患者取俯卧位，根据体型选择线阵或凸阵探头，找到后上锯肌的激痛点，常规消毒，铺无菌巾，探头涂抹充足的耦合剂后用一次性使用灭菌橡胶外科手套包裹扫描。选直径0.4 mm的穿刺针，抽取1%利多卡因1 mL，超声引导下在菱形肌、后上锯肌筋膜表面分别注射0.5 mL，进入后上锯肌内提插，直到出现酸胀或抽搐2~3次后出针（图13-3-9）。穿刺点压迫2分钟，最后用无菌敷料包扎。

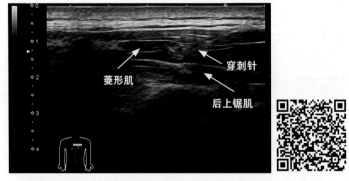

图13-3-9　后上锯肌干湿针激痛点针刀灭活治疗声像图

5. 针刀切割肘管支持带松解尺神经治疗

适应证：保守治疗无效，且无手术禁忌者。手术切开肘管支持带，该韧带是肘管综合征静态结构，是卡压的主要原因之一，应用针刀松解效果满意。体位与术前准备同液压松解。应用口腔黏膜5 mL注射器抽吸1%利多卡因2 mL，从近端穿刺，沿尺神经表面纵轴方向

做局部麻醉，应用直径1 mmⅠ型2号针刀超声直视下切割肘管支持韧带，观察到神经压迫解除后出刀（图13-3-10），穿刺点局部压迫2分钟，最后用无菌敷料包扎。

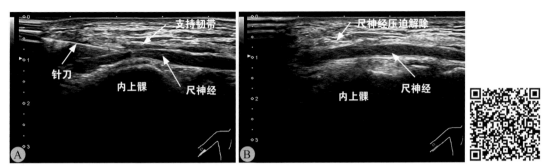

A.针刀松解肘管支持韧带；B.尺神经卡压松解，形态恢复

图13-3-10 针刀切割肘管支持带声像图

6. 针刀切割肘管弓状韧带松解尺神经治疗

弓状韧带是引起尺神经卡压最重要的部位，该韧带是肘管综合征静态结构，是卡压的主要原因之一，应用针刀松解效果满意。造成肘管狭窄的情况有2种：一是单纯韧带卡压，二是尺神经沟底部骨赘形成，均需切开韧带。

（1）尺神经沟底骨赘卡压所致肘管综合征可通过针刀切割韧带松解治疗。体位与术前准备同药物注射液压松解治疗。应用5 mL一次性使用口腔黏膜注射器抽吸1%利多卡因2 mL，从近端穿刺，沿尺神经表面纵轴方向做局部麻醉，将注射针头留置于卡压部位的支持带下方、神经表面，应用直径1 mmⅠ型2号针刀超声直视下沿留置针上方切割肘管支持韧带，观察到神经压迫解除后出刀（图13-3-11），穿刺点局部压迫2分钟，最后用无菌敷料包扎。

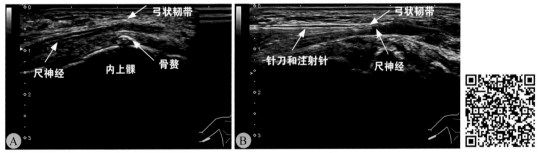

A.骨赘压迫致尺神经卡压；B.置针法松解肘管弓状韧带

图13-3-11 尺神经下方骨赘卡压所致肘管综合征，针刀切割弓状韧带松解治疗声像图

（2）单纯弓状韧带韧带卡压所致肘管综合征可通过针刀切割韧带松解治疗。体位与术前准备同液压松解。应用5 mL一次性使用口腔黏膜注射器抽吸1%利多卡因2 mL，从近端穿刺，沿尺神经表面纵轴方向做局部麻醉，应用直径1 mmⅠ型2号针刀超声直视下切割

肘管弓状韧带，观察到神经压迫解除后出刀（图13-3-12），穿刺点局部压迫2分钟，最后用无菌敷料包扎。

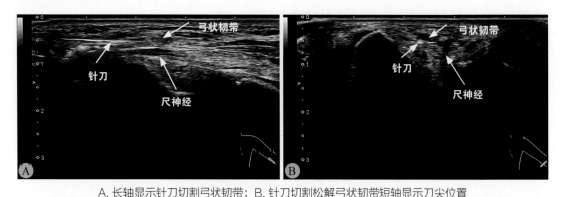

A. 长轴显示针刀切割弓状韧带；B. 针刀切割松解弓状韧带短轴显示刀尖位置

图13-3-12　尺神经弓状韧带卡压所致肘管综合征，针刀切割弓状韧带松解治疗声像图

八、注意问题

（1）诊断要明确，诊断时需与颈椎间盘突出症、胸廓出口综合征和Guyon管综合征相鉴别。

（2）严格掌握治疗时机，早期可做肘管内液压松解，经过保守治疗无效或属于中、重度者方可行针刀松解治疗。

（3）肘管内麻醉时在超声引导下进行，尽量将药物注射到神经与肘管支持韧带之间，将尺神经与韧带分离，便于松解，避免损伤神经。

（4）手术时患者采用俯卧位，肘关节伸直，便于进刀操作。囊肿切割过程注意保护尺神经，对于尺神经浅方的囊肿可以长轴进刀，深方的需要短轴进刀，长轴切割。切割一定要彻底，切割后根据囊肿大小，可以注射35 μg/L臭氧3 ~ 5 mL降低复发率。

（5）对于一些尺神经前置术后再次卡压的患者，超声也可以明确卡压部位，应用药物液压松解进行治疗（图13-3-13），效果满意。

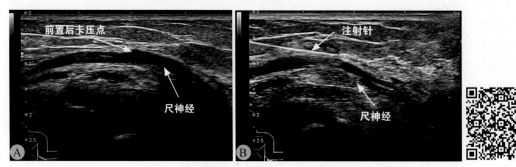

A. 尺神经前置术后再次卡压；B. 液压松解卡压部位

图13-3-13　尺神经前置术后再次卡压及松解治疗声像图

（6）注意屈伸肘关节进行动态扫查，可以观察到尺神经脱位（图 13-3-14），但是无症状的尺神经脱位发生率高达 20%，因此建议结合临床症状选择是否治疗及治疗方法。

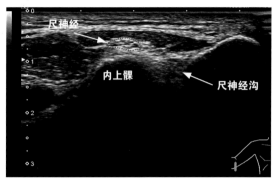

图13-3-14　尺神经脱位到肱骨内上髁前方声像图

第四节　旋后肌综合征

旋后肌综合征是桡神经深支在穿过旋后肌深浅层之间时，受到压迫产生的一组综合征。桡神经深支也称前臂骨间背侧神经，前臂骨间背侧神经麻痹又称桡管综合征或桡神经深支压迫综合征，系 Guillain 于 1905 年首先发现并报道的。由于桡神经解剖上的特点，在受到压迫、牵引后，易导致桡神经深支即骨间背侧神经麻痹综合征。1956 年，Michele 和 Krueger 描述了本病的解剖学、病理学和临床特点，称本病为旋后肌综合征。超声对诊断和引导治疗有很高的临床价值。

一、局部解剖

正常人桡神经起于臂丛神经后束，来源于 $C_5 \sim T_1$ 神经。桡神经行至肱骨外上髁近侧约 10 cm 处，穿过外侧肌间隔到达前臂的前面，位于肱肌、肱二头肌腱、肱桡肌、桡侧腕长（短）伸肌之间，桡神经于肱桡关节 3 cm 左右的范围内分为深支和浅支，深支称为骨间背侧神经。在分出上述分支之前，桡神经有分支支配肱桡肌和桡侧腕长伸肌，浅支支配桡侧腕短伸肌、前臂桡侧感觉、拇指和示指皮肤感觉；深支进入并支配旋后肌深、浅层，从此肌穿越后绕过桡骨小头前外侧，至旋后肌下缘，进入前臂背侧伸肌群的浅层下，并发出分支到指总伸肌、小指固有伸肌、尺侧腕伸肌。此后，该神经变细，位于拇长展肌浅面，发出分支支配深层的肌群，如拇长展肌、拇短伸肌和示指固有伸肌等。由于骨间背侧神经（深支）在进入旋后肌部有一弧形的纤维组织，即旋后肌腱弓（图13-4-1），其起自肱骨外上髁部，纤维呈半圆形，止于外上髁的内侧，相当于肱骨小头关节面的外侧。

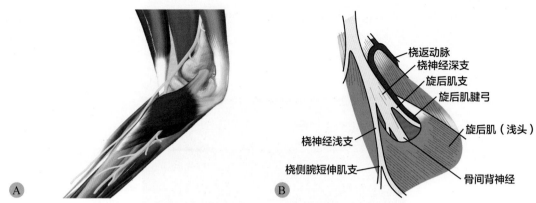

A 桡神经与旋后肌解剖图，B. 旋后肌腱弓解剖示意图

图13-4-1　旋后肌与骨间背侧神经解剖示意图
A图来源：由唐山市第二医院霍永鑫医师手绘

二、病因与病理

引起旋后肌综合征的病因有很多，主要为以下方面。

（1）外伤造成旋后肌腱弓局部损伤，旋后肌损伤后挤压骨间背侧神经产生麻痹症状。因损伤可导致背侧骨间神经局部粘连，并形成瘢痕。单纯桡骨小头脱位和Monteggia骨折（又称孟氏骨折，即尺骨上1/3骨折合并桡骨头脱位）的桡骨小头向前脱出时压迫前臂背侧骨间神经或直接牵拉此神经。

（2）特殊职业如木工、厨师等，因反复牵伸旋后肌及其腱弓，使腱弓缘增厚挤压骨间背侧神经出现水肿。

（3）占位性病变压迫，如局部的脂肪瘤、囊肿、血管瘤等于腱弓处压迫导致。

（4）类风湿性关节炎造成桡骨小头脱位和肿胀增厚的滑膜压迫前臂背侧骨间神经。

（5）医源性损伤，如局部注射药物、小夹板压迫、手术瘢痕等也是构成神经压迫的可能。主要病理改变为前臂背侧骨间神经在增厚的旋后肌腱弓处受压，神经近端粗大，呈假性神经变化。受压部神经苍白、变扁，有压迫痕迹。组织学上，早期为腱弓以下的神经外膜水肿和纤维变性，轴束一般无变化，经切开腱弓和及时松解神经，上述变化一般可逆；后期受压神经的局部轴束变性，成为不可逆。

三、临床表现

患者年龄以40~70岁居多，男性多于女性。旋后肌综合征与上肢神经其他的综合征，如腕管综合征和肘管综合征相比发病率低。早期以肘部疼痛为主，与肱骨外上髁炎相似，当活动增加腕部屈曲位，前臂反复旋前、旋后运动时，肘部疼痛加剧；在伸肘位做伸中指抵抗试验或旋后抵抗试验时，肱骨外髁内侧痛。后期，骨间背侧神经支配肌肉瘫痪；有伸腕无力，伸指障碍或伸指无力。查体：旋后肌腱弓部压痛，或可触及索条样肿物，但前臂和手指的感觉正常。

四、辅助检查

X线检查可以排除肱桡关节骨性改变，难以确定肘关节附近损伤及软组织损伤。肌电图显示伸拇、伸指肌有不同程度的纤维震颤，神经传导速度减慢，但是通常不能显示神经的解剖结构，也不能定位神经的损伤或卡压，尤其在处理更细小的跨节段区域和潜在的吻合分支神经时，电生理研究是不准确的。肌电图在诊断桡神经卡压上有局限性，绝大部分患者的肌电图检查都是正常的。超声可以清楚地显示外周神经结构，定位外周神经卡压和损伤的区域。

五、超声影像学表现

患者取坐位，肘关节屈曲10°~20°放在检查桌上，掌心向上。超声图像可以清楚地显示旋后肌和桡神经深支。旋后肌综合征超声显示桡神经深支向远侧和后部走行，经过旋后肌深、浅两个头之间，于此部位的近侧，即旋后肌腱弓近端桡神经可发生水肿及增粗改变。短轴切面评价神经面积的变化，长轴切面显示神经有受压变细、近端增粗（图13-4-2），也可以观察到血肿、囊肿导致的神经继发卡压（图13-4-3）。目前，还没有桡神经深支在旋后肌段横截面积的正常值。有研究表明，桡神经在肘窝处的平均截面积为9.3 mm^2（参考值为4.5~14.3 mm^2）。

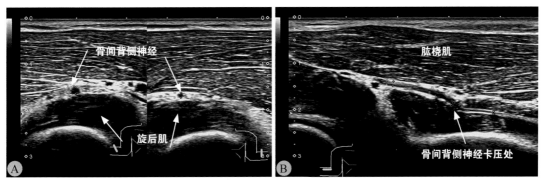

A. 短轴切面双侧对比显示患侧旋后肌增厚，骨间背侧神经增粗；B. 长轴显示旋后肌腱弓处神经有受压变细，近端增粗

图13-4-2　旋后肌综合征骨间背侧神经卡压声像图

六、整体治疗思路

旋后肌腱弓的厚度及其容纳神经的间隙差异甚大。此与正中神经通过腕管的情况相似，易于受压，造成骨间背侧神经麻痹。此腱弓在旋后肌浅层的近侧缘，30%的人完全为腱性，70%的人一半为腱性，另外该神经越过腱弓时，受牵拉、压迫因素的影响，无退避余地，因而易出现神经受压综合征。腱弓的变化除了自身解剖特点外，还受旋后肌张力变化的影响，旋后肌慢性损伤，导致肌肉的肿胀、增厚。因此需要进行整体评估和局部加整体的治疗。

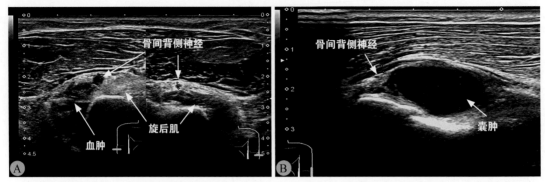

A. 旋后肌损伤后血肿压迫导致骨间背侧神经卡压、水肿、增粗；B. 囊肿压迫导致骨间背侧神经继发卡压

图13-4-3　血肿、囊肿压迫造成旋后肌综合征声像图

（1）局部治疗：主要在旋后肌腱弓骨间背侧神经卡压处。治疗方法为药物液压松解，遇到外来囊肿压迫时，需要进行针刀切割囊肿松解。

（2）直接因素治疗：旋后肌的张力变化是最主要的直接因素，因此需要调整旋后肌的张力，方法为针刀激痛点灭活。

（3）间接因素治疗：主要为臂后表线，涉及肌肉包括斜方肌、三角肌、上臂的外侧肌间隔、肱桡肌、前臂伸肌群等。肱桡肌是重要的间接因素，可根据检查评估应用激痛点灭活治疗。

（4）静态结构治疗：主要为旋后肌腱弓结构。

七、治疗方法

一部分症状较轻的患者经过休息、制动、口服非甾体抗炎药和营养神经药、理疗等治疗可恢复，但是大多数患者都需要进一步治疗来缓解症状，甚至需要手术干预。周围神经液压松解术也称水分离技术，有很好的疗效，可以治疗一部分急性或慢性患者，但是仍有一部分患者得不到缓解，则需要超声引导下针刀松解治疗。

1. 旋后肌腱弓骨间背侧神经卡压处液压松解治疗

患者取坐位，手臂屈曲10°～20°放在检查桌上，前臂略旋后，拇指向上。选用7～14 MHz线阵探头扫查可清楚地显示旋后肌及骨间背侧神经，穿刺区域常规消毒，探头涂抹充足的耦合剂后用一次性使用灭菌橡胶外科手套包裹扫描。长轴显示卡压部位，用5 mL一次性口腔麻醉注射器抽吸1%利多卡因4 mL+地塞米松2.5 mg（或曲安奈德5 mg），从远端向近端或从近端向远端，沿骨间背侧神经表面纵轴方向穿刺，到位后进行注射；也可以探头短轴显示神经，在神经周围注射药物，观察神经松解情况，治疗满意后拔出注射针（图13-4-4），穿刺点局部压迫2分钟，最后用无菌创可贴覆盖。

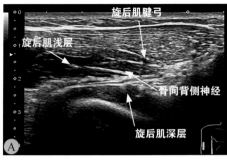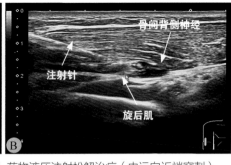

A. 旋后肌腱弓卡压部位；B. 药物液压注射松解治疗（由远向近端穿刺）

图13-4-4　旋后肌综合征卡压部位药物液压松解治疗声像图

2. 针刀切割囊肿松解骨间背侧神经卡压

囊肿卡压松解可以分2步进行。先行囊肿针刀切割，然后如果神经功能不能恢复，或者恢复较慢，可以行液压松解或者PRP注射。体位准备同液压松解治疗。超声扫查找到囊肿压迫位置，然后选骨间背侧神经的短轴切面进行切割，可以很好避开神经，避免损伤。抽取0.5%利多卡因4 mL（根据囊肿大小）进行麻醉，注射针头穿刺到囊肿的内外膜之间，将内膜用液体分离，再用直径1 mm Ⅰ型2号针刀逐渐切割，直到囊肿消失出刀（图13-4-5），穿刺点局部压迫5分钟，最后用无菌敷料覆盖，弹力绷带加压包扎。

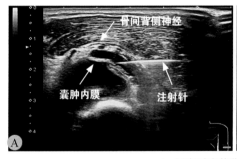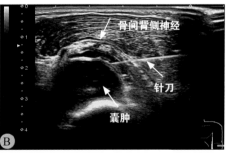

A. 局麻时麻药分离囊肿内膜；B. 针刀切割囊肿

图13-4-5　针刀切割囊肿松解骨间背侧神经卡压神经声像图

3. 直接相关因素肌肉激痛点针刀灭活治疗

旋后肌的张力变化是最主要的直接因素，因此需要调整旋后肌的张力，方法为针刀激痛点灭活。体位与准备同旋后肌腱弓骨间背侧神经卡压部位药物液压松解治疗，短轴扫查找到旋后肌，避开骨间背侧神经，选直径0.4 mm的微针刀，进入旋后肌内进行提插，直到出现酸胀或抽搐2~3次出针（图13-4-6）。穿刺点压迫2分钟，最后用无菌敷料包扎。

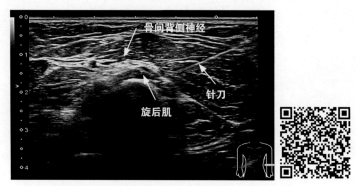

图13-4-6　旋后肌微针刀激痛点灭活治疗声像图

4. 间接因素相关肌肉激痛点针刀灭活治疗

主要为臂后表线，涉及肌肉包括斜方肌、三角肌、上臂的外侧肌间隔、肱桡肌、前臂伸肌群等。肱桡肌是重要的间接因素，可根据检查评估应用激痛点灭活治疗。体位与准备同旋后肌激痛点灭活。长轴扫查找到肱桡肌，探头中心置于查体的激痛点标注位置，选直径0.4 mm的微针刀，进入肱桡肌内进行提插，直到出现酸胀或抽搐2~3次出针（图13-4-7）。穿刺点压迫2分钟，最后用无菌敷料包扎。

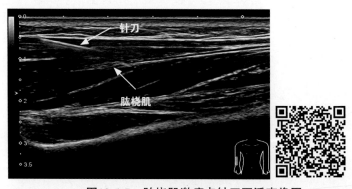

图13-4-7　肱桡肌激痛点针刀灭活声像图

5. 旋后肌腱弓骨间背侧神经卡压处针刀松解治疗

患者取坐位，手臂屈曲10°~20°，放在检查桌上，前臂轻度旋后，拇指向上。选用7~14 MHz线阵探头，长轴扫查可以清楚地显示旋后肌腱弓及骨间背侧神经卡压部位，穿刺区域常规消毒，探头涂抹充足的耦合剂后用一次性使用灭菌橡胶外科手套包裹扫描，显示卡压部位，用5 mL一次性注射器抽吸1%利多卡因2 mL，从近端穿刺，在旋后肌腱弓处做局部麻醉，分离腱弓与神经，应用直径1 mm Ⅰ型2号针刀在超声直视下切割腱弓，观察切开后，神经压迫解除后出刀（图13-4-8），穿刺点局部压迫2分钟，最后用无菌创可贴覆盖。

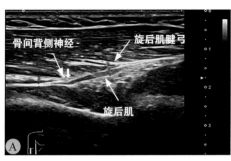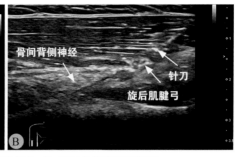

A. 骨间背侧神经卡压；B. 针刀松解旋后肌腱弓

图13-4-8 旋后肌腱弓骨间背侧神经卡压针刀松解治疗声像图

八、注意问题

（1）旋后肌综合征诊断要明确，有以下要点：①伸拇、伸指或拇长展肌肌力减弱或消失，病程可进展缓慢或发病急骤，迅速由不完全瘫痪转为完全性瘫痪，伸指受限主要为掌指关节最后的45°伸直受限；②出现手腕部特殊姿势，如腕部背伸、桡侧倾斜；③近50%患者的疼痛在前臂近端，特别在休息时疼痛，夜间可痛醒，疼痛往往是肌肉瘫痪的先兆；④压痛点在肘关节前外侧桡骨小头处，相当于旋后肌腱弓处压痛，重压可引起远端疼痛加剧，另外，在前臂肱桡肌、桡侧腕长伸肌和指总伸肌之间的间隙处也有压痛；⑤出现前臂肌肉萎缩，旋后、伸指和伸腕抗阻试验阳性。

注意与下述疾病相鉴别：全身疾病有动脉结节性周围炎、糖尿病、铅中毒（桡侧与尺侧的肌肉均有功能障碍，表现垂腕）、风湿性关节炎中Jackson综合征，部分多关节痛等。

（2）药物注射液压松解治疗时，为了松解完全，长轴位注射后，再在短轴位观察，如果松解不到位，短轴位继续注射2 mL药物，一般在神经深层注射。

（3）针刀切割旋后肌腱弓时，超声要始终观察到针刀尖，避免针刀损伤骨间背侧神经。

（4）囊肿外来压迫造成的旋后肌综合征，切割囊肿时最好选择短轴位切割，能够始终观察到神经的位置。针刀切割前，最好用局部麻醉药将囊肿的内膜分离清楚，便于将内膜切割彻底，减少复发，切割后可以在残留囊内注射臭氧。观察2周后如果被松解后的神经恢复不满意，超声检查神经增粗明显，可在骨间背侧神经表面注射PRP治疗，以加速恢复（图13-4-9）。

（5）处理直接或间接因素肌肉的激痛点后，根据所灭活的肌肉进行拉伸。

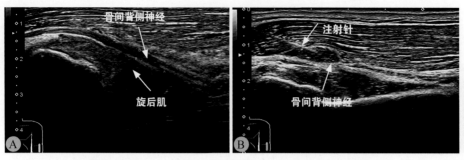

A. 囊肿切割后，骨间背侧神经仍增粗，水肿；B. 骨间背侧神经表面PRP注射治疗

图13-4-9　骨间背侧神经表面注射PRP治疗

第五节　肘关节周围囊肿疾病

　　肘关节周围囊肿性疾病以滑囊炎最常见，多是慢性过度劳损所致，尺骨鹰嘴和肱二头肌桡骨滑囊炎多见。根据发病时间和囊肿情况，早期多采用超声引导下抽吸、药物注射治疗，慢性期的用针刀切割治疗。

一、局部解剖

　　肘关节最主要的滑囊为尺骨鹰嘴皮下滑膜囊，位于尺骨鹰嘴部的皮下，此处外伤可引起滑囊炎，鹰嘴两侧的沟可因肿胀而消失。鹰嘴正位于肘关节囊与鹰嘴皮下滑膜囊之间，鹰嘴骨折后两者往往相通，可因骨折断端出血导致肿胀。与其他滑囊不同的是，肘关节只有鹰嘴滑囊，鹰嘴滑囊与邻近的关节不相通。肘窝包括前臂骨间滑囊和肱二头肌桡骨滑囊，这两个滑囊可能相通，还没有文献报道它们与关节腔相通。肱二头肌桡骨滑囊位于肱二头肌远端肌腱前方及桡骨粗隆后方（图13-5-1），沿着桡骨内侧骨皮质表面分布，部分包绕肱二头肌远端肌腱（有时完全包绕肌腱）。肱二头肌桡骨滑囊的作用是减少手臂内旋和外翻时肱二头肌远端肌腱与桡骨粗隆之间的摩擦。此滑囊出现炎症、肿大，会影响肘部屈伸，并压迫相邻的神经和血管结构。肱二头肌桡骨滑囊可能会压迫桡神经浅支或深支，分别导致感觉或运动功能障碍。

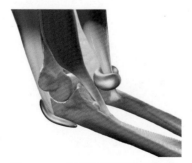

图13-5-1　肘部滑囊解剖示意图
来源：由唐山市第二医院霍永鑫医师手绘

二、病因与病理

鹰嘴滑囊炎可分急性与慢性2种。急性损伤多为鹰嘴部突然触地或肘尖部突然受到撞击，使皮下囊产生积血、积液等无菌性炎症，如不及时处理，则可转为慢性。慢性劳损也是最常见原因，肘部长期或反复受压摩擦，如反复长时间用肘部支撑工作，也可发生鹰嘴滑囊炎，"矿工肘"便由此得名。类风湿性关节炎和痛风也会继发鹰嘴滑囊炎。在劳动或体育运动中，肱三头肌腱损伤会影响到肌腱周围结构，也会产生急、慢性肱二头肌桡骨滑囊炎，从而引起滑囊及周围组织的粘连、瘢痕等病变。慢性肱二头肌桡骨滑囊炎最常见的原因是反复内旋和外旋引起机械损伤，此外，感染、关节炎、滑膜炎、骨质增生、滑膜性软骨瘤病和树枝状脂瘤也可导致此病发生。

三、临床表现

鹰嘴滑囊炎位于皮下，症状明显。鹰嘴部受撞击后，患者可出现急性疼痛，迅速肿胀。慢性滑囊炎多为急性损伤后肿胀不消退，或者为逐渐出现的肘后包块。查体：在鹰嘴部有局限性的边缘比较清晰的圆形凸出肿物。该部有压痛和波动，但肘部活动正常。肱二头肌桡骨囊滑囊炎可无明显外伤史，可有积累性损伤。急性期，患者可出现肘前方疼痛，较剧烈，夜间尤重，可彻夜不眠，抱肘蹀步，痛苦不堪。慢性期，患者可则酸胀不适，症状持续存在，变换体位也不能减轻症状。查体：①上肢伸直时，疼痛在肘关节的桡侧；②肘前方压痛、隆起，肘部屈曲、旋转活动受限，以旋前引起的疼痛最剧；③患肘伸直位，桡骨小头前内下方压痛明显，可扪及囊肿样物，屈肘位压痛可减轻，肘被动活动正常；④特殊检查，前臂旋后抗阻力试验与腕背伸抗阻试验均为阳性，若存在桡神经或正中神经的机械压迫，可能同时伴随神经症状。

四、辅助检查

X线检查主要用于排除尺骨鹰嘴骨折、肿瘤、肘前方骨化性肌炎等。超声可明确诊断，并引导治疗。

五、超声影像学表现

选用高频线阵探头并将深度调节到能清楚显示鹰嘴滑囊。探头先纵切，从内侧向外侧扫查，再横切，从近端到远端扫查。鹰嘴滑囊内的液体根据其成分是复杂（含间质成分和游离体）还是单一（不含内容物）而表现为低回声或无回声，血流不多（图13-5-2）。慢性滑囊炎时滑膜增多，出现间隔，囊内液体回声不均匀（图13-5-3），有的合并骨皮质不光滑（骨刺）、钙化和游离体。肱二头肌桡骨滑囊炎的超声表现与其他部位的滑囊炎相似，主要表现为肱二头肌与桡骨之间规整的囊性肿物，囊内含有无回声的液体或混合有无回声的液体和低回声的碎屑（图13-5-4）。滑囊较大时可以压迫骨间背侧神经，神经受压迫变细，张力增加（图13-5-5）。营养不良性钙化表现为散在的强回声块。多普勒超声能观察到病变部位有新生血管形成，常作为炎症处于急性期的常规扫查。

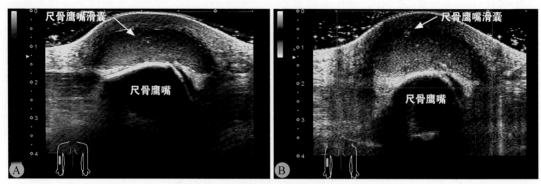

A. 滑囊内低回声，内有混杂液体；B. 囊内无明显血流

图13-5-2　尺骨鹰嘴滑囊炎声像图

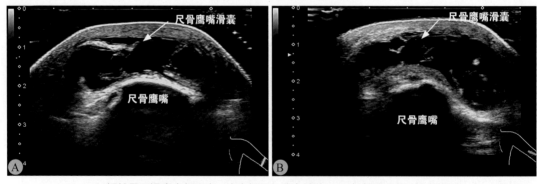

A. 短轴显示滑囊内低回声，内有间隔，混杂液体；B. 长轴显示回声不均匀

图13-5-3　慢性尺骨鹰嘴滑囊炎声像图

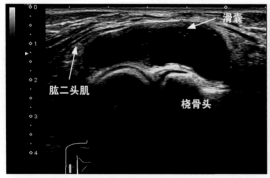

肱二头肌与桡骨之间囊性肿物，囊内含有无回声液体

图13-5-4　肱二头肌桡骨滑囊炎声像图

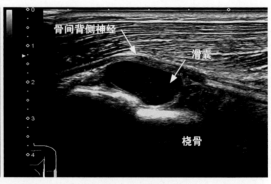

滑囊压迫骨间背侧神经，神经受压迫变细，张力增加

图13-5-5　肱二头肌桡骨滑囊炎声像图

六、整体治疗思路

尺骨鹰嘴滑囊为表浅滑囊，周围软组织少，滑囊炎发生原因也多为急性外伤或局部反复摩擦，因此以局部治疗为主。早期经休息、填塞、加压、冷冻、口服消炎药及物理治疗等治疗有效，如果无效可行抽吸、皮质类固醇注射治疗。有研究表明，超声引导下注射的成功率为90%~100%，慢性久治不愈者可选择针刀切割治疗。肱二头肌桡骨滑囊位于肱二头肌深层，一般与关节不交通，滑囊炎的发生原因是反复内旋和外旋引起的机械损伤，也与周围相关肌肉的张力有关。因此需要行整体评估和局部加整体的治疗。

（1）局部治疗：主要是囊肿的处理。当滑囊增大压迫该区域的神经和血管而引起肘窝疼痛、肿胀，经制动和服用非甾体抗炎药等治疗均无效时，可考虑进行肱二头肌桡骨滑囊抽吸或注射，也可应用针刀切割治疗。

（2）直接因素治疗：囊肿位于肱二头肌深层，因此肱二头肌的张力变化是最主要的直接因素，可应用针刀激痛点灭活治疗。

（3）间接因素治疗：主要为臂前表线，涉及肌肉包括前臂的屈肌，主要为肱肌、旋前圆肌，根据检查评估应用激痛点灭活治疗。

（4）静态结构治疗：未见韧带、关节囊等静态结构与其相关。

七、治疗方法

1. 尺骨鹰嘴滑囊炎抽吸药物注射治疗

患者取仰卧位，肩内旋、屈曲30°，屈肘90°，将肘放于胸前，肘下与胸壁间垫以薄枕，使肘尖暴露清楚。选用7~14 MHz超声探头，穿刺区域常规消毒，探头涂抹充足的耦合剂后用一次性使用灭菌橡胶外科手套包裹扫描。长轴显示滑囊，由近端或远端进针，可以局部麻醉，也可直接穿刺。进入囊腔后抽吸液体，抽吸一般不困难。超声显示抽吸干净后留针，抽取1%利多卡因4 mL+曲安奈德15 mg注入囊内，拔出注射针（图13-5-6），穿刺点局部加压2分钟，最后用无菌创可贴局部覆盖，弹力绷带加压包扎。

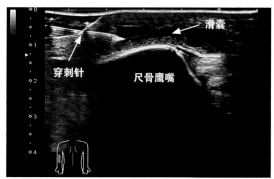

图13-5-6　尺骨鹰嘴滑囊炎穿刺抽吸后药物注射治疗声像图

2. 尺骨鹰嘴滑囊炎针刀切割治疗

慢性久治不愈者可用针刀切割治疗。体位与准备同抽吸注射。长轴位显示滑囊，由近端或远端进针，应用0.5%利多卡因进行囊壁间注射，根据滑囊大小确定注射麻药剂量，一般为15~20 mL，选用直径1 mm Ⅰ型2号针刀在超声监视下沿分离开的内膜进行切割，观察切割彻底，囊肿消失。抽取35 μg/L浓度臭氧20 mL注入囊内（图13-5-7），治疗结束，局部加压2分钟，最后用无菌创可贴局部覆盖，弹力绷带包扎。

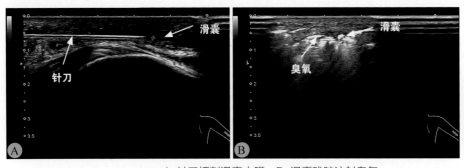

A. 针刀切割滑囊内膜；B. 滑囊残腔注射臭氧

图13-5-7 尺骨鹰嘴滑囊炎针刀切割治疗声像图

3. 肱二头肌桡骨滑囊炎针刀切割治疗

患者取仰卧位，肘关节伸直，掌心向上，平放于治疗床上。选用7~14 MHz超声探头，穿刺区域常规消毒，探头涂抹充足的耦合剂后用一次性使用灭菌橡胶外科手套包裹扫描。长轴位显示滑囊，由近端向远端方向进针，用5 mL一次性使用口腔麻醉注射器抽吸1%利多卡因4 mL，从近端穿刺，在滑囊内壁与外壁之间做液压分层麻醉，内膜分离满意后，应用直径1 mm Ⅰ型2号针刀在超声监视下沿分离开的内膜进行切割，观察切割彻底，囊肿消失。抽取1%利多卡因4 mL+曲安奈德15 mg或35 μg/L浓度臭氧5 mL注入囊内（图13-5-8），治疗结束，局部加压2分钟，最后用无菌创可贴局部覆盖，弹力绷带包扎。

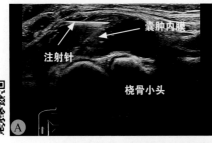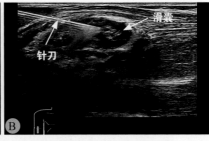

A. 利用局部麻醉药将囊肿内膜分离；B. 针刀沿着分离的内膜进行切割

图13-5-8 肱二头肌桡骨滑囊炎针刀切割治疗声像图

4. 直接与间接相关因素

肱二头肌、旋前圆肌的针刀激痛点灭活在前面章节已做介绍，不再赘述。

八、注意问题

（1）尺骨鹰嘴滑囊穿刺风险不大，但短轴位进行操作抽吸也要注意不可刺入尺神经沟中的尺神经干上。建议采用长轴位进针穿刺，进针时减小进针角度，防止皮下软组织堵塞滑囊穿刺点，阻碍液体流出。

（2）穿刺针头选择18 G即可，如果抽吸不畅可以利用探头挤压滑囊确保液体尽量被抽吸干净。

（3）如果患者发热和（或）滑囊表面皮肤有红斑、肿胀，抽出液体浑浊，黏稠则不注射皮质类固醇，可以注射臭氧。

（4）如果液体黏稠，抽出困难或不能抽出时，可以用针刀切割治疗。治疗完成后用弹力绷带加压包扎7～14天，可以降低复发率。

（5）肱二头肌桡骨囊滑囊炎治疗采用伸肘位，使滑囊清楚显示，距离皮肤更浅，穿刺路径短。在规划穿刺路径时，超声引导下将周围血管和神经辨识清楚，滑囊与周围神经、血管结构的关系可能存在变异，仔细辨认周围神经和血管，需确定其位置，穿刺时一一避开。

（6）滑囊切割前，麻醉时尽量将内膜分离开，然后用针刀沿着分离开的内膜进行剥离切割，内膜是产生积液的主要机制，因此内膜切割的是否彻底直接关系到治疗效果。切割后可以注射皮质激素或者臭氧，进一步减少复发率。

第六节　桡骨小头骨折

桡骨小头骨折包括桡骨头骨折和桡骨颈骨折，成年人和儿童均可发生。桡骨小头负责肘关节的旋转功能。如果复位不良会导致肘关节旋转功能障碍，可在超声引导下行针刀撬拨复位，经皮克氏针固定安全、创伤小、功能恢复良好。

一、局部解剖

桡骨头关节面与肱骨头相对应，组成肘关节的肱桡关节，桡骨颈还与尺骨关节组成上尺桡关节。桡骨头表面被有软骨，中部稍凹呈杯状与肱骨小头关节面相对，当肘关节伸直时，仅桡骨头前半部与之相接触，屈肘时两者可完全吻合。杯状面尺侧为一半月形的倾斜面，于旋前时与滑车的桡侧边缘相接触。桡骨头周边也被有软骨，称柱状唇，与尺骨的桡骨切迹组成上尺桡关节，桡骨头并非正圆形，而是椭圆形（图13-6-1）。桡骨头传导轴向力量，也是肘关节的一个主要的稳定结构。

二、病因和病理

桡骨头骨折多由间接暴力引起。跌倒时手掌着地，肘伸直，前臂处于旋前位，暴力沿桡骨干向上传导，引起肘部过度外翻，桡骨头与肱骨头撞击导致骨折。所谓的单纯桡骨头骨折，实际常合并韧带损伤和关节囊韧带结构的撕脱，尤其是内侧结构，此外也有肱骨小头关节面软骨的损伤及软骨片嵌夹于桡骨头骨块之间的可能。桡骨头骨折是肘部较多见的损伤，儿童发生率低，多见于成年人，根据暴力大小和移位情况分为4型，常用分型为Mason分型法：Ⅰ型：骨片无移位的骨折，骨折线可以通过桡骨头边缘或呈劈裂状，有时斜形通过关节面；Ⅱ型：骨折片有移位的骨折，骨折块有大小，有时小骨折块嵌入关节间或游离于肱桡关节外侧缘；Ⅲ型：粉碎骨折，移位或无移位，有时骨折块呈爆裂状向四周分离移位，也有呈凹陷状；Ⅳ型：粉碎骨折伴有关节后脱位（图13-6-2）。

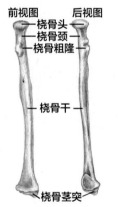

图13-6-1　桡骨小头解剖示意图
来源：由北京市垂杨柳医院杨宇辰医师手绘

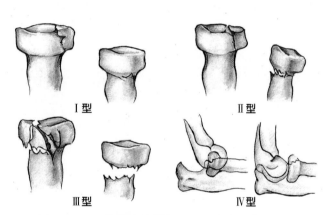

图13-6-2　桡骨小头骨折Mason分型示意图
来源：由北京市垂杨柳医院杨宇辰医师手绘

三、临床表现

主要表现为肘部外伤后疼痛，桡骨头部位肿胀，肘后外侧凹窝隆起、压痛，前臂旋转和肘关节伸屈功能障碍。单纯关节囊内骨折出血多，而关节囊尚未破损时，肘关节可见明显肿胀，尤以肱三头肌腱与鹰嘴相接部的两侧最为明显。前臂旋转障碍中以旋后障碍最显著，有些病例伸指运动亦受影响，桡神经偶可受累，但一般轻微；正中神经、尺神经和动静脉等在单纯桡骨头颈骨折时几乎无受累可能，除非合并其他骨折、脱位时可被波及，但内侧屈肌群及内侧副韧带有不同程度的牵扯性损伤。

四、辅助检查

X线检查或者CT扫描可明确诊断（图13-6-3，图13-6-4）。

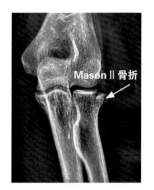

图13-6-3　X线显示桡骨小头Mason Ⅱ型骨折

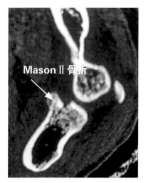

图13-6-4　CT显示桡骨小头塌陷型超过2 mm

五、超声影像学表现

患者取仰卧位，肘关节伸直，掌心向上，平放于治疗床上。选用7～14 MHz线阵探头，长短轴结合扫查，超声显示桡骨小头骨折块及骨折块移位，且周围有血肿形成（图13-6-5）。

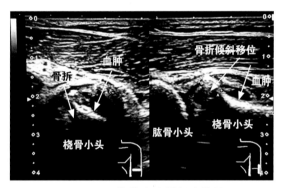

图13-6-5　桡骨小头骨折声像图

六、整体治疗思路

桡骨小头骨折属于直接外伤造成的局部骨结构损伤，因此主要为局部骨折复位和固定治疗，不涉及整体治疗。

七、治疗方法

1. 适应证

适用于桡骨小头 Mason Ⅱ 或部分Ⅲ型骨折，手法整复失败，无手术禁忌证。

2. 超声引导下针刀撬拨复位经皮克氏针固定治疗

患者取平卧位，上肢伸肘30°，前臂旋前位置于手术床，穿刺点选在距离骨折2～3 cm处。选用 7～14 MHz 线阵探头，穿刺区域常规消毒，探头涂抹充足的耦合剂后用一次性使用灭菌橡胶外科手套包裹扫描。将探头置于患者皮肤表面，首先仔细观察桡骨头的骨折移位和周围软组织情况，用 5 mL 一次性使用口腔麻醉注射器抽吸 1% 利多卡因 5 mL，超声引导下经皮分层麻醉，骨折断端和关节囊应麻醉充分，应用直径 1 mm I 型 2 号针刀按照设计点进行穿刺，超声直视下复位骨折块，观察复位满意后针刀固定维持复位，用 2 枚直径 1.0 mm 经皮克氏针对骨折块固定（图 13-6-6），观察克氏针穿出桡骨头的长短（在软组织内扫查寻找），固定牢固后退出针刀，剪短多余的克氏针，折弯置于皮外，活动肘关节，超声观察骨折块稳定，结束治疗后用无菌敷料包扎。手术后即刻用 X 线检查，显示骨折解剖复位，克氏针固定满意，4 ~ 6 周拔出克氏针，术区只留有 2 个微小针眼，复诊骨折愈合，功能正常（图 13-6-7）。

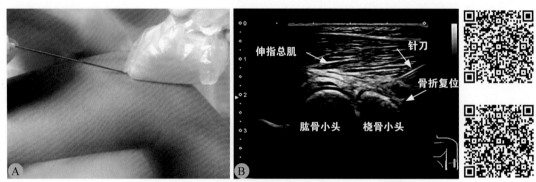

A. 超声导引下针刀复位骨折块体位及操作图；B. 超声导引下针刀复位骨折块声像图

图13-6-6　超声引导下针刀复位骨折块体位、操作图及声像图

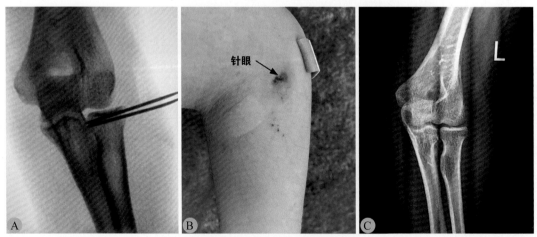

A. 术后X线显示骨折解剖复位，克氏针固定良好；B. 术后4周拔出克氏针，术区遗留微针痕；C. X线显示骨折愈合

图13-6-7　超声引导下针刀复位经皮克氏针固定治疗术后

八、注意问题

（1）体位要自然舒适，以利于手术进行。

（2）要将关节囊内骨折块周围进行浸润麻醉，确保手术时患者无痛。

（3）针刀复位时要在超声引导下进行，复位满意后针刀不动，由助手把持。

（4）进行克氏针固定时要做交叉固定，要在超声引导下观察克氏针的穿入、穿出情况，监测穿出长度，确保不穿入关节内。

（宓士军　马秀清　杨秀秀）

第十四章 手腕部疾病

第一节 桡骨茎突狭窄性腱鞘炎

桡骨茎突狭窄性腱鞘炎是拇长展肌、拇短伸肌腱通过桡骨茎突的肌腱在腱鞘内反复摩擦或损伤后，滑膜水肿、渗出增加，引起腱鞘管壁增厚、粘连或狭窄所致的无菌炎症反应，表现为腕桡侧的疼痛和不适，可向手及前臂放射，拇指活动无力，可有弹响和绞锁，是腕部最常见的腱鞘炎。此病起病缓慢，逐渐加重，保守治疗效果不佳，手术切开狭窄的腱鞘治疗创伤较大，超声引导下针刀可视化松解治疗效果良好。

一、局部解剖

桡骨茎突腱鞘位于腕部桡骨远端茎突处，为腕背侧第一骨纤维鞘管，鞘内有拇长展肌腱和拇短伸肌腱通过。拇长展肌及拇短伸肌自桡、尺骨背面及骨间膜起始，分别止于拇指掌骨和第一节指骨底，于桡骨茎突处位于共同或单独腱滑液鞘之中。该段腱鞘长5~6 cm，外侧及背侧被腕背侧韧带紧紧包围，内侧为桡骨茎突（图14-1-1）。此外，要注意解剖学变异：约39%的拇长展肌腱和拇短伸肌腱不位于同一纤维鞘内，而拇长展肌腱有多个副腱而呈多层样结构。腱鞘周围有头静脉和桡神经浅支，肱桡肌肌腱止于腱鞘底部近端，旋前方肌桡侧与腱鞘紧密相连（图14-1-2）。

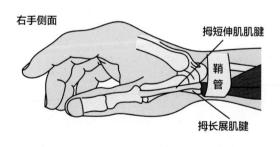

图14-1-1 桡骨茎突腱鞘解剖示意图

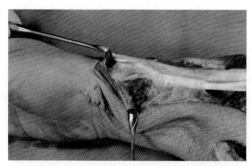

图14-1-2 桡骨茎突腱鞘相关解剖图
来源：由唐山市第二医院临床解剖室提供

二、病因和病理

由于腱沟表浅且狭窄，底面凹凸不平，沟的表面又覆盖着伸腱支持带。正常情况下，两条肌腱只能紧密地通过这一坚韧的腱鞘。两条肌腱在经过桡骨茎突到第一掌骨时，屈曲角度大约为105°，因此这两条腱的持续过度活动及反复轻度外伤，如用拇指握物、手指内收及腕部尺屈时，可以摩擦和挤压腱鞘，腱鞘受刺激后发生水肿，使该处更为狭窄，摩擦力增加，鞘管壁变厚，肌腱局部变粗，造成肌腱在腱鞘内的滑动受阻，形成恶性循环，日久该处腱鞘增生、肥厚，发生纤维性变，引起疼痛、活动受限等临床症状。迷走肌腱常为引起狭窄性腱鞘炎的原因，起于拇长展肌的迷走肌腱，其止点常在舟骨、三角骨或鱼际肌筋膜等处。迷走肌腱较拇长展腱短小，伸张度不如后者范围大，因此当拇指及手腕过度活动时，迷走肌腱更易受损伤而发生症状。拇长展肌与拇短伸肌常伴有副腱，可分别居于单独的骨纤维管中，也可居于骨纤维管的外侧，也是引起桡骨茎突部狭窄性腱鞘炎的原因。

三、临床表现

本病多见于中老年人，女性多于男性（约为6∶1），常发生于进行强有力抓握并向尺侧偏斜或反复使用拇指运动的人群，如高尔夫运动者、网球运动或钓鱼爱好者，同时好发于哺乳期及看护婴儿的女性群体。查体：桡骨茎突处有肿胀、压痛及摩擦感，有时在桡骨茎突有轻微隆起豌豆大小的结节，拇长展肌、拇短伸肌、肱桡肌肌腹、旋前方肌肌腹有压痛点，握拳尺偏试验阳性，即把拇指紧握在其他四指内，并向腕的内侧做屈腕活动，则桡骨茎突处出现剧烈疼痛（图14-1-3）。

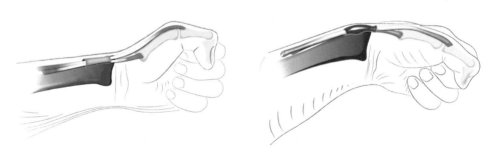

图14-1-3　握拳尺偏试验阳性
来源：由唐山市第二医院霍永鑫医师手绘

四、辅助检查

X线检查可以排除桡骨茎突处骨肿瘤、骨赘等。高频超声检查具有分辨率高的优势，可显示1 mm以下的微细结构和病变。因此，高频超声是诊断该疾病的首选检查。

五、超声影像学表现

使用高频线阵探头，且将深度调节在3 cm范围内，以便清晰显示。正常桡骨茎突腱鞘超声短轴显示鞘管内有两条肌腱，靠外侧较粗的为拇长展肌，内侧为拇短伸肌腱，桡骨茎突腱鞘包裹肌腱，回声均匀；长轴显示肌腱在鞘管内走行顺畅，无压迫，无积液，但因两条肌腱重叠，不易分清（图14-1-4）。桡骨茎突狭窄性腱鞘炎表现比较复杂，超声可以显示桡骨茎突腱鞘增厚，回声减低，短轴扫查临床意义更大，两条肌腱可以在一个腱鞘内（图14-1-5A），也可以各自有独立腱鞘，可能只有一个腱鞘增厚，另一个腱鞘正常（图14-1-5B），这对治疗靶点的选择至关重要，也影响治疗效果。长轴扫查可见腱鞘增厚，彩色多普勒超声显示有血流（图14-1-6），有时可见腱沟处骨赘（图14-1-7）。检查的同时需要扫查旋前方肌和肱桡肌，表现为增厚、回声低（图14-1-8）。

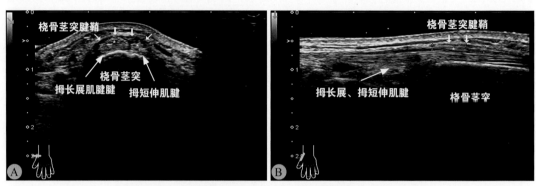

A. 短轴显示鞘管内有两条肌腱；B. 长轴显示肌腱在鞘管内走行
图14-1-4　桡骨茎突腱鞘声像图

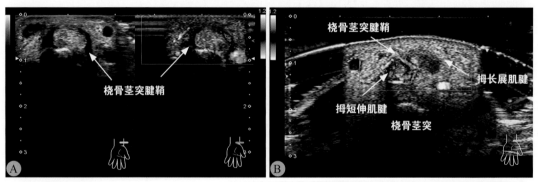

A. 肌腱增粗，腱鞘增厚，血流增加；B. 拇短伸肌腱增粗，腱鞘增厚，血流增加，拇长展肌腱正常
图14-1-5　桡骨茎突腱鞘的两种形式声像图

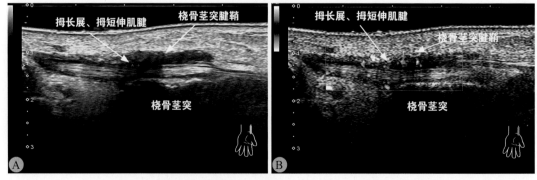

A. 长轴显示桡骨茎突腱鞘增厚，回声减低；B. 彩色多普勒超声显示有血流
图14-1-6　桡骨茎突狭窄性腱鞘炎长轴声像图

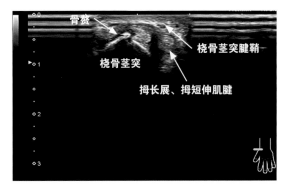

图14-1-7 桡骨茎突腱沟处骨赘声像图

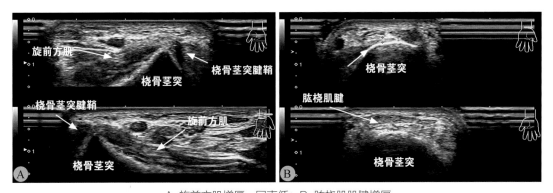

A. 旋前方肌增厚，回声低；B. 肱桡肌肌腱增厚
图14-1-8 桡骨茎突狭窄性腱鞘炎旋前方肌和肱桡肌变化声像图

六、整体治疗思路

桡骨茎突狭窄性腱鞘炎的发生与其解剖特点有关，拇短伸肌和拇长展肌腱同在桡骨茎突部腱鞘内，拇指或腕部活动频繁，长期相互反复摩擦，导致该处肌腱与腱鞘产生无菌性炎症反应，局部出现渗出、水肿和纤维化，鞘管壁变厚，肌腱局部变粗，造成肌腱在腱鞘内的滑动受阻，引起疼痛、活动受限等临床症状。另外，此病也称"妈妈手"，可能与怀抱婴儿的姿势有关，一般为屈肘，腕部用力旋前，导致肱桡肌和旋前方肌紧张，这两块肌肉与腱鞘紧密相关，长时间紧张会产生激痛点，导致肌肉的张力发生变化，最终出现腱鞘增厚、充血、水肿而产生症状。因此需要进行整体评估和局部加整体的治疗。

（1）局部治疗：主要针对腱鞘炎进行处理。治疗方法为药物液压松解。

（2）直接因素治疗：拇长展肌、拇短伸肌的张力变化是最主要的直接因素，因此需要调整两者的张力，可应用针刀激痛点灭活。

（3）间接因素治疗：主要为臂前、后表线，旋前方肌、旋后肌、肱桡肌是重要的间接因素，可根据检查评估应用激痛点灭活治疗。

（4）静态结构治疗：主要为桡骨茎突腱鞘，必要时行针刀切割治疗。

（5）神经卡压：有时与桡神经浅支有关，但临床不常见。

七、治疗方法

桡骨茎突狭窄性腱鞘炎早期可以用休息、冷敷、抗炎等治疗，效果不佳者可以行鞘内药物注射液压松解治疗。研究表明，无引导注射的成功率在58%~93%，超声引导下注射的成功率约为93.75%。超声引导能确保准确进针，避免将药物注射到肌腱内部，并可在炎症最明显处注射治疗。还有报道表明，无引导注射的并发症发生率约为36%，超声引导下注射没有并发症发生。经鞘内药物注射液压松解治疗仍无效者，可采用针刀松解或腱鞘切割治疗。

1. 桡骨茎突狭窄性腱鞘炎鞘内药物注射液压松解治疗

患者取坐位，于臂呈中立位放在身体一侧，手腕呈中立位，前臂尺侧放于桌上或者检查床上，腕部垫一软枕，尽量使腕部尺偏，碘伏消毒，铺无菌巾，选用7~14 MHz线阵探头，探头涂抹充足的耦合剂后用一次性使用灭菌橡胶外科手套包裹扫描。将探头置于患者皮肤表面，拇长展肌腱和拇短伸肌腱在一个腱鞘时采用长轴显示、长轴注射。探头长轴顺腱鞘方向置于患处，显示桡骨茎突腱鞘，用5 mL一次性使用口腔麻醉注射器抽取1%利多卡因4 mL+曲安奈德10 mg，超声引导下进针，由远端向近端方向穿刺，针尖到腱鞘内，注射药物3 mL，可见腱鞘扩张，留取1 mL注射到腱鞘表面，注射完毕，拔出针头（图14-1-9）。每周1次，最多不超过3次。

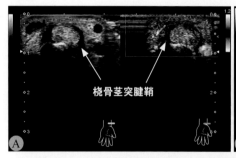
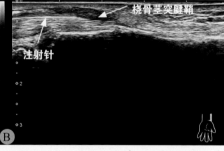

A. 外展拇长肌腱、拇短伸肌腱在一个鞘内；B. 药物注射液压松解治疗
图14-1-9　桡骨茎突狭窄性腱鞘炎鞘内药物注射液压松解治疗声像图

2. 桡骨茎突腱鞘针刀平刀剥离松解治疗

适合早期、有糖尿病史、不适合使用糖皮质激素药物者。体位和术前准备同鞘内药物注射液压松解治疗。局部麻醉后使用直径1 mmⅠ型2号针刀平刀进入，超声引导下在腱鞘表面和鞘内肌腱与腱鞘之间进行剥离松解，横向、纵向剥离各松解3刀出刀（图14-1-10）。局部压迫5分钟，最后用无菌创可贴覆盖。

3. 直接相关因素肌肉激痛点针刀灭活治疗

拇长展肌、拇短伸肌的张力变化是最主要的直接因素，因此需要调整相应的肌肉张力，可应用针刀激痛点灭活。选择肌肉的激痛点：除查体确定激痛点外，还要根据肿胀的肌腱确定。如果以拇长展肌肌腱肿胀为主者，处理拇长展肌，以拇长展肌激痛点灭活为例。患者取坐位，前臂旋前，手心朝下置于手术床上。碘伏消毒，铺无菌巾，选用7~14 MHz线阵探头，探头涂抹耦合剂后一次性使用灭菌橡胶外科手套包裹扫描。将探头置于预先定位的激痛点位置，用长轴扫查显示肌肉，应用直径0.4 mm的微针刀刺入肌肉内进行提插，直到出现酸胀或抽搐2~3次出针（图14-1-11）。穿刺点压迫2分钟，最后用无菌敷料包扎。

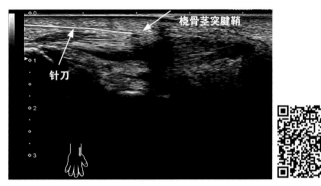

图14-1-10　针刀平刀剥离松解桡骨茎突腱鞘声像图

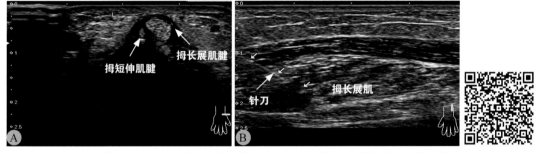

A. 拇长展肌腱肿胀为主，拇短伸肌腱正常；B. 针刀灭活拇长展肌内激痛点

图14-1-11　直接因素相关肌肉激痛点针刀灭活治疗声像图

4. 间接相关因素肌肉激痛点针刀灭活治疗

旋前方肌、旋后肌、肱桡肌是重要的间接因素，可根据检查评估应用激痛点灭活治疗。以旋前方肌激痛点灭活为例。患者取坐位，前臂旋后，手心朝上置于手术床上。碘伏消毒，铺无菌巾，选用7~14 MHz线阵探头，探头涂抹耦合剂后用一次性使用灭菌橡胶外科手套包裹扫描。将探头置于预先定位的激痛点位置，用长轴扫查显示肌肉，用直径0.4 mm的微针刀经正中神经桡侧，平面内进刀刺入肌肉内进行提插，直到出现酸胀或抽搐2~3次出针（图14-1-12）。穿刺点压迫2分钟，最后用无菌敷料包扎。

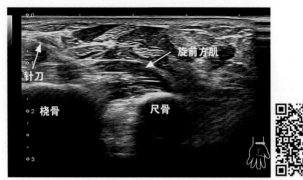

图14-1-12　旋前方肌激痛点针刀灭活声像图

5. 桡骨茎突腱鞘针刀切割松解治疗

　　患者取坐位，患手置于手术床上，腕部垫一软枕，尽量使腕部尺偏，进刀点一般选在腱鞘的远端，进刀路线沿腱鞘长轴（图14-1-13A）。碘伏消毒，铺无菌巾，选用7～14 MHz线阵探头，探头涂抹耦合剂后装入无菌手套用碘伏消毒。长轴扫查显示桡骨茎突腱鞘，先行入针点麻醉，针尖到腱鞘内，注入1%利多卡因2 mL，腱鞘表面注射1 mL，将腱鞘分离，用直径1 mm Ⅰ型2号针刀立刀顺腱鞘逐渐切开腱鞘（图14-1-13B、C），活动腕部和伸直拇指，无卡压，超声观察肌腱滑动顺畅，拇指伸直功能能够恢复正常，桡骨茎突处疼痛缓解，弹响和卡压消失，握拳尺偏试验阴性。超声显示腱鞘卡压松解，肌腱无压迫，治疗结束后出刀（图14-1-14），局部压迫5分钟，最后用无菌创可贴覆盖。

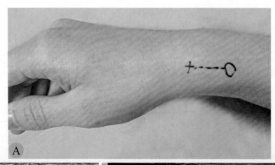

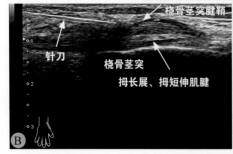

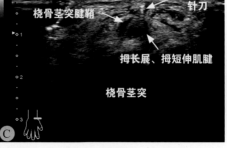

A. 体位及进针刀路线；B. 长轴；C. 短轴
图14-1-13　桡骨茎突腱鞘针刀切割松解治疗声像图

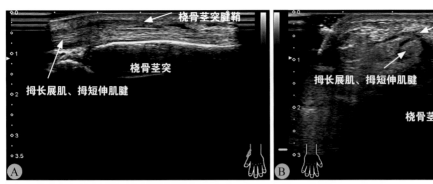
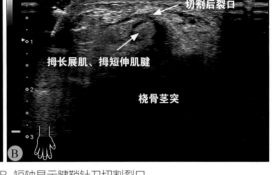

A. 长轴显示桡骨茎突腱鞘；B. 短轴显示腱鞘针刀切割裂口

图14-1-14　腱鞘后卡压针刀松解治疗声像图

八、注意问题

（1）根据临床检查和超声影像学检查，排除细菌感染性腱鞘炎。

（2）严格掌握治疗时机，早期可行鞘内液压松解，对不适合应用激素药物的患者，可以用针刀剥离松解治疗。经保守治疗无效、严重影响生活者，也可手术针刀松解。

（3）确定治疗前需要明确腱鞘的形态：两条肌腱是在同一个腱鞘，还是在各自腱鞘。确定腱鞘增厚部位，主要病变部位，确定好治疗靶点。非同一腱鞘的患者，或虽在同一腱鞘内但以一条肌腱炎症为主时（图14-1-15），最好选择短轴定位，长轴注射或切割的方法（图14-1-16）。确保治疗靶点的正确性，也是决定疗效的关键环节。

（4）治疗时腕关节尺偏，便于进针。针刀松解时先将局部麻醉药注射到腱鞘内和腱鞘表面，将腱鞘分离显露清楚，确保切割彻底，并保护肌腱。

（5）穿刺时要实时动态扫查，确定针刀在腱鞘上，避免损伤肌腱，导致肌腱断裂。

（6）桡神经浅支距离腱鞘很近（图14-1-17），进刀时要避免损伤，可用超声寻找到神经，进刀时避开。针刀触及腱鞘时，短轴扫查进一步确认针刀的位置是否避开神经和血管。

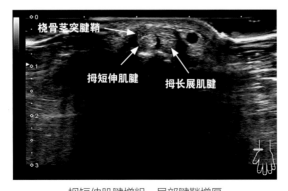

拇短伸肌腱增粗，局部腱鞘增厚

图14-1-15　桡骨茎突狭窄性腱鞘炎声像

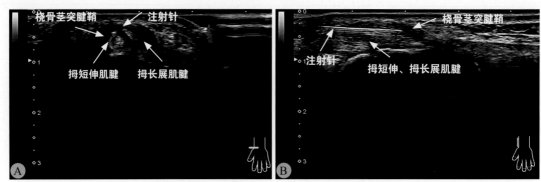

A. 短轴位定位；B. 长轴位注射

图14-1-16　非单一腱鞘炎的注射治疗声像图

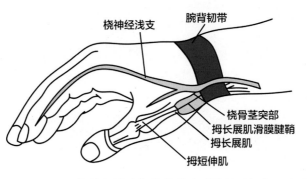

图14-1-17　桡神经浅支与桡骨茎突腱鞘关系解剖示意图

（7）直接与间接因素的治疗在此疾病中至关重要，也是不可缺少的步骤。特别是肱桡肌、旋前方肌的激痛点灭活治疗。

第二节　腕管综合征

腕管综合征在周围神经卡压综合征中最为常见，好发于中年人，是正中神经在腕部受到卡压而引起的一系列症状和体征。Paget于1853年首先描述此病。腕管综合征又称正中神经卡压综合征，一些特殊工种如腕部活动多，易造成劳损引起腕管狭窄，产生临床症状。保守治疗无效时多采用开放手术治疗，但是创伤大，手术后容易出现一些并发症。整体思路下超声可视化针刀治疗创伤小、疗效好、并发症少。

一、局部解剖

腕横韧带深面腕管是由腕骨沟和腕横韧带共同组成的骨性纤维性隧道，宽约为2.5 cm。腕管与腕骨桡侧、尺侧、背侧及掌侧腕横韧带相邻，其内包括正中神经、4条指浅屈肌、4条指深屈肌和拇长屈肌。正中神经位于屈肌腱表面，通常位于桡侧的桡侧腕屈肌腱和尺侧的掌长肌之间，位置更表浅。在腕管内有2个滑囊，桡侧滑囊包绕拇长屈肌，尺侧滑囊包绕指浅屈肌、指深屈肌腱（图14-2-1）。大鱼际肌、小鱼际肌起于腕横韧带，掌长肌也有很多的纤维止于腕横韧带表面，尺侧腕屈肌、桡侧腕屈肌也与腕横韧带相关联（图14-2-2）。

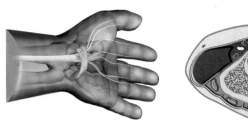
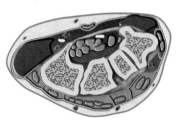

图14-2-1　腕管正中神经解剖示意图
来源：由唐山市第二医院霍永鑫医师手绘

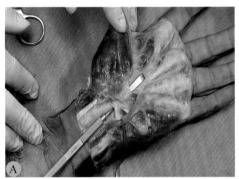
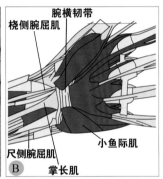

A. 腕管周围肌肉解剖图可见大、小鱼际肌，掌长肌附着于腕横韧带，尺侧腕屈肌、桡侧腕屈肌也有纤维与腕横韧带相连；B. 腕管周围肌肉示意图显示肌肉与腕横韧带的关系

图14-2-2　腕管周围肌肉解剖图及示意图
A图来源：由唐山市第二医院临床解剖室提供

二、病因和病理

腕管综合征的致病因素比较复杂，主要风险因素包括腕关节过度屈曲或背伸的姿势、单调反复使用屈肌的动作，以及从事需手部振动的工作。

其医疗风险因素分为4类。

（1）神经通道内体积增加的外在因素，该因素包括体液平衡的改变，主要为包括怀孕、更年期、肥胖、肾衰竭、甲状腺功能减退、口服避孕药及充血性心力衰竭。

（2）神经通道内体积增加的内在因素，该因素包括肿块占位和肿瘤样张力增加，这些可能是桡骨远端骨折直接或通过创伤后关节炎造成的。

（3）神经通道轮廓改变的外在因素，该因素包括糖尿病、酒精中毒、维生素缺乏或中毒及接触毒素等情况。

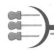

（4）神经本身性因素，因其影响正中神经，但不一定增加腕管内的组织间压力。无糖尿病神经病变患者的发病率为14%，糖尿病神经病变的患者发病率为30%，而妊娠期糖尿病患者的发病率约为22%。

病理变化主要包括机械损伤、腕管压力增加和腕管内正中神经缺血性损伤。在腕管压力增加方面，正常腕管压力在2~10 mmHg。在腕管中，腕关节的姿势改变可能会导致流体压力的急剧变化。因此，腕关节背伸会使腕管压力增加到初始水平的10倍以上，而腕关节屈曲会使腕管压力增加8倍。因此，腕关节重复活动是腕管综合症发生的重要危险因素。另一方面，正中神经损伤需注意脱髓鞘过程，当神经经常暴露在自动应力中时就会发生脱髓鞘。神经脱髓鞘发生在受压部位，并扩散到轴突完好的交感节段。随着持续压迫，流向神经内膜毛细血管系统的血液被中断，导致血液–神经屏障的改变和神经内膜水肿的发展，形成恶性循环，包括静脉充血、缺血和局部代谢改变。缺血性损伤也被认为是腕管综合征的一个重要因素，这是根据腕管松解术后症状可以迅速缓解来判断的。肢体缺血会导致患者感觉异常，由神经束膜压力增加、毛细血管损伤伴渗出和水肿、患者动脉血流受阻这三个阶段组成。

三、临床表现

腕管综合征好发于30~50岁，女性为男性的5倍。两只手同时发病者占该病总数的1/3~1/2，其中女性与男性之比为9∶1。腕管综合征主要为拇指、示指、中指和无名指表现为一半麻木、刺痛或烧灼样痛（图14-2-3），白天劳动后夜间加剧，甚至可痛醒，局部性疼痛常放射到肘部及肩部，拇指外展肌力差，偶有端物、提物时突然失手。查体：压迫或叩击腕横韧带、背伸腕关节时疼痛加重；病程长者，可有大鱼际肌萎缩，对掌功能受限。叩击腕部掌侧正中，造成正中神经支配区的麻木、疼痛，即Tinel征阳性。部分患者手腕关节极度屈曲60秒后手指感觉异常加重，即Phalen试验阳性。

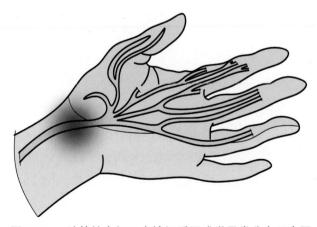

图14-2-3　腕管综合征正中神经受压感觉异常分布示意图

根据临床症状分为3期。

（1）早期：患者常在夜间发作，伴有手部麻木、疼痛，严重者可有从腕部到肩部的放射痛和持续性手指的麻木、针刺感。

（2）中期：患者长时间维持某种姿势或从事反复手腕部活动可出现手指的麻木、刺痛感，患者会出现持物不稳等运动功能障碍。

（3）晚期：此期的患者可出现鱼际肌萎缩，感觉异常或消失。大鱼际肌、小鱼际肌、桡侧腕屈肌、尺侧腕屈肌、掌长肌、旋前圆肌、肩胛下肌、前斜角肌可检查出激痛点。

四、辅助检查

X线检查可以排除正中神经钙化性疾病和腕部骨肿瘤。电生理技术（包括肌电图和神经传导检查）对确诊腕管内正中神经病变高度敏感。超声对腕管综合征的诊断有重要的临床意义。

五、超声影像学表现

正常腕管超声：短轴显示正中神经位于腕横韧带下，屈指肌腱浅方，回声比肌腱低，呈椭圆形；长轴显示正中神经走行顺畅，无压迫（图14-2-4）。腕管综合征超声长轴显示腕横韧带增厚压迫正中神经，神经纵切面可进一步显示为近端肿胀及压迫处的"凹槽"征；短轴显示正中神经在腕管内远端变细，在腕管近端肿胀增粗，正中神经面积＞0.10 cm^2（图14-2-5）。超声可用于评估引起正中神经病变的诱发因素，如关节炎性狭窄、腱鞘炎、囊肿、术后瘢痕及屈指肌肌腹过低、蚓状肌肌腹过高（图14-2-6）。应注意解剖变异的存在，如正中神经分叉、永存正中动脉、尺侧位的掌皮支（图14-2-7），还可以观察附着在腕横韧带的肌肉改变。

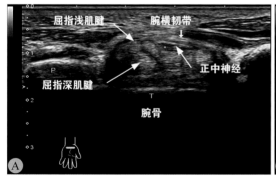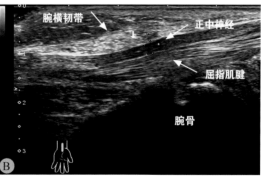

A. 短轴显示正中神经位于腕横韧带下，屈指肌腱浅方，回声比肌腱低，呈椭圆形；B. 长轴显示正中神经走行顺畅，无压迫

图14-2-4　正常腕管声像图

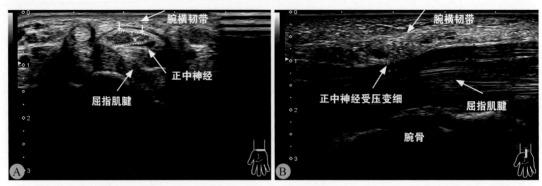

A. 短轴显示腕横韧带增厚压迫正中神经变扁，指数＞1∶3，面积＞1.0 cm²；B. 长轴显示神经在腕横韧带下受压变细，在腕管近端肿胀增粗

图14-2-5　腕管综合征声像图

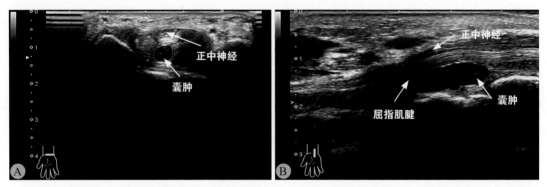

A. 短轴显示囊肿位于屈指肌腱深方，前方的正中神经受压；B. 长轴位显示囊肿位于屈指肌腱深方，与掌腕关节相通，浅方正中神经受压，近端肿胀

图14-2-6　腕管内囊肿致正中神经卡压声像图

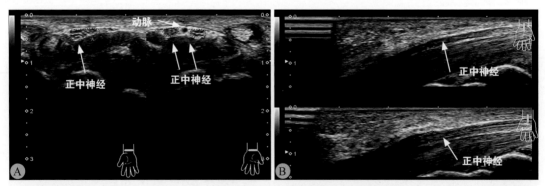

A. 短轴显示双正中神经，神经之间有永存正中动脉；B. 长轴显示正中神经在腕管处受压变细，近端增粗

图14-2-7　双正中神经腕管综合征声像图

六、整体治疗思路

腕管综合征病因较复杂，神经本身病变难以通过针刀松解来解决，因此重点介绍外在压迫、腕管狭窄因素造成的腕管综合征的治疗，需要整体评估发病因素，按照疾病的病因

进行针对性治疗。腕管综合征的发生与腕管的解剖结构特点有关。腕横韧带厚而坚韧，腕管的壁相对较坚韧不易扩张，当腕部受到反复刺激，特别是一些腕背伸、半握拳动作，如长期手握鼠标时的动作，造成了腕屈肌、掌长肌、大小鱼际肌的长期紧张，激活激痛点，造成肌肉的张力变化，反复牵拉腕横韧带，造成韧带炎症、充血、增厚，引起腕管狭窄。腕管内的压力逐渐增大时可导致正中神经受压，出现手部感觉异常和疼痛。在一些情况下可导致正中神经支配的手部肌肉麻痹，所以临床上也称为"鼠标手"。通过超声动态观察模拟操作鼠标的动作，发现正中神经处于压迫状态（图14-2-8）。因此需要进行整体评估和局部加整体的治疗。

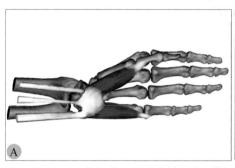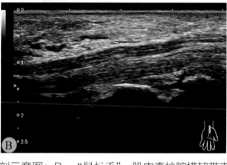

A. "鼠标手" 肌肉牵拉腕横韧带解剖示意图；B. "鼠标手" 肌肉牵拉腕横韧带声像图

图14-2-8 "鼠标手" 肌肉牵拉腕横韧带

A图来源：由唐山市第二医院霍永鑫医师手绘

（1）局部治疗：主要针对腕管内卡压的正中神经进行处理，治疗方法为药物液压松解、臭氧注射。

（2）直接因素治疗：附着于腕横韧带上的肌肉，如腕屈肌、掌长肌、大小鱼际肌的张力变化是最主要的直接因素，因此需要应用针刀激痛点灭活调整张力。

（3）间接因素治疗：主要为臂前表线，旋前圆肌、屈指肌是重要的间接因素，另外前斜角肌、肩胛下肌、第三伸指肌激痛点的引传痛也是其间接因素，可根据检查评估应用激痛点灭活治疗。

（4）静态结构治疗：主要为腕横韧带，必要时可行针刀切割治疗。

七、治疗方法

早期：采用腕管内液压松解+相关肌肉的激痛点灭活。中期：液压松解加PRP注射+激痛点灭活治疗。晚期：保守治疗无效，有手术指征者采用超声引导下针刀松解增厚韧带+激痛点灭活治疗。整个过程完全是在超声引导下进行，治疗后做相关肌肉的拉伸训练。

1. 腕管内药物注射液压松解治疗

患者取坐位或仰卧位，患手置于软枕上，掌心朝上，腕关节尽量背伸，定点距离腕横韧带近端2~3 cm处，一般选用7~14 MHz超声探头，穿刺区域常规消毒，探头涂抹充足的耦合剂后用一次性使用灭菌橡胶外科手套包裹扫描。将探头置于患者皮肤表面，仔细观察腕管内部结构，确定腕横韧带的部位，用5 mL一次性使用口腔麻醉注射器抽吸0.5%利多卡因5 mL+地塞米松2.5 mg，从腕管近端穿刺，沿正中神经表面长轴方向进针，确定针尖在腕管内，没有穿刺到神经，明确后推注药物3 mL进行松解（图14-2-9A），转换探头成短轴位，再注射药物2 mL进行松解（图14-2-9B），注射完毕后拔出针头，穿刺点局部压迫2分钟，最后用无菌创可贴覆盖。

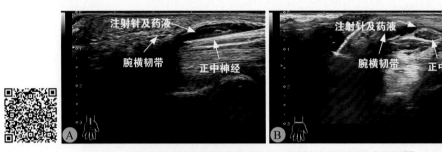

A. 正中神经表面长轴声像图；B. 正中神经表面短轴声像图图

14-2-9　正中神经表面药物注射液压松解治疗声像图

2. 腕管内液压松解＋臭氧注射治疗

此法适用于有激素禁忌的患者，如糖尿病患者、孕妇等。液压松解方法同上所述。注射药物为生理盐水5 mL，松解后沿着正中神经的长轴表面注射25 μg/L的药物4 mL即可（图14-2-10）。

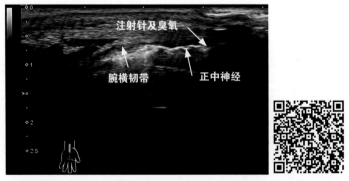

图14-2-10　腕管内液压松解+臭氧注射治疗声像图

3. 腕管内液压松解 +PRP 注射治疗

此法适用于中期患者。液压松解方法同上所述。松解后抽取患者静脉血8 mL，制取1.5 mLPRP，沿着正中神经的长轴表面注射即可（图14-2-11）。

4. 腕管内囊肿抽吸 + 药物注射治疗

体位和术前准备同上。采取正中神经短轴位进针，避开神经、血管、肌腱，穿刺到囊肿后，长轴位进行验证，在囊肿内后方抽吸，液体抽吸干净后注射1%利多卡因2 mL+曲安奈德10 mg，拔出针头（图14-2-12），穿刺点压迫2分钟，最后用无菌创可贴覆盖，弹力绷带包扎。

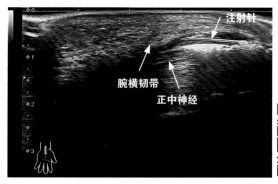

图14-2-11　腕管内液压松解+PRP注射治疗声像图

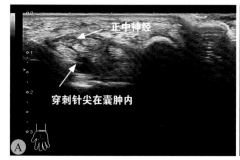
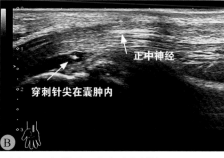

A. 长轴显示针尖在囊肿内；B. 短轴显示内囊肿穿刺抽吸

图14-2-12　腕管内囊肿抽吸+药物注射治疗声像图

5. 直接因素相关肌肉激痛点针刀灭活治疗

附着于腕横韧带上的腕屈肌、掌长肌、大小鱼际肌的张力变化是最主要的直接因素，因此需要调整两者的张力，可应用针刀激痛点灭活治疗。以桡侧腕屈肌、大鱼际肌激痛点灭活为例。患者取坐位，前臂旋前，手心朝下置于手术床上。消毒后铺无菌巾，选用7~14 MHz线阵探头，探头涂抹充足的耦合剂后用一次性使用灭菌橡胶外科手套包裹扫描。将探头置于预先定位的激痛点位置，用长轴扫查桡侧腕屈肌，应用直径0.4 mm的微针刀刺入肌肉内，进行提插，直到出现酸胀或抽搐2~3次出针，同法处理大鱼际肌（图14-2-13）。穿刺点压迫2分钟，最后用无菌敷料包扎。

6. 间接因素相关肌肉激痛点针刀灭活治疗

旋前圆肌、屈指肌是重要的间接因素，另外前斜角肌、肩胛下肌、第三伸指肌激痛点的引传痛也是其间接因素。旋前圆肌前面章节已经介绍过，这里以前斜角肌激痛点灭活为例。患者取仰卧位，头向健侧倾斜，选用7~14 MHz线阵探头，探头涂抹充足的耦合剂后用一次性使用灭菌橡胶外科手套包裹扫描。将探头置于在预先定位的激痛点位置，短轴扫查，寻找C₆横突前结节，找到前斜角肌，用直径0.4 mm的微针刀平面内进刀刺入肌肉内进行提插，直到出现酸胀或抽搐2~3次出针（图14-2-14）。治疗结束，进针点局部压迫2分钟，最后用无菌创可贴覆盖。

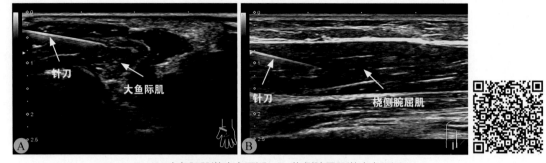

A. 大鱼际肌激痛点灭活；B. 桡侧腕屈肌激痛点灭活
图14-2-13　直接因素相关肌肉激痛点针刀灭活声像图

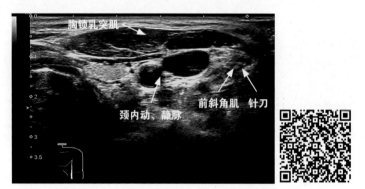

图14-2-14　前斜角肌激痛点针刀灭活治疗声像图

7. 腕横韧带针刀松解治疗

此法适用于晚期患者。患者采取坐位或者仰卧位，患手置于软枕上，掌心朝上，腕关节尽量背伸，定点距离腕横韧带近端2~3 cm处，穿刺方向为中指与环指之间。选用7~14 MHz线阵探头，穿刺区域常规消毒，探头涂抹充足的耦合剂后用一次性使用灭菌橡胶外科手套包裹扫描。将探头置于患者皮肤表面，首先仔细观察腕管内部结构，确定腕横韧带的部位，用5 mL一次性使用口腔麻醉注射器抽吸1%利多卡因4 mL，从腕管近端穿刺，沿正中神经表面纵轴方向，注射药物进行麻醉，用直径1 mm I型2号针刀沿穿刺点和路线进行穿刺（图14-2-15A），超声引导下切割腕横韧带，观察神经松解情况，直至压迫解除（图14-2-15B），治疗结束，局部压迫5分钟，最后用无菌创可贴覆盖。患者一般在治疗后出现拇指、示指、中指和环指一半麻木，刺痛或烧灼样痛减弱或消失，Tinel征和屈腕试验阴性。超声显示正中神经卡压松解（图14-2-16）。

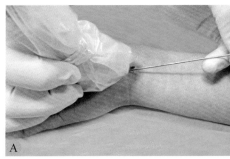
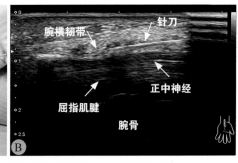

A. 操作图；B. 超声引导下针刀松解腕横韧带声像图

图14-2-15 超声引导下针刀松解腕横韧带体位、操作图及声像图

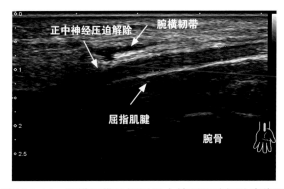

图14-2-16 腕横韧带松解后正中神经压迫解除声像图

八、注意问题

（1）严格掌握治疗时机，按照临床分期采取不同的治疗方式。早期：采用腕管内液压松解＋相关肌肉的激痛点灭活。中期：液压松解加 PRP 注射治疗＋激痛点灭活。晚期：保守治疗无效，有手术指征者采用超声引导下小针刀切割松解增厚韧带＋激痛点灭活治疗。整个过程完全是在超声引导下进行，治疗后应做相关肌肉的拉伸训练。

（2）手术时腕关节尽量背伸，可以在腕背侧垫一小垫，便于进刀。

（3）进针和进刀路线选择近端向远端方向，穿刺路径指向中指与环指之间，可以很好地避开腕横韧带的感觉支。

（4）腕管内麻醉时须在超声引导下进行，尽量将药物注射到神经与腕横韧带之间，将正中神经与韧带分离，在腕横韧带表面也进行分离，避免损伤神经，以完整切割腕横韧带（图 14-2-17）。

（5）穿刺时要实时动态扫查，采用平刀进刀。为了确保针刀始终在腕横韧带的同一方向，可以采用置针法，即将麻醉后的注射针头留置在腕横韧带下方、正中神经表面。切割时针刀始终沿着针头方向，既能保护正中神经，又可以引导方向（图 14-2-18）。

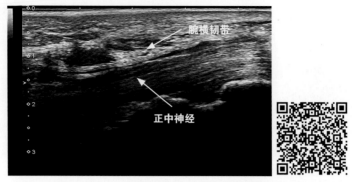

图14-2-17　应用麻醉药物分离腕横韧带声像图

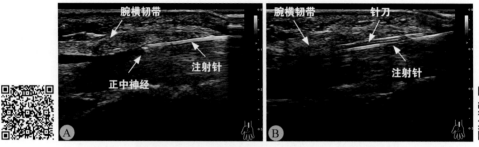

A. 将注射麻药的注射针留置于正中神经表面；B. 沿着注射针进行针刀切割

图14-2-18　置针法针刀切割横韧带声像图

（6）治疗后要对引起腕横韧带增厚的病因进行处理，也就是对相关肌肉的激痛点进行灭活，做到标本兼治。灭活后应进行肌肉的拉伸训练。

（7）手术后根据神经症状加用神经营养药物。

第三节　腕尺管综合征

腕尺管综合征指尺神经在腕部尺侧骨性纤维管道中由于任何因素造成管内压力增高，导致卡压而引起一系列的感觉、运动症状和体征的疾病。该病在临床较常见，针刀治疗效果良好。

一、局部解剖

腕尺管又称Guyon管，位于腕前区尺侧，由腕横韧带和腕掌侧韧带远侧部共同构成。管内有尺动脉、尺静脉和尺神经通过，在管内尺神经分为深支和浅支，即运动支和感觉支。腕尺管上口由豌豆骨近侧缘、腕掌侧韧带和腕横韧带围成；腕尺管下口由腕掌侧韧带、掌短肌及腱膜、豆钩韧带、尺侧腕屈肌腱和手内侧肌群的肌腱围成。尺神经在Guyon管内与尺动静脉伴行，底部是腕横韧带，顶部为腕掌侧横韧带，尺侧边缘是钩骨钩，桡侧边缘是豌豆骨（图14-3-1）。

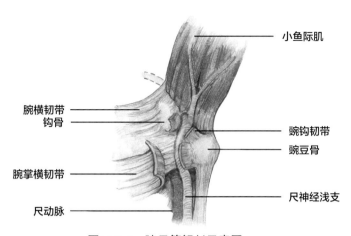

图14-3-1　腕尺管解剖示意图
来源：由北京市垂杨柳医院杨宇辰医师手绘

二、病因与病理

根据腕尺管的解剖特点，腕尺管内容物被一个密闭的骨纤维鞘管包绕，内部结构排列固定，管壁坚硬，管腔狭窄，尤其是尺管上、下口处，因此任何使管腔狭小或内容胀大的因素均会引起尺神经卡压。

发病的主要因素为：①长期反复腕关节背伸尺偏，以钩骨为支点，形成张力性姿势，使韧带、滑膜发生无菌性炎症，水肿增生，而尺管延展性差，故管内压增高，压迫尺神经，导致局部变性、外膜增厚；②长期高负荷使用右手，使右手血管增粗、位置异常，导致小鱼际肌腱弓对尺神经卡压，因小鱼际肌腱弓下间隙的宽度大于血管神经束的横径，而纵向高度与血管神经束纵径几乎相等，同时异常血管搏动对受压神经造成刺激，产生异常生物电冲动，使支配血管的交感神经失去对血管的控制而扩张渗出，腕尺管内压升高，造成对尺神经的进一步卡压；③腱鞘囊肿等局部占位性病变使尺管内容物增多，其靠近腕尺管的近端，尺神经尚未分出深、浅支，故引起的病变为感觉运动障碍；④挤压伤致腕关节病变，引起尺管内出血、水肿或管内结构改变，造成局部纤维组织增生、瘢痕粘连，引起尺神经卡压。

三、临床表现

本病多见于中年男性，多发生于有掌腕部外伤史、骨折史的患者或重体力劳动者。尺神经浅支受累，临床表现为手掌尺侧小指和环指尺侧的皮肤感觉障碍、腕关节以上感觉正常或症状较轻，无运动功能障碍。尺神经深支受累，临床表现为手内肌运动障碍，骨间肌萎缩、无力或麻痹，病程长者可出现爪形手畸形，无感觉障碍。腕屈肌如在尺侧扪及压痛性肿物，则提示有腱鞘囊肿或肿瘤压迫。查体：局部压痛或叩击痛，尺侧一个半手指感觉迟钝，Tinel征阳性，屈腕试验可使环指和小指出现麻木、刺痛、灼热感加重，夹纸试验阳性。

四、辅助检查

X线检查可以排除腕部骨肿瘤。电生理技术（包括肌电图和神经传导检查）对确诊腕尺管内尺神经病变具有敏感度。超声对腕尺管综合征的诊断有重要的临床意义。

五、超声影像学表现

腕尺管综合征超声表现为腕掌侧韧带增厚压迫尺神经，经长轴和短轴扫查，对比可见尺神经增粗、回声减低（图14-3-2）。超声可用于评估引起尺神经病变的诱发因素，如关节炎性狭窄、腱鞘炎、肿块、术后瘢痕、屈指肌肌腹过低及蚓状肌肌腹过高等。

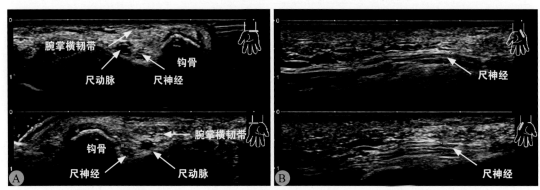

A. 短轴显示掌横韧带增厚，尺神经增粗，回声减低；B. 长轴显示尺神经增粗，回声减低

图14-3-2　腕尺管综合征声像图

六、整体治疗思路

腕尺管综合征与腕管综合征相似，但发病率相对较低。腕尺管综合征的发生与其解剖结构有关。腕掌横韧带厚而坚韧，弹性差。反复腕关节背伸尺偏，以钩骨为支点，形成张力性姿势，使韧带和滑膜发生无菌性炎症、水肿、增生，而尺管延展性差，故管内压增高，压迫尺神经致局部变性、外膜增厚。因此需要进行整体评估和局部加整体的治疗。

（1）局部治疗：主要针对腕尺管内卡压的尺神经进行处理，主要为药物液压松解治疗。

（2）直接因素治疗：小鱼际肌、尺侧腕屈肌和手内侧肌群的肌腱围成附着于腕掌横韧带上，因此，小鱼际肌和尺侧腕屈肌的张力变化是最主要的直接因素，需要应用激痛点针刀灭活治疗。

（3）间接因素治疗：主要为臂前表线，间接因素与肘管综合征相同。另外，一些肌肉如中斜角肌、胸小肌、前锯肌、背阔肌、上后锯肌等，引起尺神经支配区域引传痛的激痛点也是其间接因素，可应用激痛点针刀灭活治疗。

（4）静态结构治疗：主要为腕掌横韧带，必要时行针刀切割治疗。

七、治疗方法

早期采用腕尺管内液压松解+相关肌肉的激痛点灭活治疗。晚期保守治疗无效，有手术指征者采用超声引导下针刀松解韧带+激痛点灭活治疗。治疗后做相关肌肉的拉伸训练。

1. 腕尺管内药物注射液压松解治疗

患者采取坐位或者仰卧位，患手置于软枕上，掌心朝上，腕关节尽量背伸，定点距离腕掌侧韧带近端2~3 cm处，一般选用10~18 MHz超声探头，穿刺区域常规消毒，探头涂抹充足的耦合剂后用一次性使用灭菌橡胶外科手套包裹扫描。将探头置于患者皮肤表面，首先仔细观察腕尺管内部结构，确定腕掌侧韧带的部位，用5 mL一次性使用口腔麻醉注射器抽吸0.5%利多卡因2 mL+地塞米松2.5 mg或曲安奈德5 mg，从腕尺管近端穿刺，沿尺神经表面进行短轴扫查，平面内进针穿刺到尺神经附近，抽吸至无血液，推注同等剂量的药物进行松解，注射完毕后拔出针头，局部压迫2分钟，最后用无菌创可贴覆盖（图14-3-3）。

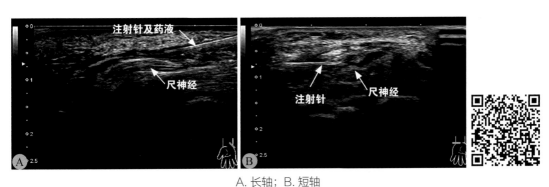

A. 长轴；B. 短轴

图14-3-3 腕尺管内药物注射液压松解声像图

2. 直接因素相关肌肉激痛点针刀灭活治疗

小鱼际肌、尺侧腕屈肌和手内侧肌群的肌腱围成附着于腕掌横韧带上，因此，小鱼际肌和尺侧腕屈肌的张力变化是最主要的直接因素，需要应用激痛点针刀灭活治疗。以小鱼际肌激痛点灭活为例。患者取坐位，前臂旋前，手心朝下置于手术床上，消毒后铺无菌巾，选用7~14 MHz线阵探头，探头涂抹充足的耦合剂后用一次性使用灭菌橡胶外科手套包裹扫描。将探头置于预先定位的激痛点位置，应用长轴扫查小鱼际肌，应用直径0.4 mm的微针刀刺入肌肉内进行提插，直到出现酸胀或抽搐2~3次出针（图14-3-4）。穿刺点压迫2分钟，最后用无菌敷料包扎。

3. 间接因素相关肌肉激痛点针刀灭活治疗

与肘管综合征处理肌肉相同，不再赘述。

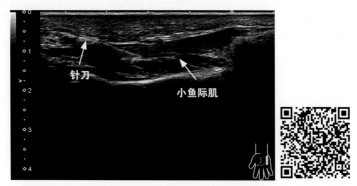

图14-3-4　直接因素小鱼际肌肌肉激痛点针刀灭活声像图

4. 腕掌侧韧带针刀切割松解治疗

患者采取坐位或者仰卧位，患手置于软枕上，掌心朝上，腕关节尽量背伸，一般选用10~18 MHz超声探头，穿刺区域常规消毒，探头涂抹充足的耦合剂后用一次性使用灭菌橡胶外科手套包裹扫描。将探头置于患者皮肤表面，首先仔细观察腕尺管内部结构，短轴扫查确定腕掌侧韧带的部位，用5 mL一次性使用口腔麻醉注射器抽吸1%利多卡因2 mL，从桡侧平面内进针至钩骨掌侧韧带附着点处，进行麻醉，应用直径1 mm Ⅰ型2号针刀进入穿刺点，沿穿刺路线进行穿刺，超声直视下切割腕掌侧韧带在钩骨的附着点，切割4~6下后出刀（图14-3-5），局部压迫2分钟，最后用无菌创可贴覆盖。

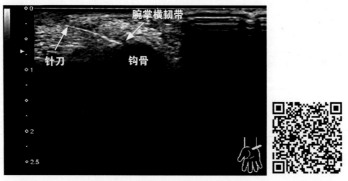

图14-3-5　腕掌侧韧带钩骨附着点针刀切割松解治疗声像图

八、注意问题

（1）严格掌握治疗时机，早期和晚期分别采取相应的治疗方法，治疗后做相关肌肉的拉伸训练。

（2）手术时腕关节尽量背伸，可以在腕背侧垫一小垫，便于进刀。

（3）麻醉时应在超声引导下进行，尽量将药物注射到腕尺管内、神经与掌侧韧带之间，将尺神经与韧带分离，注射药物前先行回吸，避免误入尺动、静脉内。

（4）因为腕尺管与腕管不同，腕尺管容积较小，其内有尺神经、尺动脉和静脉，选择和腕管一样的进刀路线容易造成神经和血管损伤。因此采用短轴位、桡侧平面内进刀，对钩骨掌侧韧带附着点进行切割松解，可以减少损伤。

第四节　腕部囊肿

腱鞘囊肿是关节或腱鞘周围发生的囊性肿物，可为单房或多房，囊内含有无色或微白色的浓稠胶冻状物或稠厚黏液。本病好发于腕背侧、掌侧、桡侧及手掌部，身体其他关节的关节囊、腱鞘上也可发病，女性多于男性，穿刺抽吸复发率高，超声引导下针刀切割效果良好。

一、局部解剖

1. 腱鞘基本结构

腱鞘分为2层，外层为纤维性鞘膜，内层为滑液膜。滑液膜可分为壁层和脏层：壁层附着于纤维性鞘的内面；反折覆盖在肌腱上即为脏层，又称腱外膜。脏壁层两瓣形成盲囊，腱鞘内有一层薄膜，称为腱间膜或腱系膜，把腱鞘内、外两部分连接起来。位于内外壁之间的腱鞘腔含有少量滑液，类似关节腔内的物质，起润滑和维持肌腱活动度的作用。腕部腱鞘囊肿是一种良性软组织肿瘤，多发生于腕背侧，少数在掌侧。

2. 腕背侧滑膜鞘是腱鞘囊肿的好发部位

在腕背侧有伸肌支持带，是前臂背侧深筋膜的加厚部，在外附着于桡骨下端的外侧及桡骨茎突，楔形向内至尺骨茎突及其远端，附着于豌豆骨及三角骨。在伸肌支持带深面发出许多纵隔至桡骨和尺骨的嵴上，在腕背侧和骨膜间形成6个骨纤维管，前臂背侧至手背的各肌腱连同滑膜鞘经过这些骨纤维管，通过腕背部时，与桡腕关节囊贴连。桡腕关节的关节囊背面为桡腕背侧韧带，非常薄弱，腕关节的滑膜易从肌腱间脱出，形成腱鞘囊肿，也有人称之为滑膜囊肿。腱鞘囊肿好发于腕部，60%~70%在指总伸肌腱桡侧的腕关节背侧关节囊处，其次是桡侧腕屈肌腱和拇长展肌之间，通常累及舟月关节。15%~20%的腕部掌侧腱鞘囊肿通常与舟桡关节、舟三角关节有关，也可发生于其他关节及腱鞘。掌侧腱鞘囊肿通常靠近正中神经、皮下分支及桡动脉。

二、病因和病理

腱鞘囊肿是良性软组织肿瘤。关于这类囊肿的病因理论众多，目前普遍认可的观点是慢性炎症影响了腱鞘滑膜或者关节内结构，导致滑膜膨出。也有学者认为，关节囊、韧带、腱鞘上的结缔组织因局部营养不良发生退行性变，形成囊肿。另一个可能的原因是，腱鞘囊肿退行性变造成反复摩擦。腱鞘囊肿平均直径为1~2 cm，可呈单分叶或多分叶状，常描述成关节囊或腱鞘旁坚固的囊状结构。囊腔内通常充满胶冻状液体，囊壁由致密纤维结缔组织构成，内部是以滑膜组织为内衬的蛋白质内壁，囊壁内无衬里细胞。囊肿与关节囊或腱鞘密切相关，有学者认为囊腔与关节腔或腱鞘滑膜腔相通，有学者则认为它们只是根部相连，并不相通（图14-4-1）。

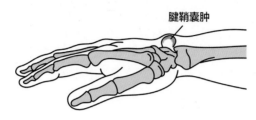

图14-4-1　腱鞘囊肿示意图

三、临床表现

腱鞘囊肿多见于中青年，女性多于男性，可发生于任何年龄，更常见于20~30岁的女性。临床上常表现为腕部出现生长缓慢且坚固的肿物，可以是无痛或轻度压痛，也可有向周围放射性的疼痛或剧痛。活动或直接压迫可加重疼痛，并可能导致关节活动范围减小及握力降低。掌部腱鞘囊肿可能会压迫尺神经或正中神经，引起感觉异常。少数可自行消退，也可再长出。囊肿生长缓慢，部分病例除局部肿物外无自觉不适，多数病例有局部酸胀或不适，影响活动。查体：可在手背或者手掌部看见突出的肿物，可触及一圆形、直径一般不超过2 cm，外形光滑、边界清楚的包块，表面皮肤可推动，无粘连。囊肿多数张力较大且坚韧，少数柔软，但都有囊性感。囊肿的根基固定，几乎没有活动度。

四、辅助检查

超声是诊断腱鞘囊肿的最佳手段，在分辨不清时可以做超声造影检查。MRI不作为常规检查。由类风湿性关节炎引起腱鞘囊肿的患者，风湿免疫化验有意义。

五、超声影像学表现

超声显示腱鞘囊肿多为无回声的单纯性囊肿，囊壁较薄，内部无结节，后方回声常增高（图14-4-2~图14-4-4）。复发性腱鞘囊肿或慢性滑膜囊肿可呈多房状、形态不规则、结节状、内部为低回声或混合等回声（图14-4-5）、有时亦可见出血所致的高回声。多数腱鞘囊肿位于腕背侧，邻近舟月韧带，应注意鉴别腕背侧腱鞘囊肿与腕关节背侧隐窝扩张。腕部活动或探头加压时，关节隐窝可被压瘪，而腱鞘囊肿常不能被压缩。另一常见的腱鞘囊肿位于腕掌侧的桡动脉与桡侧腕屈肌腱之间，其与位于桡骨和手舟骨之间的桡腕关节相交通（图14-4-6）。此部位的囊肿受邻近桡动脉的影响而呈搏动性，类似于桡动脉瘤。由于邻近桡动脉，囊肿内有时可见血流信号伪像。腕掌侧的腱鞘囊肿因较小而不易触及，但患者常会有症状。因此，腕部疼痛时，除检查舟月韧带旁的腱鞘囊肿外，还应注意检查位于桡动脉和桡侧腕屈肌腱之间的腱鞘囊肿。手腕部的其他部位也可发生腱鞘囊肿，有时可导致腕管综合征。超声检查腱鞘囊肿时，应注意观察囊肿是否与邻近关节或腱鞘相交通，此点对于针刀切割治疗较为重要。

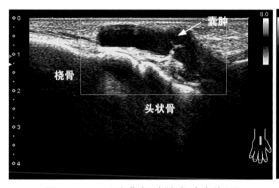

图14-4-2 手腕背部腱鞘囊肿声像图

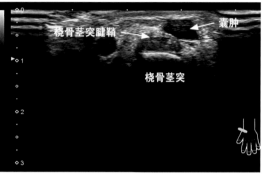

图14-4-3 桡骨茎突腱鞘囊肿声像图

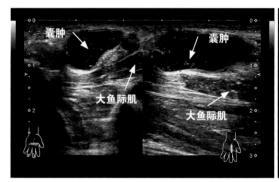

图14-4-4 手掌部腱鞘囊肿声像图

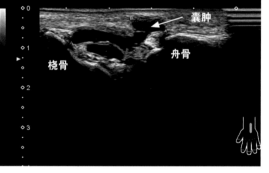

图14-4-5 复发性腱鞘囊肿声像图

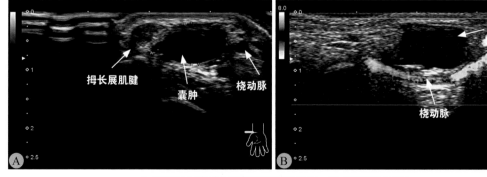

A. 短轴显示囊肿与血管和肌腱的关系；B. 长轴显示囊肿

图14-4-6 桡侧腕屈肌与拇长展肌之间，桡动脉旁囊肿声像图

六、整体治疗思路

囊肿的发生因素较多，腱鞘囊肿多发生在肌腱旁，多与肌腱的劳损有关。滑膜囊肿多与关节相通，因此与关节内间隙变窄、滑膜炎相关。囊肿是由于周围空间变窄，为了维持空间而产生的。囊肿的出现可能与周围肌肉的张力过高有关。因此需要进行整体评估和局部加整体的治疗。

（1）局部治疗：主要为对囊肿的治疗。

（2）直接因素治疗：与囊肿相邻的肌肉有关。如腕背部囊肿多与前臂的伸肌相关，手掌部囊肿与鱼际肌相关，桡动脉旁部囊肿则与拇长展肌、桡侧腕屈肌相关，根据检查，可应用针刀激痛点灭活调整张力。

（3）间接因素治疗：主要为臂前、后表线，可根据检查应用针刀激痛点灭活治疗。

（4）静态结构治疗：主要为与囊肿相关的韧带、腱鞘和关节囊。在处理囊肿时可以一并进行针刀松解治疗。

七、治疗方法

对于疼痛不明显、活动不受限的患者可选择密切观察，部分腱鞘囊肿可以破裂，自行吸收。如果出现了症状，可以抽吸并进行药物或者臭氧注射，但复发率较高。一般与关节相通的囊肿复发率会更高，如腕掌侧腱鞘囊肿。若出现临床症状，可在超声引导下进行针刀切割治疗。囊肿穿刺药物注射治疗相对简单，这里只介绍针刀切割治疗。

1. 腕部背侧腱鞘囊肿针刀切割治疗

以腕部背侧腱鞘囊肿为例，患者取坐位，患手置于治疗床，掌心朝下，腕关节屈曲，腕部可置一软垫，尽可能屈曲，标记进针点及切割路线（图14-4-7A），选用7~14 MHz线阵探头，穿刺区域常规消毒，探头涂抹耦合剂后装入一次性使用灭菌橡胶外科手套包裹扫描。将探头置于患者皮肤表面，超声显示囊肿，避开血管和神经，寻找安全区域，根据习惯进刀路线可从近端到远端（图14-4-7B），也可以从远端到近端，根据囊肿大小，用5 mL一次性使用口腔黏膜注射器抽吸1%利多卡因3~5 mL，超声引导下经皮分层麻醉，囊内也可注射适量麻醉药物，应用直径1 mm I型2号针刀在囊肿内对内壁由内向外不同的方向和角度进行反复切割，直至囊肿消失出刀（图14-4-7C），胶冻样液体自然流出或到皮下组织内，超声显示无囊肿（图14-4-8），局部压迫5分钟，无菌敷料覆盖，弹力绷带加压包扎。

2. 直接因素、间接因素相关肌肉激痛点针刀灭活治疗

直接因素、间接因素：即与囊肿产生相关的肌肉。根据查体分析，应用针刀激痛点灭活调整张力，相关的肌肉激痛点处理前面章节已经讲过，不再赘述。

3. 与囊肿相关的关节囊、腱鞘、韧带针刀切割治疗

在切割囊肿的同时，注意对相关的囊肿用静态结构进行处理。与关节囊相关的囊肿可用针刀切割治疗（图14-4-9），与囊肿相关的腱鞘应用平刀剥离松解腱鞘（图14-4-10）。

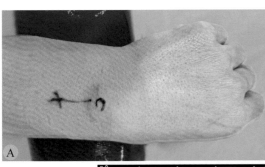
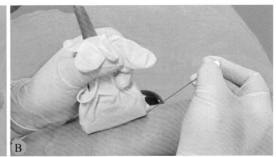
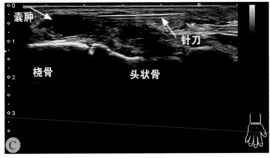

A. 体位、穿刺点、穿刺路线示意图；B. 操作图；C. 超声引导下针刀切割声像图

图14-4-7　腕部背侧超声引导下针刀切割治疗

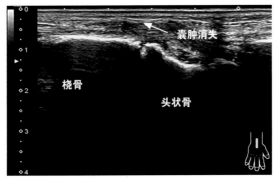

图14-4-8　切割治疗后超声显示囊肿消失声像图

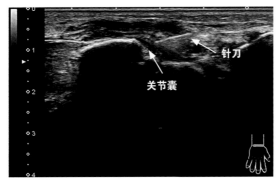

图14-4-9　针刀切割与囊肿相关的关节囊声像图

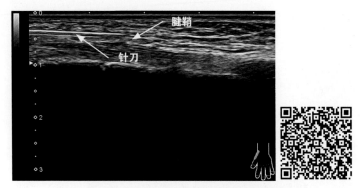

图14-4-10　针刀切割与囊肿相关的腱鞘声像图

八、注意问题

（1）超声检查时可从长轴、短轴两个平面进行观察，并用彩色多普勒超声检查排除血管肿瘤、确认囊肿与血管的毗邻关系，确保治疗时不损伤血管。

（2）麻醉时可选用0.5%甚至更低浓度的利多卡因，应用一次性使用口腔黏膜针头进行穿刺，缓慢进入囊肿内外膜之间，应用麻醉药将内膜分离开，便于针刀剥离切割内膜（图14-4-11）。

（3）针刀沿着分离开的内膜外层，平刀将内膜逐渐剥离，集中到囊肿中间，然后改为立刀将切割内膜外层，确保内壁充分破坏，胶冻性液体可经由针刀通道流出，也可用手挤压排出。残余部分不需要特殊处理，可自然流注至软组织内吸收（图14-4-12）。

（4）与关节相通的滑膜囊肿，可从关节内部进行切割，减少复发（图14-4-13）。

（5）切割桡动脉旁囊肿时，针刀切割到血管附近的囊壁，用多普勒超声观察血管位置，避免损伤血管（图14-4-14）。

（6）针刀治疗结束后，为了减少复发，可以根据囊肿大小注射不同剂量的 35 μg/L 的臭氧。

（7）治疗后，用弹力绷带加压包扎，使囊壁充分粘连、闭塞，减少复发和出血。

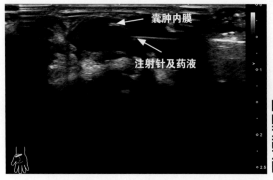

图14-4-11　麻药分离囊肿内膜声像图

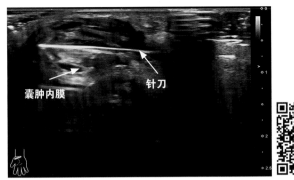

图14-4-12　针刀切割分离开的囊肿内膜声像图

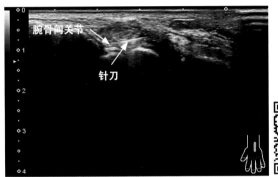

图14-4-13　针刀在滑膜囊肿相通的关节内切割声像图

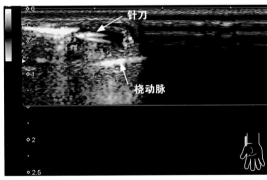

图14-4-14　应用多普勒超声确定血管位置声像图

第五节　掌腱膜挛缩症

　　掌腱膜挛缩症由Dupuytren于1832年首次报道，并对其进行研究，故又称Dupuytren挛缩。掌腱膜挛缩症是一种进行性发展的纤维增生性疾病，侵犯掌腱膜和手指腱膜，引起掌指关节、指间关节的功能障碍和屈曲挛缩。随着人口老龄化的加剧，我国掌腱膜挛缩症患者逐年增加。应用超声诊断并引导针刀切割治疗，效果满意。

一、局部解剖

掌腱膜由手部深筋膜层增厚而成，位于手掌中部、呈三角形，近端与腕横韧带的远侧相连（图14-5-1）。掌腱膜分为3部分，两侧较弱，分别覆于大、小鱼际的肌肉上，形成大、小鱼际筋膜；中央部对掌骨小头又分为4条增厚的纵行纤维带，即腱前束，呈放射状，与指屈肌腱方向一致，与相应手指的腱鞘及掌指关节的侧韧带相融合，其近端的纵行纤维直接由掌长肌延长。掌长肌缺如时，掌腱膜仍在，但形态有所变异，可从腕横韧带起始，有时有指浅屈肌腱的副束参加，罕见者尚有双掌膜。掌腱膜在中央与两侧之间发出纤维间隔，从大鱼际肌的尺侧、小鱼际肌的桡侧向背侧延伸，分别止于第一和第五掌骨上，如此将手掌分为3格。掌腱膜的掌面，有垂直纤维与手掌皮肤紧密相连，在手掌及手指的皮肤处更为明显。掌腱膜的大部分纤维纵行，接近掌骨小头部位，深层有横行纤维连接纵束。部分纵行纤维向远侧至指蹼，并有较薄的横行纤维相连，形成掌浅横韧带，连接各腱前束。在手掌远侧1/3处，掌腱膜发出垂直纤维，与深层骨间肌筋膜相连，形成4个屈肌腱纤维鞘管，对着掌骨，包绕屈指肌腱，形成4个蚓状肌管，呈膜状，对着掌骨间隙及示指桡侧，其中通行蚓状肌和指血管神经束。在掌浅横韧带远端、指蹼间韧带近侧及前束之间形成3个空隙，其内各有一脂肪垫保护指蹼间的血管神经束。掌腱膜向远侧延伸至每个手指，分成3束，一为中央束，达手指全长，位于手指掌侧中央，与皮肤相连；两侧束与屈肌腱纤维鞘管、骨膜及关节囊相连，但不至远侧指间关节。

二、病因和病理

掌腱膜挛缩症的病因至今不明，与先天性因素、损伤、炎症、特殊体质（如糖尿病）、癫痫、慢性酒精中毒、肺结核、心肌梗死、类风湿等有关。癫痫患者比正常人的发病率高15倍，有学者提出其可能与长期服用巴比妥类药物有关。掌腱膜挛缩多位于远侧掌横纹处，通常发生在手指的一个或数个分叉和腱膜与皮肤纤维束连接处，系掌腱膜进行性挛缩所致，易伸展至环指及小指，多发生在手的尺侧，拇指指蹼间隙亦可发生，其病理自早期结节至致密纤维索。这种患者多为两侧性，身体的其他部分亦可发生韧带挛缩。患者的掌指关节及近侧指间关节发生屈曲性挛缩，手掌皮肤出现皱褶，手指成屈曲畸形，指尖可与手掌接触。主要病理基础是纤维索带，光镜下可见病变组织的主要成分为成纤维细胞和胶原纤维。最近有学者提出该病可能与掌长肌的激痛点有关。

三、临床表现

掌腱膜挛缩症的发病率在我国有逐年增高的趋势，60岁以上发病率最高。男性患者占90%左右，男性比女性多8~10倍，以无名指最多，其次是小指，中指、示指、拇指的发病率依次减少。50%以上的患者双手出现症状，29%的患者只有右手出现症状，16%的患者只有左手出现症状。掌腱膜挛缩症早期表现为环指掌指关节平面掌侧皮肤小结节、增厚，皮下逐渐形成挛缩带，远侧掌横纹处皮肤出现月牙凹状皱褶。随病程进展出现掌指关节和近侧指间关节屈曲挛缩，远侧指间关节少见，皮肤失去弹性，与掌面挛缩的掌腱膜紧密粘连，皮下脂肪变薄（图14-5-2）。国内学者对掌腱膜挛缩症进行了分型：Ⅰ型：手掌可摸到皮下结节；Ⅱ型：手掌存在皮下结节和挛缩束带，未触及掌指关节与近侧指间关节的皮下结节；Ⅲ型：在Ⅱ型程度上，掌指关节受累，近侧指间关节正常；Ⅳ型：在Ⅲ型的程度上又累及近侧指间关节。

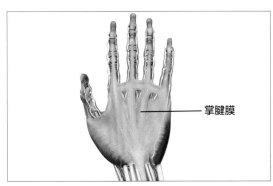

图14-5-1　掌腱膜解剖示意图
来源：由唐山市第二医院霍永鑫医师手绘

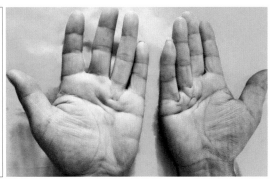

图14-5-2　双手掌腱膜挛缩外观

四、辅助检查

该病属于软组织病变，X线检查意义不大。超声是诊断腱鞘囊肿的最佳手段，在分辨不清时可以做超声造影检查。MRI不作为常规检查。由类风湿性关节炎引起腱鞘囊肿的患者，风湿免疫化验有意义。

五、超声影像学表现

正常的掌腱膜位于手掌的皮下与屈指肌腱之间的筋膜，厚度不足1 mm（图14-5-3）。掌腱膜挛缩症患者手掌部皮下脂肪组织减少或者消失，掌腱膜明显增厚，厚度为2.6～4.0 mm，平均为3.1 mm，紧邻皮肤可见单发或多发结节，边界不清楚，外形不规则，回声较低，直径从数毫米至数厘米不等，无明显血流信号（图14-5-4）。结节数量、大小与挛缩程度相关。

六、整体治疗思路

掌腱膜挛缩症的病因尚不明确，主要为掌腱膜局部的结构变化，因此以局部治疗为主。有学者认为掌筋膜挛缩症患者掌长肌纤维内常有一个或多个活化激痛点，与挛缩在病因上具有相关性，为直接因素。肱三头肌内侧头远端的激痛点可能向掌长肌部位传导，肱三头肌内侧头为间接因素。

（1）局部治疗：主要应用针刀切割松解挛缩的掌腱膜。

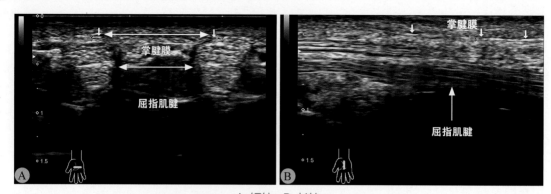

A. 短轴；B. 长轴

图14-5-3　正常掌腱膜声像图

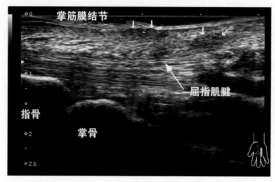

掌腱膜明显增厚，紧邻皮肤可见多发结节，边界不清楚，外形不规则，回声较低

图14-5-4　掌腱膜挛缩症声像图

（2）直接因素治疗：对于 Ⅰ 型、Ⅱ 型患者，可以尝试对其掌长肌激痛点进行针刀灭活治疗，但经验不足；对于 Ⅲ 型、Ⅳ 型患者，针刀切割后再行掌长肌激痛点针刀灭活治疗，可减少复发。

（3）间接因素治疗：肱三头肌内侧头与其相关，可通过查体寻找激痛点，并进行灭活。

（4）没有发现其他韧带参与病变，也没有发现周围神经卡压。

七、治疗方法

掌腱膜挛缩症 Ⅱ 型以上、无手术禁忌证者可行针刀松解治疗。

1. 掌腱膜挛缩症针刀切割松解治疗

患者采用坐位或者仰卧位，选用7～14 MHz线阵探头，穿刺区域常规消毒，铺无菌洞巾，探头涂抹充足的耦合剂后装入一次性使用灭菌橡胶外科手套，掌心部涂抹充足的耦合剂，进行横断扫查，观察到低回声结节，确定为治疗靶点，取手掌尺侧平面内进针法，先行局部麻醉，用直径1 mm Ⅰ 型2号针刀平刀进针（图14-5-5A），抵达低回声结节时，再行立刀，由浅入深层层进行切割松解，整个过程完全是在超声引导下进行（图14-5-5B），切割完毕时嘱患者将手指伸直，观察切割效果，若手指能够平放在手术台，则达到手术效果，结束治疗，局部压迫止血5分钟，最后用无菌创可贴覆盖。治疗区只留有1 mm大小针眼，伤口一般无感染，伤口局部无疼痛。按照Adam评定法（优：手指伸屈活动完全恢复正常；良：手指屈曲挛缩改善75%以上；中：手指屈曲挛缩改善不到75%；差：手指功能无改善）评定功能（图14-5-6）。

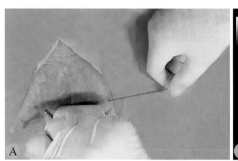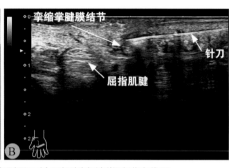

A. 操作图；B. 超声引导下针刀切割挛缩掌腱膜声像图

图14-5-5　掌腱挛缩症膜针刀切割操作图及声像图

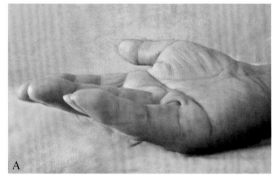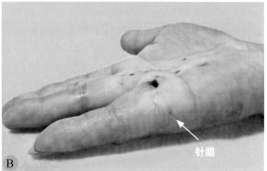

A. 治疗前中指、无名指及小指不能平放在桌面；B. 治疗后患指正常平放桌面

图14-5-6　治疗前后对比声像图

2. 直接因素相关肌肉激痛点针刀灭活治疗

掌腱膜挛缩症相关的肌肉主要为掌长肌，根据查体分析可用针刀激痛点灭活调整张力。体位和治疗前准备同掌腱膜针刀切割，在前臂近端应用短轴扫查掌长肌，用直径0.4 mm的微针刀刺入肌肉内进行提插，直到出现酸胀或抽搐2~3次出针（图14-5-7）。穿刺点压迫2分钟，最后用无菌敷料包扎。

3. 间接因素相关肌肉激痛点针刀灭活治疗

掌腱膜挛缩的间接相关肌肉为肱三头肌内侧头，根据查体确定激痛点，可应用针刀灭活激痛点调整张力，体位和治疗前准备同掌长肌激痛点灭活，在上臂后侧用短轴扫查肱三头肌内侧头，用直径0.4 mm的微针刀刺入肌肉内进行提插，直到出现酸胀或抽搐2~3次出针（图14-5-8）。穿刺点压迫2分钟，最后用无菌敷料包扎。

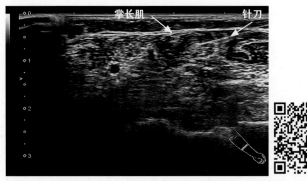

图14-5-7　掌长肌激痛点针刀灭活治疗声像图

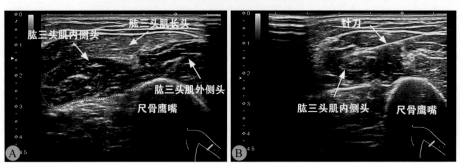

A. 肱三头肌内侧头位置；B. 肱三头肌激痛点灭活

图14-5-8　肱三头肌内侧头激痛点针刀灭活治疗声像图

八、注意问题

（1）针刀切割时探头短轴放置，针刀平面内平刀进针，立刀切割，可用超声监视整个切割过程。

（2）切割靶点在结节部位，每个结节切割要充分，每条掌腱膜上的结节都要切割，不要遗漏。

（3）手掌皮肤出现瘢痕样皱褶时，切割完结节，也要用平刀在结节表面对皮肤垂直韧带进行切割。

（4）手术严格无菌操作，尽可能缩短时间，超过45分钟会增加感染和纤维化的机会。

（5）操作结束后局部压迫5分钟，避免形成血肿；切割结束后，对掌长肌激痛点进行灭活，以防止复发。

（6）治疗后根据切割结节的数量选择服用抗生素的时间，如果超过5个结节，口服1～3天抗生素。

（7）Ⅲ、Ⅳ型治疗后，嘱患者第二天开始进行手法练习，可佩戴支具，防止复发。

第六节　屈指肌腱狭窄性腱鞘炎

　　屈指肌腱狭窄性腱鞘炎是指屈指肌腱与腱鞘的反复摩擦引发无菌性炎症，进而导致腱鞘增厚，致使腱鞘所包绕的纤维管道变窄，肌腱通过时受阻，远端指节伸直或屈曲受限，形成类似扣扳机的情形，所以也称为"扳机指"。5个手指均可发生，拇指最常见，称为"扳机拇指"。屈指肌腱狭窄性腱鞘炎是最为常见的手外科疾病之一，目前保守治疗和手术治疗均存在不足，超声引导下针刀治疗精准、安全、创伤小，术后患者症状可得到明显改善，是有效的治疗方法。

一、局部解剖

　　手指屈肌腱鞘系指前深筋膜的增厚部，包裹指屈肌腱的前面与两侧，附着于指骨两侧，与掌腱膜的指蹼相连，远侧止于远节指骨底（图14-6-1），近侧止于掌指关节近侧2 cm。手指的血管及神经自手掌远端走行于指屈肌腱的两侧，在掌骨小头处分支成为指掌侧固有动脉和神经。手指屈肌腱鞘与指骨共同形成的纤维性管，一方面有约束指屈肌腱于原位的作用，同时因其内面衬以指腱滑液鞘，又有润滑、便利活动的作用。鞘管由环状韧带和交叉韧带组成，可分为掌腱膜滑车、5个环状韧带和3个交叉韧带。环状韧带也称A1滑车，起自掌指关节近侧约5 mm处，部分附着于掌指关节的关节囊掌板上，部分附着于近节指骨近端及掌骨远端。A1滑车近端较厚，向远端逐渐变薄。A1滑车可分裂为2~3部分，裂隙的存在可能与屈指时较好地适应关节的弯曲有关。A1滑车也可能与相邻滑车相连。A1滑车宽度为8.0~10.0 mm，厚度为0.6~0.8 mm，不足1 mm。A1滑车处鞘管较小，仅能容纳深肌腱和浅肌腱。在拇指仅有拇长屈肌腱通过此隧道，在其他手指则有指深肌腱和浅肌腱通过。中指、环指及小指的A1滑车的近端体表投影位于远侧掌横纹，食指A1滑车的近端体表投影则位于掌中横纹水平。

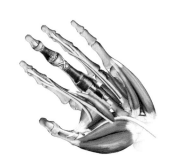

图14-6-1　手指屈指肌腱滑车解剖示意图
来源：由唐山市第二医院霍永鑫医师手绘

二、病因和病理

　　手指屈指肌腱通过A1滑车时受到机械刺激而使摩擦力加大，加之该部掌骨头隆起，手掌握物时，腱鞘受到硬物与掌骨头两方面的挤压损伤，逐渐增厚形成环形狭窄。由于损伤、发炎或肌腱本身增厚引起腱稍狭窄。屈指时，肌腱嵌顿于狭窄的腱鞘与掌骨之间，不能顺利通过，如勉强通过则发出响声。由于在手指近端的屈肌环行部或骨纤维管的起始处有一局限性增厚，引起手指屈伸运动障碍。患指由屈曲位伸直时，肌腱被卡在增厚的骨纤维性管内，当通过此阻碍而伸直时，即引起疼痛及弹响；如结节相当大，会使手指固定于屈曲位而不能伸直。扳机指在患有某些疾病的人群中更常见，如糖尿病和类风湿性关节炎。指屈肌腱有时也变形成梭形或葫芦形，而使通过困难，引起患指屈伸障碍和疼痛。导致该病的3种病理变化：①A1滑车的病理改变包括肥厚、退变、囊肿形成、纤维断裂、淋巴细胞或粒细胞浸润和软骨细胞增生（纤维软骨化生）；②屈指肌腱可出现水肿、增粗，指屈肌狭窄性腱鞘炎的病变多限于浅肌腱，同时累及深肌腱者则较少；③有时掌板可发生增厚、水肿及退变。

三、临床表现

手指肌腱狭窄性腱鞘炎是常见的手外科疾病之一，在年龄大于30岁的非糖尿病患者群中的发病率为2.2%，在糖尿病患者群中发病率为10%，以拇指、中指及环指常见。有报道显示，拇长屈肌腱鞘炎占46.5%，示指和中指占7.5%。另有学者研究表明，示指、中指、环指、小指的比例各占58%、2%、24%、14%、2%，中、环指弹响病例较多，左右手同时发生者也可见到。起病多较缓慢，早期在掌指关节掌侧局限性酸痛，晨起或工作劳累后加重，活动稍受限，逐渐发展，疼痛可向腕部及手指远侧放射，急性发作。随着腱鞘狭窄和肌腱变性增粗的发展，肌腱滑动时通过腱鞘越来越困难，手指屈伸时产生扳机样动作及弹响。严重时不能主动屈曲或在屈曲位时不能伸直。查体：患指掌骨头掌侧皮下可触及一结节，手指屈伸时可以感到结节滑动及弹跳感，有时有弹响，局部明显压痛。如果狭窄严重时，手指多固定于伸直位而不能屈曲或固定于屈曲位不能伸直。临床上，根据扳机指的程度可分为4级：1级（扳机指前驱）为仅有局部疼痛；2级（可主动活动）为存在扳机指症状但能主动伸直手指；3级（被动活动）包括A、B两种，其中3A为手指伸直时需被动加压，3B为手指难以屈曲；4级（挛缩）为手指近端指间关节固定角度屈曲挛缩。

四、辅助检查

超声的高分辨率对表浅结构和病变的识别优于其他成像技术。采用10 MHz以上探头，超声可显示1 mm以下的微细结构和病变。因此，高频超声是诊断该病的首选方法。

五、超声影像学表现

高频线阵超声探头（7~18 MHz，成像深度<3 cm）能清晰显示A1滑车的弥漫性和局限性增厚。在掌指关节和屈指肌腱浅层表现为比肌腱回声低、厚度在0.6~0.8 mm、长约为8.0 mm的图像（图14-6-2）。发病后主要表现为掌指关节处腱鞘增厚，回声减低。动态扫查可见屈指肌腱滑动受阻；彩色多普勒超声显示增厚的腱鞘内有丰富的血流信号。根据腱鞘的厚度和血流情况将超声表现分期，早期超声表现为单纯屈指肌腱增粗或者A1滑车增厚为

0.8~1.0 mm，腱鞘血流丰富（图14-6-3）；中期超声表现为肌腱增粗水肿明显和A1滑车增厚为1.0~1.2 mm，鞘管内狭窄明显，血流较早期减少（图14-6-4）；晚期超声表现为肌腱增粗明显和A1滑车增厚可达1.2~1.5 mm，可看到掌指关节内有积液，还伴有肌腱的增粗，甚至肌腱和腱鞘有粘连，血流少或无血流，动态观察可见卡压（图14-6-5）。一些患者腱鞘增厚不明显，而是以肌腱增粗为主（图14-6-6），还有一部分患者以掌板增厚为主（图14-6-7）。

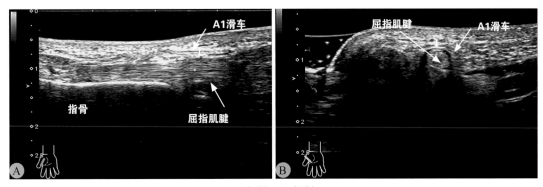

A. 长轴；B. 短轴

图14-6-2 A1滑车正常声像图

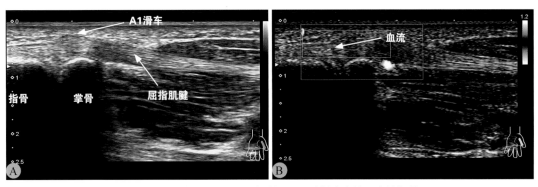

A. A1滑车增厚为0.9 mm，回声减低；B. 腱鞘有血流，血管指数1.9

图14-6-3 屈指肌腱腱鞘炎早期声像图

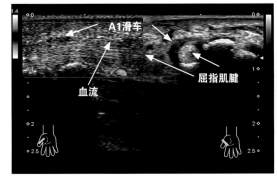

图14-6-4 屈指肌腱腱鞘炎中期声像图

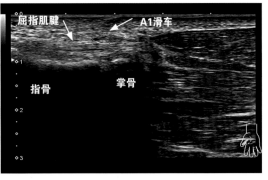

图14-6-5 屈指肌腱腱鞘炎晚期声像图

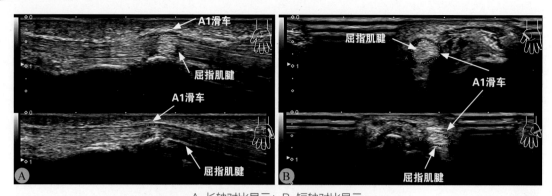

A. 长轴对比显示；B. 短轴对比显示

图14-6-6　以肌腱增粗为主的屈指肌腱腱鞘炎声像图

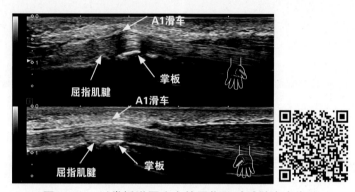

图14-6-7　以掌板增厚为主的屈指肌腱腱鞘炎声像图

六、整体治疗思路

手指屈指肌腱通过A1滑车时受到机械刺激而使摩擦力加大，加之该部掌骨头隆起，手掌握物时，腱鞘受到硬物与掌骨头两方面的挤压损伤，逐渐增厚形成环形狭窄。指屈肌狭窄性腱鞘炎的病变多限于浅肌腱，屈指浅肌可能是直接因素。在拇指，拇短屈肌是直接影响因素，也与伸指肌力量不足有关。示指、小指发病率低，与其有固有伸肌，伸肌力量强大有关。该有应以局部加整体治疗，但是以局部治疗为主。

（1）局部治疗：主要针对狭窄腱鞘进行治疗，包括药物注射液压松解治疗和针刀松解治疗。

（2）直接治疗因素：主要针对屈指浅肌或拇短屈肌张力进行调整，可应用激痛点针刀灭活治疗。

（3）间接治疗因素：涉及臂前表线，可以查体寻找激痛点，有可能在腕屈肌上找到激痛点，并进行灭活，如果切割A1滑车，很少进行间接因素处理。

（4）静态结构治疗：主要为A1滑车，采取注射或者针刀切割治疗。

（5）没有发现周围神经卡压。

七、治疗方法

局部治疗方法的选择主要根据临床分级，一般早期的1级和一部分2级患者采用药物注射液压松解+相关肌肉激痛点灭活。如果手指被动伸展或主动屈曲功能得不到明显改善，则选择针刀切割松解滑车治疗。

1. 屈指肌腱鞘内药物注射液压松解治疗

患者采取坐位或者仰卧位，患手置于操作台上，选用7~14 MHz线阵探头，穿刺区域常规消毒，探头涂抹充足的耦合剂后装入一次性使用灭菌橡胶外科手套。将探头置于患者皮肤表面，首先仔细观察腱鞘周围结构及腱鞘、肌腱情况，嘱患者活动手指，进一步观察肌腱在腱鞘内的活动情况，确定注射靶点。用5 mL一次性使用口腔麻醉注射器抽吸1%利多卡因3 mL+曲安奈德5 mg，从近端距离腱鞘入口端2 cm处穿刺，方向沿肌腱纵轴方向，短轴确定针尖位置在鞘内，推注药物2 mL进行鞘管内注射，剩余的0.5 mL注射在腱鞘表面（图14-6-8），注射结束，拔出针头，局部加压2分钟，最后用无菌创可贴覆盖。

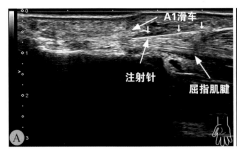
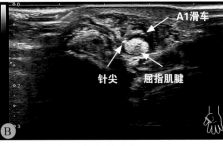

A. 长轴穿刺注射；B. 超声引导下短轴针尖位置

图14-6-8 屈指肌腱鞘内药物注射液压松解声像图

2. 直接相关肌肉激痛点针刀灭活治疗

主要对拇短屈肌张力进行调整，可应用激痛点针刀灭活。体位及准备同屈指肌腱鞘内药物注射液压松解治疗。用短轴扫查拇短屈肌，用直径0.4 mm的微针刀刺入肌肉内进行提插，直到出现酸胀或抽搐2~3次出针（图14-6-9）。穿刺点压迫2分钟，最后用无菌敷料包扎。

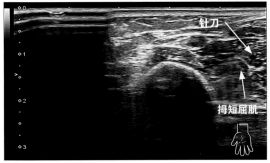

图14-6-9 拇短屈肌激痛点针刀灭活治疗声像图

3. A1滑车针刀切割松解治疗

体位和术前准备同屈指肌腱腱鞘内药物注射液压松解治疗。用5 mL一次性使用口腔麻醉注射器抽吸1%利多卡因2 mL，从距离腱鞘入口端2 cm处穿刺，沿肌腱纵轴方向（图14-6-10A），调整穿刺针与探头角度，确定针尖在腱鞘内，明确后推注药物进行鞘管内麻醉，尽量将腱鞘扩张（图14-6-10B），应用直径1 mm Ⅰ型2号针刀超声直视下切割A1滑车（图14-6-10C），观察切开彻底后，嘱患者屈伸手指，无卡压和弹响后治疗结束，创可贴局部覆盖。患者一般治疗后拇指屈伸功能能够恢复正常，弹响和卡压消失，超声显示A1滑车处卡压松解，肌腱无压迫，动态观察肌腱屈伸活动时，腱鞘不跟随其前后滑动。进刀处留有微小针眼（图14-6-10D）。

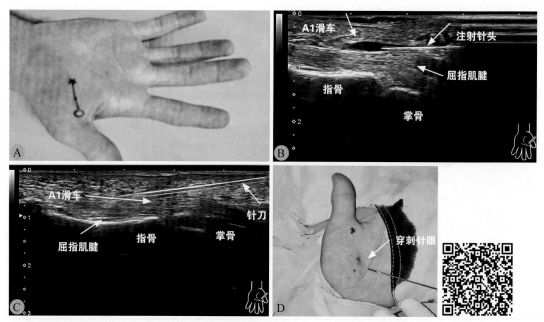

A. 进刀点与穿刺路线图；B. 超声引导下A1滑车处分离麻醉；C. 超声引导下针刀切割松解A1滑车；D. 进刀处留有微小针眼

图14-6-10　A1滑车针刀切割松解治疗

4. 屈指肌腱腱鞘炎合并囊肿针刀切割松解治疗

当狭窄性腱鞘炎合并腱鞘囊肿，治疗时可以一并切除，体位和准备同针刀切割松解A1滑车。用5 mL一次性使用口腔麻醉注射器抽吸1%利多卡因2 mL，从距离腱鞘入口端2 cm处穿刺，沿肌腱纵轴方向对囊肿及A1滑车进行注射并分离，应用直径1 mm Ⅰ型2号针刀在超声直视下切割囊肿及A1滑车，观察囊肿消失，A1滑车切开彻底后，嘱患者屈伸手指，无卡压和弹响后治疗结束（图14-6-11）。穿刺点局部压迫5分钟，最后用无菌创可贴覆盖。

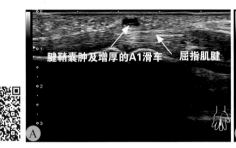
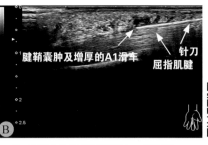

A. 超声显示紧贴A1滑车表面有一囊肿；B. 针刀将A1滑车及囊肿一并切割

图14-6-11　屈指肌腱腱鞘炎合并腱鞘囊肿针刀切割治疗

5. 屈指肌腱狭窄性腱鞘炎术后"翻修"

所谓"翻修"是指第一次手术失败，需要再次手术。一般是手术切割位置错误，没有切割到A1滑车位置（图14-6-12），或是切割不完全，多为盲切所致。超声可以发现手术失败的原因，并准确定位，引导精准切割，松解彻底。超声引导下切割一次完成手术"翻修"（图14-6-13）。治疗方法同针刀切割松解A1滑车治疗，不再赘述。

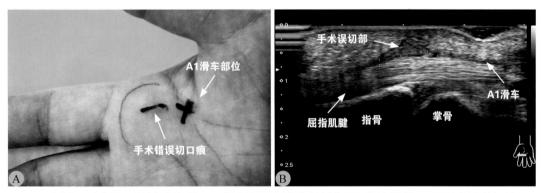

A. 手术伤口痕位置及应该切割部位；B. 超声显示手术切割位置位于A1滑车远端，A1滑车没有被切割

图14-6-12　第一次盲切手术体表伤口痕迹声像图

八、注意问题

（1）严格掌握治疗时机：按照临床分型而不是超声分型决定治疗时机，治疗前需要根据临床检查和超声影像学检查，排除细菌感染性腱鞘炎。

（2）准确定位：A1滑车位于掌指关节处，除拇指在掌侧指根部外，中指、环指及小指的A1滑车的近端位于远侧掌横纹，示指则位于掌中横纹水平；示指位置更靠近近端，盲切定位错误中最多的是示指，与其解剖有关（图14-6-14）。

（3）避免神经和血管损伤：神经和血管损伤是针刀切割的最主要并发症，尽管有超声引导，若掌握不好，尤其是拇指，因为神经和血管距离腱鞘很近，易出现医源损伤。应注意：①手术前确定好穿刺点和穿刺路线，穿刺路线一定要在手指的正中，用笔标记好，操作时作为参照，不要偏离；②局部麻醉时，一定要将注射器内的空气排空，否则空气进入会导致局部分辨不清，易造成针刀偏离；③进刀时平刀刺入，触及滑车后改为立刀，切割之前探头转90°，观察刀尖位置是否偏离，及时调整方向，探头回位引导针刀继续切割；④当感觉行刀出现落空感时不要继续前行，超声观察针刀是否已经切割到腱鞘边缘，此时继续前行容易造成神经和血管损伤。

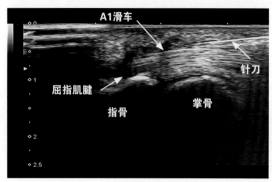

图14-6-13　"翻修"手术针刀切割A1滑车声像图

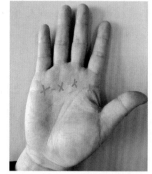

图14-6-14　示指定位示意图

（4）保证切割松解彻底：松解不彻底易导致肌腱卡压，症状缓解不完全，也是主要的并发症。应注意：①由近端向远端进针，因为A1滑车近端较厚，向远端逐渐变薄，如果选择从远端向近端进针易造成远端松解彻底、近端切割不完全，如果能保证近端切割完全，则可彻底松解；②针刀切割前最好应用局部麻醉药将鞘管扩张开，腱鞘表面也做液体分离，达到麻醉效果好、清晰显示滑车的整体结构及有效保护肌腱避免损伤的作用；③切割过程中一定要沿一个方向进行，穿刺时要实时动态扫查，确定针刀在A1滑车，最好是按照层次，由浅入深进行；④腱鞘一般宽度不超过1 cm，在切割过程中，一定要在超声引导下进行，到达远端腱鞘的边缘，远端和深层行刀都落空后即可停止切割，嘱患者做屈伸活动，功能障碍消失即可停止手术；⑤超声动态观察腱鞘不随肌腱屈伸活动而滑动，说明松解彻底。

（5）针刀切割退针后局部按压5分钟，术后冰敷患处2天，每天4次，每次10～15分钟。如果局部疼痛可以口服非甾体类消炎药1～3天，每天2次。术后1小时开始进行患指屈伸锻炼，特别是伸指肌训练，强化伸指肌力量，每天10次，每次4个循环，共1周。术后2周、6周、3个月、6个月进行随访。

（6）屈指肌腱狭窄性鞘炎与伸指肌无力有关，示指、小指除了伸指肌外还有固有伸肌，伸指肌力量较其他手指强大，相对于其他手指屈指肌腱腱鞘炎发病率低。因此治疗时，要强化伸指肌的训练。

第七节 手指腱鞘囊肿

手指腱鞘囊肿是一种发生在手指腱鞘或指关节囊附近的囊性肿物，多发生在掌侧，背侧相对较少，质地较硬，类似骨刺，触摸时有疼痛感，多行手术治疗。超声引导下针刀切割治疗创伤小，复发率低，治疗效果良好。

一、局部解剖

手指腱鞘囊肿发生于指屈侧腱鞘，又称籽状囊肿，约占腱鞘囊肿的10%。手指屈肌腱鞘是前深筋膜的增厚部，包裹指屈肌腱的前面与两侧，附着于指骨两侧，与掌腱膜的指蹼相连，远侧止于远节指骨底（图14-7-1），近侧止于掌指关节近侧2 cm。手指的神经和血管自掌骨远端走行于腱鞘的两侧。腱鞘的主要作用：①约束指屈肌腱于原位；②其内部衬以滑液鞘，有润滑、利于肌腱滑动的作用。

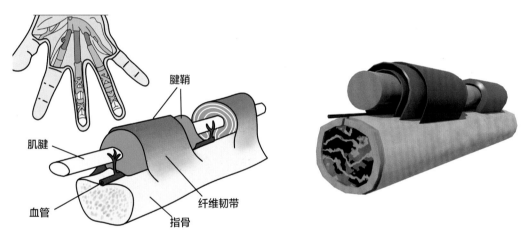

图14-7-1 手指屈指肌腱鞘解剖示意图
右图来源：由唐山市第二医院霍永鑫医师手绘

二、病因和病理

腱鞘囊肿是良性软组织肿瘤，病因不明。长时间使用电子产品、经常做家务、手指长时间保持一个姿势等，易反复摩擦形成囊肿。有学者认为，关节囊、韧带、腱鞘上的结缔组织因局部营养不良，发生退行性变，形成囊肿。屈指肌腱鞘囊肿多为单房，较小，很少超过1 cm，囊腔内通常充满胶冻状液体，囊壁由致密纤维结缔组织构成，以滑膜组织为内衬的蛋白质内壁，囊壁内无衬里细胞。有学者认为囊腔与关节腔或腱鞘滑膜腔相通，有学者则认为只是根部相连，并不相通。

三、临床表现

手指腱鞘囊肿发生在掌指关节以远的手指屈肌腱鞘上，多发于近节掌侧，米粒大小，质地较硬，大部分伴有疼痛，特别是手握工具时，触碰到囊肿时会感到疼痛，甚至疼痛较剧烈，有时伴有手指活动功能障碍。查体：手指掌侧局部可触及米粒或绿豆大小的硬结，类似突出的骨刺，有压痛，手指无麻木感。

四、辅助检查

X线检查排除骨刺、肿瘤等病变。实验室检查无相关特异性。超声检查可确定肿块的性质和部位，是首选检查手段。

五、超声影像学表现

手指屈指肌腱鞘囊肿位于屈指肌腱鞘浅方，高频线阵超声探头（7~18 MHz，成像深度<3 cm）能清晰显示为单房无回声的单纯性囊肿，囊壁较薄，内部无结节，无间隔，其后方回声无增强，一般与关节不交通，彩色多普勒超声显示无血流（图14-7-2）；有时位于A1滑车表面，引起滑车增厚，是造成屈指肌腱狭窄腱鞘炎原因之一（图14-7-3A）；也有屈指肌腱狭窄腱鞘炎合并远位腱鞘囊肿（图14-7-3B）；位于拇指的囊肿相对于其他手指较大（图14-7-3C）。

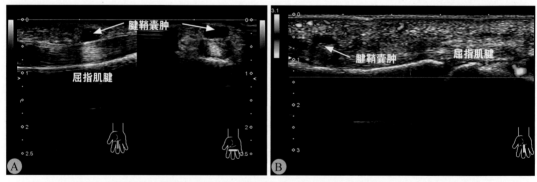

A. 长轴、短轴显示中指近节指骨中段屈指腱鞘囊肿；B. 彩色多普勒超声显示囊肿无血流

图14-7-2　中指屈指肌腱鞘囊肿声像图

六、整体治疗思路

手指腱鞘囊肿多发生在屈指肌腱旁，因此多与肌腱的劳损有关。有学者认为，囊肿是一种代偿，是周围紧张而为了维持空间而产生。所以，囊肿的出现可能与肌肉的张力过高有关。因此需要进行整体评估和局部加整体的治疗。

（1）局部治疗：主要为对囊肿的治疗。

（2）直接因素治疗：与囊肿相关的肌肉。主要为指浅屈肌、指深屈肌根据查体分析，可应用针刀激痛点灭活调整张力。

（3）间接因素治疗：主要为臂前表线，可根据检查评估应用激痛点灭活治疗。

（4）静态结构治疗：主要为囊肿相关的韧带、腱鞘和关节囊。在处理囊肿时可以一并进行针刀松解治疗。

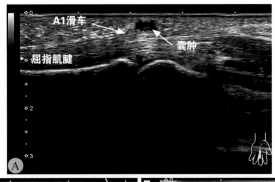

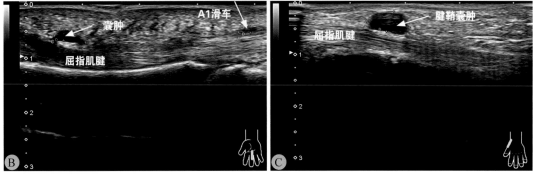

A. 中指A1滑车表面囊肿，A1滑车增厚；B. 中指A1滑车增厚，中节指骨远端腱鞘囊肿；C. 拇指近节指骨近端屈指肌腱腱鞘囊肿

图14-7-3　各种类型中指屈指肌腱腱鞘囊肿声像图

七、治疗方法

手指腱鞘囊肿有时因挤压可以自然消失。如无疼痛等不适症状，可临床观察。如果疼痛影响日常工作，因为囊肿一般较小，张力较高，坚硬，穿刺抽吸难度大，复发率高，也不建议用机械性方法压碎囊肿，也易复发。建议行超声引导下针刀治疗，创伤小，复发率低。

1. 屈指肌腱腱鞘囊肿针刀切割治疗

患手置于治疗床，掌心朝上，腕部可置一软垫，腕关节尽可能背伸，选用7~18 MHz超声探头，穿刺区域常规消毒，探头涂抹充足的耦合剂后用一次性使用灭菌橡胶外科手套包裹。将探头置于患者皮肤表面，超声显示囊肿，避开血管神经寻找安全区域，根据囊肿的位置选择从近端到远端，或远端到近端进刀路线，根据囊肿大小，用5 mL口腔麻醉注射器抽吸1%利多卡因2 mL，超声引导下经皮分层麻醉，将囊肿完整分离（图14-7-4A），应用直径1 mm Ⅰ型2号针刀在超声导引下从浅入深对囊肿直接进行切割，直至囊肿消失，胶冻样液体自然流出或到皮下组织内，超声显示无囊肿出刀（图14-7-4B），局部压迫5分钟，最后用无菌敷料覆盖。

2. 屈指肌腱狭窄腱鞘炎合并囊肿针刀切割治疗

屈指肌腱狭窄腱鞘炎合并囊肿有2种：一种为囊肿位于增厚的A1滑车表面，在切割滑车时一并切割；另一种为囊肿不在A1滑车位置，而在其远端。前者在屈指肌腱狭窄腱鞘炎章节中介绍过，不再赘述，只介绍第二种情况。体位与准备同针刀切割囊肿治疗。用5 mL口腔麻醉注射器抽吸1%利多卡因4 mL，超声引导下对A1滑车和囊肿分别进行麻醉，麻醉时将囊肿完整分离。先按照屈指肌腱狭窄腱鞘炎A1滑车的切割方法切割A1滑车，滑车松解彻底后不出刀，针刀在皮下，沿着腱鞘表面继续向前，适当调整方向，切割囊肿，囊肿消失后出刀（图14-7-5），局部压迫5分钟，最后用无菌敷料覆盖。

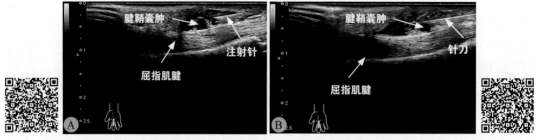

A. 局部麻醉将腱鞘囊肿分离；B.针刀切割屈指肌腱腱鞘囊肿

图14-7-4　针刀切割屈指肌腱腱鞘囊肿声像图

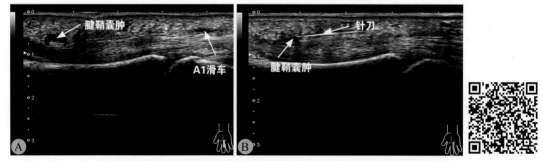

A. A1滑车增厚，位于中节指骨远端腱鞘有一囊肿；B. 针刀切割囊肿

图14-7-5　针刀切割屈指肌腱狭窄腱鞘炎合并囊肿声像图

3. 直接、间接因素相关肌肉激痛点治疗

直接、间接相关因素肌肉激痛点治疗在屈指肌腱狭窄腱鞘炎中进行了介绍，不再赘述。

4. 静态结构治疗

主要为囊肿相关的屈指肌腱腱鞘针刀剥离松解治疗。体位及治疗准备同囊肿切割松解。在处理囊肿时在贴近腱鞘部位改为平刀，在腱鞘表面进行剥离松解（图14-7-6）可以一并进行针刀松解治疗。

八、注意问题

除了腕部腱鞘囊肿治疗注意问题以外，手指腱鞘囊肿还需注意以下问题。

（1）囊肿切割前分离清楚：手指屈指肌腱腱鞘囊肿坚硬，壁薄，囊肿麻醉时应用口腔麻醉针头进行穿刺，不要刺入到囊肿内部，不必也很难将内膜分离开，直接将局麻药注射到囊肿表面，可以将囊肿完整分离开。

（2）囊肿切割时应由浅入深，囊肿起源于腱鞘，因此处理好囊肿的基底部是关键。处理腱鞘表面时可以把针刀改为平刀，沿着囊肿与腱鞘之间剥离，然后立刀切割，可以减少复发机会。

（3）囊肿切割时短轴观察针刀位置，切割时注意针刀始终在中线，不要偏离，因两侧为指神经、血管，容易导致损伤，切割过程中超声探头转换为短轴观察，确定针刀位置（图14-7-7）。

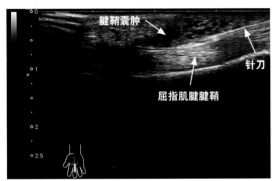

图14-7-6　针刀松解与囊肿相关的腱鞘声像图　　图14-7-7　超声引导下观察针刀位置声像图

第八节　手指黏液囊肿

手指黏液样囊肿好发于远指间关节背面，常被误认为滑膜囊肿或腱鞘囊肿。因为邻近甲基质，容易造成甲基质损伤，导致指甲畸形，影响美观。此部位皮肤菲薄，手术切除难度大，甚至需要切除后皮瓣修复，常常发生指甲损伤。针刀微创在超声引导下切割具有良好的效果。

一、局部解剖

指甲呈弧形，在两侧弧度较锐利。指甲的大小约占手指末节的1/2，其结构主要为：①甲板（甲身、甲体）：透明无色的角质板；②甲床（甲托）：甲板底下结构；③甲沟（甲襞）：指甲与指上皮肤相邻部分；④甲游离缘（甲前板）：指甲的末端、前端；⑤甲根（甲后板）；⑥甲半月弧：指甲生长在甲根部的基质组织，其作为指甲的生发区域，与甲床相比更容易受损伤，新生指甲则粗糙不平，且有畸形改变（图14-8-1）。

二、病因与病理

有学者认为本病是由于真皮纤维组织与弹性纤维增生，透明质酸增加，胶原形成减少或消失所致。病理显示：真皮上部见局限或境界不清、大小不等的囊肿，腔内含黏液性基质。因含大量透明质酸，故对阿辛蓝和胶体铁染色均呈阳性反应。在无定形黏液基质中散布梭行或星芒状成纤维细胞，通常无炎症改变。表皮可见有角化过度、棘层肥厚，甚至溃疡和萎缩等继发性改变。

三、临床表现

本病多发于40~65岁，但亦可发生于年轻人，女性较多，为直径3~15 mm的表面光滑或轻度疣状增生的囊肿结节，质柔软或橡皮状韧度。肿瘤部位皮肤呈半透明状，穿刺后可流出黏液样物质。多为单发，但也可两个或几个同时出现。一型似腱鞘瘤，好发于手指或足趾末端，尤其好发于末指节（趾）关节背面，关节侧面成疣状突起。另一型为黏液瘤样，呈半球囊性结节，位于甲皱劈近侧，有波动感。若发生在甲床时可使指甲变形，出现纵深沟纹。本病可有疼痛或触痛（图14-8-2），大多数病例经久不退，但也有自然痊愈者。

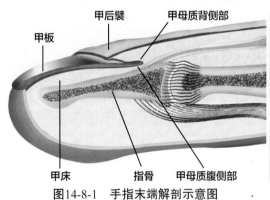

图14-8-1　手指末端解剖示意图
来源：由唐山市第二医院霍永鑫医师手绘

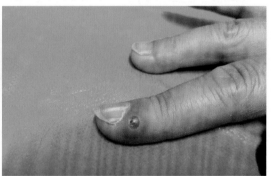

图14-8-2　右手中指桡侧黏液囊肿

四、辅助检查

X线检查可观察囊肿是否侵犯指骨，排除骨内腱鞘囊肿。超声结合临床可以明确诊断。

五、超声影像学表现

因为位于手指远端，此处位置表浅，使用高频线阵超声探头（7~18 MHz，成像深度<2 cm），如果显示不清，可以加用导声垫以显示囊肿，囊肿在末指节（趾）关节背面，甲皱劈近侧，直径为3~15 mm，在甲基质浅方，多显示为单房无回声的单纯性囊肿，囊壁较薄，内部无结节，其后方回声无增强，一般与关节不交通，彩色多普勒超声无血流（图14-8-3）。

六、整体治疗思路

黏液囊肿病因不明，周围肌肉及韧带等软组织较少，一般与关节囊不相通，尚未发现其他影响因素。因此黏液囊肿治疗以局部治疗为主。

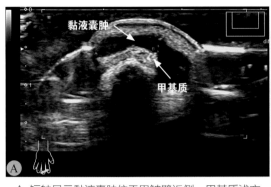
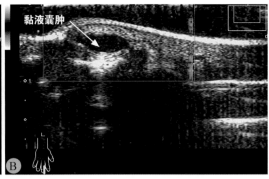

A. 短轴显示黏液囊肿位于甲皱劈近侧，甲基质浅方，多显示为单房无回声；B. 长轴显示囊肿内无血流信号

图14-8-3　手指黏液样囊肿声像图

七、治疗方法

在外伤及末节指骨的手术暴露中因甲基质损伤造成指甲的畸形很常见。有学者发现远侧指间关节黏液囊肿切除术后，有36%的患者底甲床根部出现轻度指甲畸形。另有学者发现术前有指甲畸形的黏液囊肿患者，手术切除后10%有永久性的指甲畸形。黏液囊肿因为位置特殊，容易引起指甲畸形，影响美观。由于皮肤菲薄，且不完整，因此需要扩大切除，而局部皮肤弹性差，缝合困难，常需要皮瓣修复，手术又容易伤及甲基质，因此囊肿虽小，处理却有一定难度。超声引导下针刀切割，创伤小，复发率低，是一种有效的方法。

针刀切割囊肿联合臭氧注射治疗。患手置于治疗床，掌心朝下，手部可置一软垫。选用14~18 MHz超声探头，穿刺区域常规消毒，探头涂抹耦合剂后装入无菌手套用碘伏消毒。囊肿表面涂抹充足的无菌耦合剂，将探头置于患者皮肤表面，不加压，短轴显示囊肿，根据囊肿的位置选择从桡侧或尺侧进刀路线，用5 mL一次性使用口腔麻醉注射器抽吸1%利多卡因1~2 mL，超声引导下将囊肿内壁与外壁液压分离麻醉，囊肿内部注射少许局麻药（图14-8-4A）。应用直径0.6 mm Ⅰ型3号针刀在超声引导下沿分离开的囊壁进行切割直至囊肿消失，胶冻样液体自然流出，超声显示无囊肿（图14-8-4B），制取25 μg/L浓度的臭氧2 mL注射到原囊腔中（图14-8-4C），结束治疗，局部压迫3分钟，无菌敷料加压包扎。

八、注意问题

（1）黏液囊肿囊壁很薄，有的在皮肤可呈现透明状，因此在麻药分离内壁时应使用最细的针头，要缓慢注射。

（2）针刀剥离时动作要轻柔，使用平刀技术，针刀不要贴近皮肤，针刀切割时避免伤及甲基质，以免造成损伤出现甲畸形。

（3）为减少复发，切割后需注射臭氧，臭氧浓度不要太高，在25~35 μg/L即可。

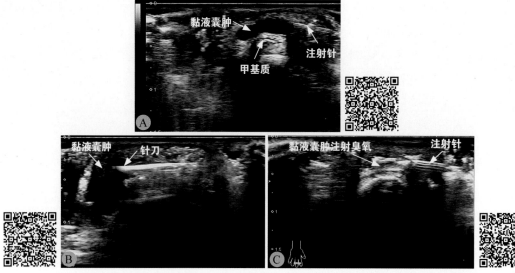

A.局部麻醉药分离黏液囊肿内壁；B.针刀切割黏液囊肿；C.切割后黏液囊肿内注射臭氧

图14-8-4　针刀切割黏液囊肿治疗声像图

第九节　手指骨骨折

　　手是人体最灵活的部位，也是最容易受伤的部位。手指骨折是最常见的损伤，处理不好容易影响外观和功能，传统的针刀在骨折复位、固定方面做了很大的贡献，但是随着医疗技术的进步和规范，针刀不能作为固定材料使用，因此，针刀治疗骨折受到了限制，治疗四肢骨干骨折不再是针刀的优势。对于微小骨折或者关节内的骨折，切开复位往往容易造成复位固定困难，术后出现骨吸收、骨坏死及关节僵硬，所以闭合复位经皮固定逐渐被应用，也取得了满意的临床疗效。超声引导下应用针刀复位辅助经皮内固定，在治疗手部骨折中创伤小、复位好、值得推广。

一、局部解剖

　　每只手共14节指骨，除拇指外，其他手指均为3个。第一、二节指骨的背面光滑，为伸肌腱扩张部覆盖，掌面作为骨纤维管的一部分。第三节指骨的背侧基底稍隆起，为伸指肌腱的止点。末节指骨基底加宽，有2个侧结节，掌侧结节其间为一个倒置的"V"字形嵴，指深屈肌腱附着其上，背侧变平，上面覆盖甲床、指甲，远端变粗、加宽形成新月帽，称为甲粗隆（图14-9-1）。

二、病因与病理

　　一般为直接暴力外伤所致，可为开放性或闭合骨折。外伤可以作用于不同手指的不同指骨，导致各种不同类型的骨折。指骨骨折由于部位不同，受到来自不同方向的肌腱的牵拉作用，产生不同方向的移位，如近节指骨中段骨折，受骨间肌和蚓状肌的牵拉，而致向掌侧成角。中节指骨在指浅屈肌腱止点远侧骨折，由于其牵拉亦产生向掌侧成角，如在指浅屈肌腱止点近端骨折，则受伸肌腱牵拉造成向背侧成角。近节指骨基底部关节内骨折可分为副韧带撕裂、压缩骨折及纵形劈裂骨折三类。骨折线可呈横行、斜行、螺旋行、纵行等。远节指骨基底背侧为伸指肌腱止点，可以造成撕脱骨折，骨折块受伸腱牵拉向近端背侧移位，远端指间关节屈曲，形成"锤状指"（图14-9-2）。

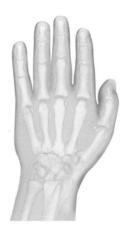

图14-9-1　手指骨解剖示意图
来源：由唐山市第二医院霍永鑫医师手绘

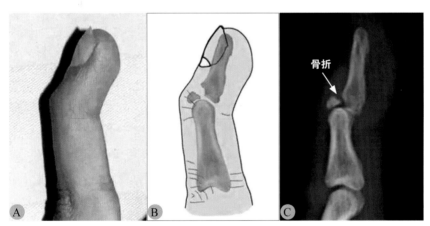

A."锤状指"外形；B.骨折示意图；C.骨折的X线图像
图14-9-2　"锤状指"外形、骨折示意图及X线图像

三、临床表现

指骨位置表浅，伤后除明显疼痛、肿胀、压痛和活动功能受限外，有明显畸形。不同部位的骨折产生不同的畸形，手指末节背侧撕脱骨折表现为锤状指畸形。查体：局部肿胀，手指短缩畸形，压痛，指骨有异常活动，出现骨擦音等。

四、辅助检查

X线检查能确诊骨折部位及类型（图14-9-3），但微小骨折容易漏诊。对于微小骨折，超声可以明确骨折部位、移位及周围软组织的连接情况，对于治疗有很好的帮助。

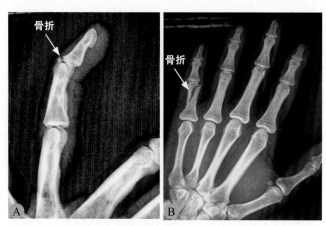

A. 环指末节指骨基底背侧撕脱骨折；B. 小指近节指骨斜形骨折

图14-9-3　手指骨折的X线图像

五、超声影像学表现

正常表现：骨干部位长轴切面显示骨皮质呈线条状强回声，连续完整，表面光滑，后方因超声波衰减呈无回声或逐渐减弱的强回声，骨内部结构不能显示，短轴切面显示骨皮质呈弧状强声光带（图14-9-4）；其他部位因形态不同，超声表现各异，可呈条状、弧状强回声，有的骨表面凹凸不平，多角度观察，其弧度自然、连续，无突然中断，其内部结构不能显示（图14-9-5）。骨折声像图表现：骨干骨折，无论横形骨折、斜形骨折、螺旋骨折，当有成角、错位或分离时，长轴切面骨折段可见骨皮质强回声光带回声中断；两断端间可见错位，呈"阶梯"状，有的表现为骨折处局限性凹陷、成角或两断端重叠。粉碎性骨折可见大小不等的碎骨片，可观察到周围血肿，短轴弧形不连续，中断并移位（图14-9-6）。撕脱骨折，可见骨片翻转，与肌腱相连，局部有出血的液性带（图14-9-7）。

六、整体治疗思路

骨折为急性局部外伤，以局部治疗为主，不涉及全身其他部位。

七、治疗方法

无移位的骨折，可用铝板或石膏将伤指固定于掌指关节屈曲和指间关节微屈位，4周左右拆除固定，进行功能锻炼。有移位的闭合性骨折，手法复位失败可以采用手术切开复位内固定，但是对于撕脱骨折，由于骨块较小，切开后难以复位，固定容易导致骨块粉碎，固定不牢，骨块吸收，手术失败。在锤状指的修复手术中，有学者发现术后并发手指甲畸形者达18%。超声引导下针刀辅助复位，经皮固定很好地解决了这一问题。

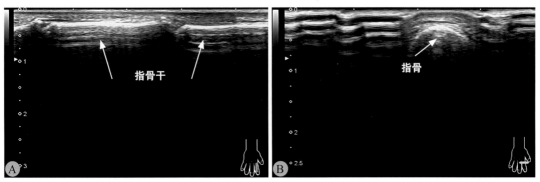

A. 长轴显示指骨干；B. 短轴显示骨皮质呈弧状强声光带

图14-9-4　手指骨正常声像图

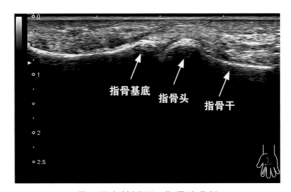

骨干呈自然弧形，指骨头凸起

图14-9-5　近指间关节部位正常声像图

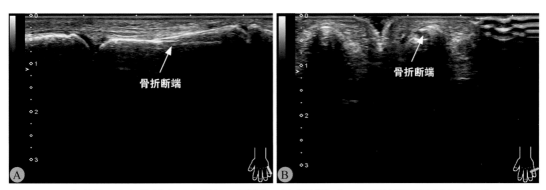

A. 长轴显示骨皮质中断，两断端间可见错位，呈"阶梯"状；B. 短轴显示弧形中断，移位

图14-9-6　指骨骨折声像图

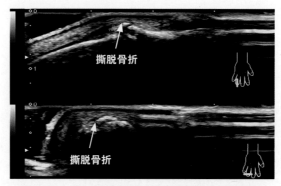

图14-9-7 末节指骨基底背侧撕脱骨折声像图

1. 末节指骨背侧撕脱骨折针刀辅助复位经皮内固定治疗

以环指末节指骨撕脱骨折为例。患者取坐位，手心朝下置于手术床，伤指下垫一软垫，选用14~18 MHz线阵探头，穿刺区域常规消毒，探头涂抹耦合剂后装入无菌手套用碘伏消毒。将探头置于患者皮肤表面，首先仔细观察撕脱骨折和周围软组织情况，5 mL口腔麻醉注射器抽吸2%利多卡因2 mL做指根麻醉，应用直径0.6 mmⅠ型3号针刀由近端向远端抵住骨块边缘，在超声直视下复位骨折块，观察复位满意后手指远指间关节过伸（图14-9-8），应用直径1.0 mm克氏针贯穿远指间关节，另一枚克氏针由中节指骨远端打入，两枚克氏针在远端打结，将骨块夹住固定，超声观察满意后，无菌敷料包扎，术毕。手术后即刻拍片显示骨折解剖复位，克氏针固定满意（图14-9-9）。

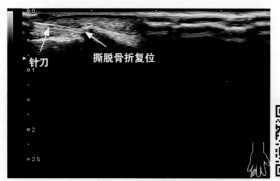

图14-9-8 骨折复位声像图

2. 指骨骨干部骨折针刀辅助复位经皮内固定治疗

以小指近节指骨斜型骨折为例。体位准备同末节指骨背侧撕脱骨折。应用直径1 mmⅠ型3号针刀在小指尺侧骨折远端抵住骨块向桡侧施压，超声直视下复位骨折块，长轴、短轴两个位置观察复位情况，长轴"阶梯"状消失，皮质成一条光滑线；短轴弧形连续，无移位，无间隙，无软组织嵌入（图14-9-10）。观察复位满意后针刀抵住骨块预防再移位，应用直径1.0 mm克氏针垂直于指骨干在远端贯穿指骨，另一枚克氏针在其近略有角度垂直于指骨干贯穿指骨，超声观察对侧骨皮质外露克氏针的长度，满意后，剪断多余克氏针，无菌敷料包扎，术毕。手术后即刻拍片显示骨折解剖复位，克氏针固定满意（图14-9-11）。

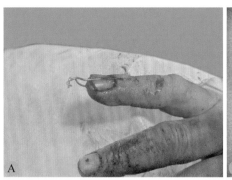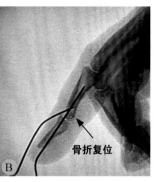

A. 复位固定后外观；B. 复位固定后X线

图14-9-9　骨折复位后外观及X线图像

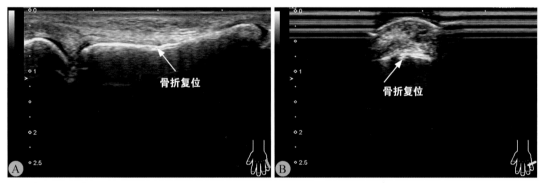

A. 长轴显示皮质成一条光滑线，骨折断端无移位；B. 短轴显示弧形连续，无移位，无间隙，无软组织嵌入

图14-9-10　小指指骨骨复位后声像图

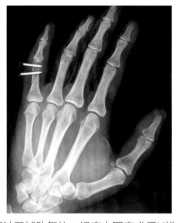

小指近节指骨骨折针刀辅助复位，经皮内固定术后X线显示骨折复位良好

图14-9-11　小指近节指骨骨折针刀辅助复位后X图像

八、注意问题

（1）末节撕脱骨折复位时，因为骨块微小，甚至粉碎，针刀不要直接抵在骨块上，容易造成微小骨块粉碎而无法固定，最好抵住近端骨块边缘进行复位。

（2）指骨干骨折远端对近端复位，针刀抵住远端骨折端，寻找近端复位，复位后需要长轴、短轴两个位置观察情况复位，长轴"阶梯状"消失，皮质成一条光滑线；短轴弧形连续，无移位，无间隙，无软组织嵌入，克氏针经皮固定时针刀始终抵住骨折断端，维持复位。

（3）不能实时动态观察克氏针在骨内的走行是超声的缺点，但是超声可以根据克氏针穿出皮质的位置判断固定物的角度。

（4）固定结束后要经超声引导在骨皮质外寻找克氏针，观察穿出的长度，如果克氏针穿出的长度过长，要在超声监测下退回到合适的长度。

（宓士军　霍永鑫　张　岩）

[1] FREIRE V，MOSER T P，LEPAGE SAUCIER S M. Radiological identification and analysis of soft tissue musculoskeletal calcifications[J]. Insights Imaging，2018，9（4）：477-492.

[2] 郭瑞君. 肌肉骨骼系统超声诊断疑难病例解析 [M]. 北京：人民卫生出版社，2017.

[3] MEROLLA，SINGH S，PALADINI P，et al. Calcific tendinitis of the rotator cuff：state of the art in diagnosis and treatment[J]. J Orthop Traumatol. 2016，17（1）：7-14.

[4] LANG G，IZADPANAH K，KUBOSCH E J，et al. Examination of concomitant glenohumeral pathologies in patients treated arthroscopically for calcific tendinitis of the shoulder and implications for routine diagnostic joint exploration[J]. Bmc Musculoskeletal Disorders，2017，18（1）：476.

[5] FIELDS B，SKALSKI M R，PATEL D B，et al. Adhesive capsulitis：review of imaging fndings，pathophysiology，clinical presentation，and treatment options[J]. Skeletal Radiol，2019，48（8）：1171-1184.

[6] LIN A，GASBARRC G，SAKR M. Clinical applications of ultrasonography in the shoulder and elbow[J]. J Am Acad Orthop Surg，2018，26（9）：303-312.

[7] STRAKOWSKI J A，VISCO C J. Diagnostic and therapeutic musculoskeletalultrasound applications of the shoulder[J]. Muscle Nerve，2019，60（1）：1-6.

[8] 郭璇妍，卢漫，贺凡丁，等. 超声引导下关节腔注射联合关节囊扩张治疗冻结肩 [J]. 中国医学影像技术，2018，34（7）：1081-1084.

[9] DEPUKAT P，HENRY B M，POPIELUSZKO P，et al. Anatomical variability and histological structure of the ulnar nerve in the Guyon's canal[J]. Archives of Orthopaedic and Trauma Surgery，2017，137（2）：277-283.

[10] FADEL Z T，SAMARGANDI O A，TANG D T. Variations in the anatomical structures of the guyon canal[J]. plastic surgery，2017，25（2）：84-92.

[11] NIKOLAOU V S，MALANIAS M A，KASETA M K，et al. Comparative clinicalstudy of ultrasound-guided A1 pulley release vs open surgical intervention in the treatment of trigger finger[J]. World J Orthop，2017，8（2）：163-169.

[12] 张玲玲，宓士军，马秀清，等. 超声引导下诊治狭窄性腱鞘炎的临床应用价值 [J]. 临床超声医学杂志，2020，22（5）：395-396.